AF500005

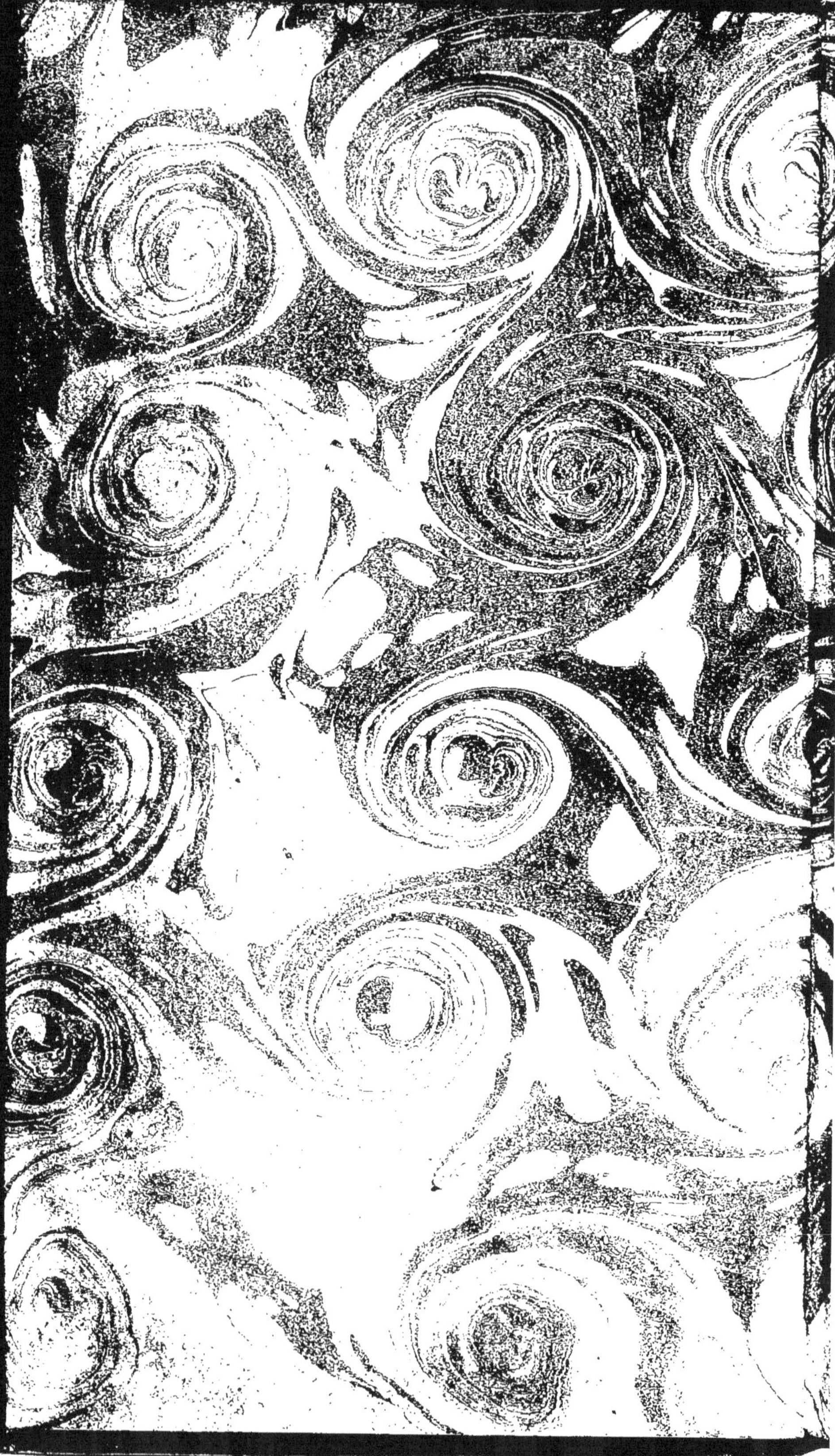

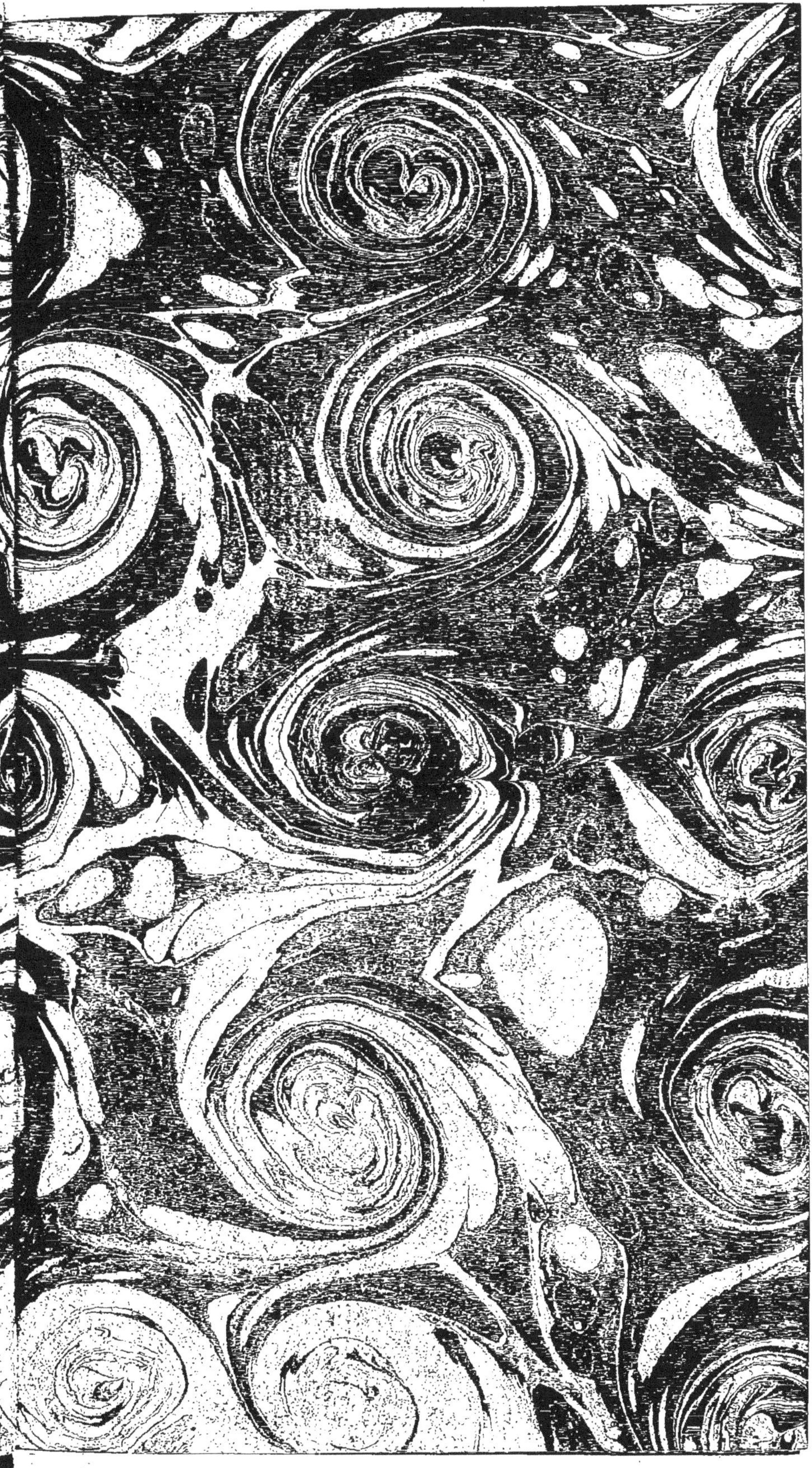

NOSOLOGIE

MÉTHODIQUE.

NOSOLOGIE
MÉTHODIQUE,

OU

DISTRIBUTION DES MALADIES

EN CLASSES, EN GENRES ET EN ESPECES,

Suivant l'Esprit de SYDENHAM, *& la Méthode des* BOTANISTES.

PAR FRANÇOIS BOISSIER DE SAUVAGES, Conseiller & Médecin du Roi, & ancien Professeur de Botanique dans l'Université de Montpellier, des Académies de Montpellier, de Londres, d'Upsal, de Berlin, de Florence, &c.

TRADUITE sur la derniere édition latine, par M. GOUVION, *Docteur en Médecine.*

ON a joint à cet Ouvrage celui du Chev. VON LINNÉ, intitulé *Genera Morborum*, avec la Traduction françoise à côté.

TOME QUATRIEME.

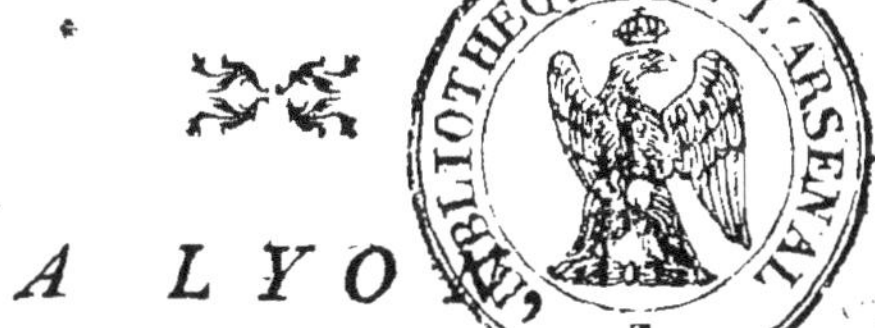

A LYON,

Chez JEAN-MARIE BRUYSET, Imprimeur-Libraire.

M. DCC. LXXII.

AVEC APPROBATION ET PRIVILEGE DU ROI.

SUITE DU SOMMAIRE DE LA QUATRIEME CLASSE

SPASMES.

CARACTERE. Contraction involontaire continue ou interrompue des muscles, qui ne servent ni à la respiration ni à la circulation, mais au mouvement local.

ORDRE III. SPASMES CLONIQUES PARTIELS. *Agitation involontaire & forcée d'un organe ou d'un membre, dont on n'apperçoit pas le motif.*

IX. LA *Souris*, spasme clonique de l'œil ou de la paupiere.

X. *Carphologie*, ſpaſme clonique des mains ou du carpe dans les maladies aiguës.

XI. *Pandiculation*, *Tiraillement*, ſpaſme des membres, qui fait qu'on les alonge de temps à autre preſque ſans le vouloir.

XII. *Ebrouement*, ſecouſſe violente de la peau & de la tête, compliquée d'un tremblement, avec expiration ſonore & ronflement.

XIII. *Convulſion*, agitation involontaire d'un membre ou d'un muſcle, dans laquelle l'ame conſerve ſa liberté, & le malade la connoiſſance.

XIV. *Tremblement*, diminution du mouvement volontaire, dans laquelle la faculté s'efforce de mouvoir à différentes repriſes la partie affectée.

XV. *Palpitation*, pulſation dans la région du cœur, qui égale, quant au nombre, celle des arteres, mais qui eſt plus forte.

XVI. *Boitement*, mouvement de la jambe, qui fait, lorſqu'on marche, que le centre de gravité du tronc ſe porte ou à droite, ou à gauche.

ORDRE IV. SPASMES CLONIQUES GÉNÉRAUX. *Ce sont ceux qui affectent tout le corps, ou plusieurs de ses parties à la fois.*

XVII. *Frisson*, (ou plutôt *Phricasmus*) refroidissement de la chaleur naturelle, accompagné d'une secousse de la peau.

XVIII. *Convulsion des enfans*, spasme clonique aigu de plusieurs membres ou muscles, qui émousse le sentiment.

XIX. *Epilepsie*, spasme clonique, périodique, chronique des membres, avec lésion des sens.

XX. *Vapeurs*, spasme clonique ou tonique des membres & des organes, même des internes, dont les accès sont passagers & varient, accompagné d'une crainte excessive de la mort.

XXI. *Danse de Saint Guy*, mouvement demi-volontaire de tout le corps, ou d'un côté seulement, dans lequel le malade fait mille postures bizarres en marchant.

XXII. Le *Beriberi*, c'est une maladie fort commune dans les Indes ; elle consiste dans un élancement des genoux & des jambes en devant lorsqu'on marche, compliqué de tremblement, d'un sentiment de fourmillement, & de l'enrouement de la voix.

NOSOLOGIE MÉTHODIQUE.

MALADIES CONVULSIVES, *OU CONVULSIONS.*

ORDRE TROISIEME.

SPASMES CLONIQUES PARTIELS.

Ils sont appellés *Cloniques* du mot *Kloneo*, j'agite, je mets en mouvement. *Convulsions cloniques*, d'Ettmuller, de Gorter. *Mouvemens convulsifs*, de Riviere. Hippocrate leur donne le nom de *Spasmes*.

DANS les spasmes toniques, la nature s'efforce d'atténuer & de corriger la matiere qui irrite les nerfs entremêlés parmi les muscles, par le moyen d'une pression forte & long-temps continuée, au lieu que dans les cloniques, elle travaille à la chasser entiérement hors du corps, d'où vient que *Riviere*, *Heurnius*, & tous les anciens Médecins, ont attribué ces mouvemens à la faculté expultrice de la nature, souvent irritée par la matiere morbifique.

Il est difficile de les distinguer des mouvemens naturels des enfans, des personnes qui sont dans le délire, qui sont enragées ou phrénétiques, à moins qu'on ne connoisse les motifs qui les déterminent.

IX. *NYSTAGMUS*, la Souris, *Dictionnaire de Médecine.*

Cette maladie consiste dans un mouvement spasmodique alternatif de l'œil, ou des paupieres, & même de l'iris ou de l'uvée, ou dans un mouvement, continuel des yeux. Voyez *le Dictionn. François de Médecine.*

1. *Nystagmus epilepticus.* Voyez Mich. Ferh. *observ. in collect. Acad. tom.* 3. *pag.* 455. P.

J'ai vu deux femmes attaquées d'une maladie assez semblable à l'épilepsie, dans laquelle elles perdoient tout - à - coup l'ufage des fens ; leur refpiration étoit obfcure & tranquille , leur pouls calme, elles avoient les yeux fermés, & tous les membres dans un parfait repos & flexibles ; mais lorfqu'on regardoit attentivement les paupieres fupérieures, le clignotement des cils étoit fi prompt & fi rapide , qu'il étoit impoffible d'en compter le nombre. Au bout d'un quart d'heure , la malade revenoit à elle , comme fi elle fût fortie d'un profond fommeil ; elle recouvroit fes fens & l'ufage de fes membres, & fe trouvoit délivrée de la pefanteur de tête qu'elle fentoit auparavant. Ces paroxyfmes étoient occafionnés par la léfion de l'eftomac, & revenoient trèsrarement. *Voyez* au fujet du Nyftagmus fimple *Galien*, qui l'appelle *hippus* & Caftelli *equum*.

2. *Nyftagmus bulbi ; Hippus* Galen. *libr. definit. Medic.* & Mauchart. L.

Cette affection confifte dans un mouvement continuel, non point des paupieres, mais du globe de l'œil. J'ai vu un nyctalope dont l'œil remuoit continuellement & fans qu'il le voulût de côté & d'autre, tantôt à droite, &

tantôt à gauche, mais sans violence.

Mauchart & *Woolhouse* font aussi mention d'un *hippus de la prunelle*, dans lequel cette partie se dilatoit & se contractoit alternativement & sans cesse. Voyez *la Dissert.* de Mauchart *sur les ulceres de la cornée.*

3. *Nystagmus catarrhalis ; Tic douloureux de l'œil*, André, *observations sur les mouvemens convulsifs*, *pag. 374.*

Cette affection consiste dans des douleurs spasmodiques passageres, dont les accès duroient trois ou quatre heures, revenoient périodiquement comme dans les fievres intermittentes, jusqu'à trois fois par jour ou environ. Le malade sentoit des douleurs lancinantes dans le globe de l'œil, au-dessus & au-dessous de l'orbite, une forte pulsation, une lancination, une distraction, des secousses & une palpitation qui l'obligeoient à avoir sans cesse la main sur son œil. Au commencement le pouls étoit contracté, la fievre légere, la cephalalgie grave & compliquée d'un coryza & d'un rhume, il ne crachoit ni ne mouchoit.

La membrane pituitaire étoit engorgée, la morve s'étoit amassée dans les sinus, & comprimoit les nerfs orbitaires supérieurs, moyens & inférieurs.

Les indications se réduisoient à lever cette obstruction, à procurer l'écoulement de la morve & de la salive, & l'on vint à bout de le faire à l'aide de deux ou trois saignées, d'une diete résolutive & diaphorétique, des fumigations, des cathartiques, & ces remedes guérirent le malade ou bout de quatre ou cinq jours.

X. *CARPHOLOGIA*; *Crocidismus*, de *crocis*, flocons, duvet; *Crocidisein*, arracher des flocons, du duvet, de *carphos*, fétu; & *logeo*, j'amasse, je cueille.

C'est une espece de mouvement convulsif des mains, dans lequel les malades paroissent vouloir arracher le duvet de leur couverture, cueillir des brins de paille, ou attraper des mouches, &c. à quoi l'on peut rapporter les soubresauts des tendons.

Elle differe considérablement de la coutume qu'ont les cachectiques d'arracher continuellement les petites lames crustacées qui se forment sur leurs levres, que les habitans de Montpellier appellent *béchic*; car la carphologie est ou vraiment spasmodique, telle que les soubresauts des tendons, ou bien elle dépend d'une hallucination des yeux, savoir d'une suffusion myode, (voyez suffusion.) J'ai vu un maniaque, qui dans le temps que le Prêtre lui administroit l'extrême-onction, s'amusoit à arracher les duvets & les poils qu'il croyoit appercevoir sur son rituel. Mais comme ces mouvemens irréguliers ont également lieu dans la phrénésie, & sur-tout dans l'inflammation du cerveau, & que les Médecins en ignorent la cause, ils les mettent au rang des mouvemens spasmodiques.

1. *Carphologia delirantium*; *Crocidismus* des Auteurs.

Cette affection est occasionnée, ou par une suffusion qui fait que le malade croit appercevoir des mouches ou des fétus, ou par une inquiétude dans les mains, qui fait qu'elles ne sauroient rester en place. J'ai connu un jeune enfant très-vif & très-sain dont les tendons & les doigts étoient dans un mouvement continuel, dans le temps même qu'il dormoit profondément. Ce mouvement approchoit de celui qu'on sent le soir dans les pieds, auquel on donne le nom d'*inquiétude*.

2. *Carphologia spasmodica ; Subsultus tendinum*, vulgairement *le soubresaut des tendons*.

C'est un tressaillement involontaire des doigts, ou simplement des tendons, qui se fait principalement sentir dans le carpe, & qui est ordinaire dans les fievres malignes, la phrénésie & les autres maladies aiguës accompagnées du délire.

Personne n'ignore que ces deux especes de carphologie ne présagent rien que de funeste à la fin des maladies aiguës ; mais leur théorie n'est point encore assez développée. Le soubresaut des tendons, ou le pouls convulsif annonce un délire prochain dans quelques maladies, comme dans la tierce continue d'Amérique ; on prévient ce délire en appliquant promptement à la nuque un large vésicatoire.

3. *Carphologia simplex*.

Il arrive quelquefois aux hystériques, aux hypocondriaques & aux goutteux, que l'un des muscles des doigs palpite ou est agité par un mouvement involontaire, sans aucun autre symptome ou incommodité. Les paupieres & les muscles voisins de l'œil sont souvent agités par des mouvemens involontaires, sans que la santé en souffre.

XI. *PANDICULATIO*, *Tiraillement*; en Grec, *Scordinismos*; *Scordinema*, d'Hippocrate; *Cordinema*, de quelques-uns.

C'est un symptome léger, qui consiste dans une distension involontaire de plusieurs membres, ou successivement de tous les membres ensemble, avec bâillement pour l'ordinaire.

C'est un mouvement contractif, passager, transitoire, périodique des muscles extenseurs des bras, du tronc & des jambes, lequel dépend en partie de la volonté & en partie de la nature, dont le but est de hâter la perspiration, de dissiper l'engourdissement du corps & de l'ame, & de rendre les muscles plus disposés à agir.

1. *Pandiculatio torpidorum*. P.

C'est celui auquel les personnes oisives, paresseuses & assoupies sont sujettes, il n'a rien de dangereux, & qui plus eſt il a cela de commun avec le bâillement, qu'il ſoulage la nature, & qu'il eſt ſuivi d'un ſentiment de volupté.

2. *Pandiculatio febricoſa*, Tiraillement fébrile. P.

C'eſt un avant-coureur des fievres intermittentes, & c'eſt par lui que nous connoiſſons les maladies occaſionnées par une intermittente cachée.

3. *Pandiculatio hyſterica*, Tiraillement hyſtérique. P.

C'eſt un ſymptome fort ordinaire aux femmes hyſtériques, & que l'on attribue communément à l'épaiſſiſſement du ſang, & au ralentiſſement de la circulation.

XII. *Apomyttosis*; *Ebrouement*, Furetiere.

C'eſt une ſecouſſe ſpaſmodique latérale, ou une eſpece de treſſaillement de la tête accompagné d'une expiration ſonore & de l'agitation du tronc, dont le but eſt de chaſſer la morve des narines, ou les corps étrangers qui ſe ſont introduits dans les pores de la peau.

On ne remarque ce ſymptome que

dans les bœufs, les chevaux & les autres bêtes de somme, ou si les hommes y sont sujets, on n'y a pas encore fait attention. Il a beaucoup de rapport avec l'éternument, avec cette différence, que dans l'ébrouement l'expiration sort par les naseaux avec une espece de ronflement.

XIII. *CONVULSIO*, *Convulsion*; *Convulsio*, Boerhaavii, *Aphor.* 230. *Mouvement convulsif*, de Riviere; *Convulsion clonique*, d'Ettmuller; en Grec, *Spasmos*.

C'est une maladie spasmodique clonique aiguë ou courte, qui affecte les membres, & dont les accès laissent à l'ame la liberté d'exercer ses fonctions.

Elle differe donc de l'épilepsie & de l'éclampsie, en ce qu'elle ne suspend aucunement l'exercice des sens; de la passion hystérique, en ce que la convulsion n'est point une maladie habituelle ni de longue durée; du tiraillement & de l'ébrouement, en ce que la volonté n'y a aucune part, à moins qu'elle ne soit feinte.

Les parties que la convulsion affecte sont les membres, en quoi elle differe du tic clonique, du priapisme, de la palpitation, du hoquet, &c. Cependant les convulsions des membres sont souvent compliquées de celles de divers organes, par exemple, des levres, des yeux, comme dans les convulsions des enfans.

1. *Convulsio ab inanitione* Hippocratis; *Convulsion causée par l'inanition.* A.

C'est celle qui attaque les personnes qui ont une maladie aiguë, ou qui ont souvent des évacuations abondantes, lorsqu'elles sont sur le point de mourir. Les bouchers remarquent tous les jours que les animaux les plus robustes, tels que les cochons, tombent dans des convulsions plus violentes que les agneaux qui sont plus foibles, & qu'il n'y en a aucun qui n'en soit attaqué lorsqu'on l'égorge.

Les anciens, qui n'étoient point aussi versés que nous dans la Physique, ont cru que les convulsions étoient occasionnées par le desséchement des nerfs, & qu'il leur arrive la même chose qu'au parchemin qu'on approche du feu, lequel se retire & se racornit à mesure que son humidité se dissippe ; mais cette erreur est si grossiere, qu'elle ne vaut pas la peine d'être réfutée. Les Mécaniciens ignorans s'imaginent avoir rencontré plus juste lorsqu'ils avancent que les personnes épuisées tombent dans des convulsions, parce que la circulation languit dans le cerveau, qu'elle cesse dans quelques artérioles, & qu'elle subsiste & s'accélere dans d'autres, & que c'est cette accélération du cours du sang dans les arteres capillaires du cerveau, qui accélere celui du fluide nerveux dans les nerfs, & qui cause les convulsions dont il s'agit. C'est sur cette inanition & sur cette foiblesse qu'ils fondent leur prétendue théorie mécanique de la convulsion.

Mais ces principes sont entiérement ruineux, vu qu'on prouve dans la physiologie que le fluide nerveux pour mouvoir un muscle, le cœur, par exemple, à besoin d'une force mille fois plus grande que celle qu'il emprunte de la circulation, ou de l'action du cœur. *Voyez* la Dissert. sur la théorie de la fievre qui est à la fin de l'hémastatique Françoise.

Un fameux Médecin de Cette a coutume de guérir les rhumatiſmes chroniques en tirant vingt livres de ſang à ſes malades dans l'eſpace de deux jours. Voyez *les obſervations intéreſſantes ſur la Goutte*, *à Paris* 1747. *pag.* 334.

Lorſqu'on met cette méthode en uſage, il arrive ſouvent, lors ſur-tout qu'il y a une putréfaction vermineuſe dans les premieres voies, ou que le malade craint la ſaignée, qu'elle eſt ſuivie de cardialgies, de ſyncopes & de convulſions violentes, de vomiſſement, de ſueurs froides, de pâleur, qui annoncent une mort prochaine; & cependant, lorſqu'on lui jette de l'eau froide ſur le viſage, ou qu'on le fortifie avec quelque potion cardiaque, il ſe trouve en état de ſupporter le même jour pluſieurs ſaignées qui le tirent d'affaire.

M. *Hales* ayant tiré à différentes repriſes quatorze pintes de ſang à une jument, la force du ſang, ou ſa hauteur dans le tube de verre qu'il avoit adapté perpendiculairement à la carotide, diminua de la moitié; après lui en avoir tiré ſeize livres, il ſurvenoit à l'animal une ſueur froide qui le menaçoit d'une mort prochaine ; mais la nature l'éloignoit en excitant des convulsions, qui faisoient monter le sang dans le tube beaucoup plus haut qu'auparavant, en obligeant le sang contenu dans le tissu des chairs à se porter au cœur, pour entretenir son mouvement. Après qu'il lui en eut tiré dix-huit livres, de vingt-six qui restoient dans le corps, le sang baissoit tout-à-coup au fond du tube, & l'animal mouroit subitement. Il paroît par ce qui précede que les convulsions qui surviennent à l'agonie, servent à entretenir quelque temps la circulation vitale, & à éloigner la mort de quelques minutes. Il suit des expériences du Médecin de Cette, que la plupart des symptomes effrayans que causent les hémorragies abondantes, sont plutôt occasionnés par la frayeur du malade, que par le sang qu'il perd, puisque ceux qui tomboient en pamoison à la premiere ou à la seconde saignée, ayant repris courage, en supportoient le même jour & le lendemain plusieurs autres plus fortes sans essuyer aucun accident fâcheux.

2. *Convulsion causée par la piqûre*

d'un nerf. Heister, *Chirurg. cap.* 2. A.

C'est celle qui est causée par la piqûre d'un nerf, d'un tendon, d'une aponevrose d'une membrane, car c'est la piqûre des nerfs qui se trouvent dans ces parties, qui leur cause des douleurs & des convulsions, & il peut même se faire que l'affaissement de l'enveloppe du cerveau y contribue aussi.

Lorsqu'on vient à piquer l'aponevrose ou le tendon du biceps dans la saignée du bras, la douleur ne se fait pas sentir sur le champ, mais au bout de douze heures; elle se fixe, non point dans l'endroit qu'on a piqué, mais plus haut, & elle augmente toutes les fois qu'on étend le bras. Il se forme sur la partie lézée une tumeur grosse comme une noisette, & il sort beaucoup de sanie par la plaie, & c'est principalement à ce signe que l'on connoît que le tendon a été piqué. *Voyez* Paré *Chirurg. libr.* 9. *cap.* 38. *Mercur. compilat. pag.* 130 & 147. Sydenham, dans son traité de la Pleurésie prescrit le cataplasme suivant.

Faites bouillir quatre onces de racines de lis blanc dans deux livres de lait; mêlez-les avec de la farine de lin

& d'avoine, de chacune trois onces; après les avoir fait bouillir dans du lait, & faites-en un cataplasme que vous renouvellerez matin & soir.

Charles IX Roi de France, ayant eu un nerf piqué, cet accident, à ce que rapporte *Paré*, fut suivi d'une douleur violente, d'une convulsion tonique & de l'enflure du bras. On relâcha la ligature, on lui appliqua sur le bras des compresses trempées dans de l'oxycrat, & l'on mit un emplâtre de basilicon sur la plaie pour retarder son agglutination. On versa ensuite dans la plaie de l'huile de térébenthine chaude mêlée avec de l'eau de vie; on lui enveloppa tout le bras avec un emplâtre de diachalcitheos dissous avec du vinaigre & de l'huile rosat, sur lequel on mit un bandage expulsif; la douleur se calma en très-peu de temps, & le Roi fut parfaitement guéri au bout de trois mois. On avoit résolu, au cas que ces remedes ne produisissent aucun effet, de verser de l'huile bouillante dans le nerf, ou de le couper en travers, plutôt que d'exposer ce Monarque au danger inséparable des convulsions. Paré *lib.* 9. *cap.* 38.

2. Convulsion fébrile ; *Convulsio febrilis*, Boerhaave, *aphor.* 710. A. P.

C'est celle qui survient dans l'accroissement ou dans l'état de la fievre continue ou inflammatoire, car celle qui survient à l'agonie, est causée par l'inanition.

Lorsque la fievre est vermineuse, maligne, la convulsion survient pour l'ordinaire à la suite de la saignée, quoiqu'on la fasse dans l'état de la fievre, & qu'elle soit indiquée par la vigueur du pouls ; car les convulsions qui suivent la saignée dans les fievres, désignent une matiere vermineuse ou maligne dans les premieres voies, comme M. *Barbeirac* nous l'apprend, & l'ai éprouvé moi-même. Cette convulsion fébrile est occasionnée par l'engorgement des vaisseaux du cerveau, par la stase & l'épaississement du sang, ce que la nature s'efforce de prévenir ; & il n'est pas plus étonnant que les mains & les pieds tombent alors en convulsion, qu'il est d'y sentir de la douleur après qu'elles ont été coupées ; car l'on rapporte ordinairement les douleurs que l'on sent dans les origines des nerfs, aux parties auxquelles ils répondent.

La convulsion fébrile est infiniment plus dangereuse que celle où il n'y a point de fievre. C'est un mauvais signe dans les maladies aiguës, lorsque l'urine, qui étoit trouble & épaisse, devient aqueuse & limpide ; c'est un signe que la convulsion sera suivie d'un délire ou d'une léthargie. Si la convulsion survient lorsque les forces sont épuisées, c'est un signe de mort.

Cette maladie exige le même traitement que la fievre même, savoir une diete liquide, la saignée du pied & du cou, & ensuite des cathartiques. Si le pouls est foible, on applique des sangsues aux tempes. Les vésicatoires appliqués sur le dos produisent aussi un bon effet, sur-tout lorsque la fievre est typhode, ou que le malade a de la disposition à s'assoupir. On rase la tête du malade, on ouvre un poulet en deux, & on l'applique tout chaud dessus. Après que la fievre a cessé, on donne au malade dix ou quinze gouttes de la liqueur minérale anodine d'*Hoffmann*.

4. Convulsion causée par un coup à la tête. Bonet, *Sepulchret. de convulsione, observ. 13*. A. P.

C'est celle qui est occasionnée par

un coup, une contusion, une plaie, un ébranlement des différentes parties de la tête, & qui est suivie tôt ou tard de convulsions dans différentes parties, même dans celles du côté opposé au coup, dans le bras, la jambe, les doigts.

On trouve dans les cadavres un épanchement de sanie, de pus, de sérosité, le plexus choroïde engorgé de sang, la pie mere enflammée, du pus dans la substance du cerveau entre les meninges, les meninges elles-mêmes enflées &c. selon que le malade survit plus ou moins au coup qu'il a reçu.

Lorsque le malade tombe du coup qu'il a reçu, qu'il est attaqué d'un vertige, d'un vomissement bilieux, & qu'il perd la parole, quand même il n'y auroit point de fracture, il est à craindre que le coup ne soit suivi d'une convulsion, d'une éclampsie, de la phrénésie, de l'apoplexie &c. & alors il faut avoir recours au trépan.

Il faut commencer la cure par des saignées copieuses, & par une diete liquide. *Heister* & *Dionis* vous apprendront ce qu'il convient de faire dans pareil cas.

5. Convulsion par un hydrocéphale,

Bonet, *Sepulchret. de convulsione*; Willis *patholog cerebri*, Carol. Piso, *de colluvie serosâ*, *&c.* A. P.

Cette maladie est familiere aux enfans. Après qu'ils sont morts, on trouve un épanchement de pus dans les sinus du cerveau & dans plusieurs autres endroits. J'ai connu une famille dont tous les enfans sont morts vers l'âge de six ans de cette maladie, les écrouelles auxquelles ils étoient sujets ayant donné lieu à cet épanchement. Elle étoit compliquée d'une fievre irréguliere, de la rougeur & de la pâleur du visage, & du dégoût pour telle espece d'aliment que ce fût. Il leur prenoit tout-à-coup des convulsions dans les yeux ou dans les joues, & ils mouroient au bout de quelques jours. *Willis* a observé la même chose. Les enfans sont quelquefois attaqués un ou deux mois après leur naissance de convulsions au visage, dans les visceres & dans les membres, à cause peut-être de la mollesse de leur cerveau & des sérosités qui s'y trouvent, & dans ce cas nous leur prescrivons la poudre de *Guttete* deux fois par semaine pendant quelques années, de légers cathartiques

ques composés avec le syrop de chicorée, la fleur de pêcher, l'essence de castoreum à la dose de douze gouttes, & celle de succin à la dose de deux.

6. *Convulsio nephralgica*, Helmont, *de Lithiasi, cap. 7.* A.

Van Helmont rapporte deux observations de convulsions mortelles, qu'il attribue aux calculs que l'on trouva dans le rein & l'uretere après la mort du malade, & qui étoient compliquées d'une colique rénale.

Lorsque la force expultrice souffre une irritation dans une partie, elle se communique à une autre quelque éloignée qu'elle soit, & tout le corps tombe successivement en convulsion. Schneider. *de catarrhis.*

7. *Convulsio Suecana*, Linnæus *Epistol. 1759.*

Ne seroit-ce point une éclampsie typhode? Elle seroit telle si les sensations étoient abolies. Il regne depuis quelques années en Suede une maladie endémique, qui a fait beaucoup de ravage parmi les paysans du Smoland & les habitans de la Westrogothie, & qui a épargné les régions qui sont plus au Nord.

Voici quels sont ses signes. Le spasme commence par les doigts des mains & des pieds, il gagne ensuite les mains, les genoux, les coudes, qu'il jette dans une contraction très-violente; le dos & le cou se plient enfin, & les malades éprouvent pendant deux ou trois mois des douleurs si cruelles, qu'ils jettent les hauts cris comme si on les brûloit vifs.

Le paroxysme revient plusieurs fois par jour; elle attaque les paysans, surtout les adultes, & elle épargne les enfans & les animaux domestiques; & elle ne regne que dans l'automne. Les gens d'une même famille en sont successivement attaqués, mais elle n'est point contagieuse. Voilà ce que cet illustre Médecin dit de cette maladie, dont il tait le traitement. Cette maladie a regné en Suede en 1758 & 1759.

M. *Franklin* a guéri des convulsions qui redoubloient plusieurs fois par jour & qui avoient résisté à tous les remedes par le moyen de plusieurs électrisations. Voyez-en l'Histoire *dans le Journal de Médecine de* Vandermonde, *Oct.* 1759. Des gens qui en étoient atteints depuis dix ans ont été délivrés en se faisant électriser huit fois par jour. La premiere commotion excitoit à la vérité un paroxyſme, mais la ſeconde le diſſipoit. Il reſtoit une crampe qui ſe diſſipa de même au bout de trois mois par le moyen du même remede.

8. *Convulſio à rubigine*; en Allemand, *Crankheir*; maladie ſpaſmodique épidémique non contagieuſe, *Muller*. Francfort 1742.

C'eſt une maladie aiguë qui ſe manifeſte par la fievre, & qui n'attaque que le bas peuple qui mange du ſeigle niellé. Son période eſt d'environ dix jours.

Commencement. Laſſitude des membres, froid & horripilation vague, douleur de tête, anxiété des viſceres.

Accroiſſement. Soubreſaut ſpaſmodique des doigts & des pieds, même des tendons & des muſcles, que l'on apperçoit à travers la peau; fievre, chaleur, ſtupeur, délire, reſſerrement de poitrine, dyſpnée ſuffocative, aphonie, convulſions horribles dans les membres, précédées d'un fourmillement.

État. Accès de convulſions & de douleurs violentes avec vomiſſement ou diarrhée; rejection de vers, ſoif, & boulimie dans les jeunes gens.

Déclin. Vers le onzieme ou le vingtieme jour, sueurs copieuses, exanthemes pourprés, dans quelques uns le tabes, dans d'autres stupeur de tête, rigidité des membres.

9. *Convulsio Indica.* Maladies familieres dans l'Isle Bourbon ou Mascaraigne. Vandermonde, *diar.* A.

Lorsqu'un homme vient à se blesser ou à se piquer, quand même la plaie seroit parfaitement guérie, s'il s'expose au froid, ou s'il se baigne dans l'eau froide, il est aussi-tôt saisi d'une crampe dans la partie affectée, le spasme gagne le dos & la tête, la mâchoire s'engourdit, tout le corps tombe en convulsion, & si on n'y apporte un prompt remede, le malade périt misérablement.

On guérit cette maladie avec des cardiaques, des sudorifiques, des frictions avec un linge chaud, & de fortes ligatures. Dans le cas où ces remedes ne produisent aucun effet, on rouvre la plaie avec le cautere actuel, ce qui sauve la vie à plusieurs malades.

Les maladies convulsives sont très-fréquentes & très-funestes dans ces pays. La moindre blessure, la plus légere colique jette les enfans dans des convulsions qui les font périr. Les adultes qui en échappent, restent défigurés ou paralytiques pour le reste de leurs jours. L'épilepsie, les vapeurs, l'affection hypocondriaque y sont très-fréquentes. Cette Isle est située au vingtieme degré de latitude méridionale; il y a quantité de volcans qui infectent l'air des vapeurs sulfureuses & bitumineuses qui s'en élevent; les habitans se nourrissent de tortues, d'hydromel, de vin de sucre ou de tafiat & d'arac; tout cela ne contribueroit-il point à occasionner ces maladies?

10. *Convulsion du bas-ventre*, Baglivi, *pag.* 202. *prax. medic. lib.* 2. B.

Un homme de quarante ans fut affecté de soubresauts & de convulsions dans les muscles du bas-ventre, ce qui arrive rarement. On le saigna au fondement, on lui donna des lavemens de lait, on lui fit boire de l'huile d'amande douce, & du syrop de coquelicot délayé dans du bouillon, & il fut guéri le lendemain.

11. *Convulsion universelle. Maladie sacrée; Hieranosos, Patholog. method.* A.

Cette espece consiste dans une agitation violente & involontaire de toutes les parties du corps, tant la nuit que le jour, sans que l'ame soit troublée dans l'exercice de ses fonctions.

J'ai observé autrefois cette espece à Alais dans une jeune fille nubile, qui n'étoit point réglée, & qui s'imaginoit qu'on avoit jeté un sort sur elle. Elle fut agitée pendant huit jours consécutifs de convulsions dans les yeux, la langue, le tronc, les bras, le cou, les doigts, les jambes, &c. qui lui laissoient cependant quelque repos pendant la nuit. Elle répondoit aux questions qu'on lui faisoit, mais les convulsions ne tardoient pas à lui couper la parole. Elle prenoit avec avidité les alimens & les boissons qu'on lui présentoit, mais elle avoit de la peine à les avaler; elle conservoit tous ses sens, & l'ame n'étoit nullement gênée dans l'exercice de ses fonctions.

Elle guérit à l'aide de trois saignées & de l'émétique.

Cette maladie a été depuis observée par M. *Dupont*, Médecin à *Tartas*; par M. *Sentex*, à *Condom*; par M. *Molard*, à *Marseille*; ce qui prouve qu'elle n'est pas si rare qu'on se l'imagine. On l'appelle *maladie sacrée*, parce que le bas peuple l'attribue à un charme, & en effet elle a quelque chose d'étonnant.

12. *Convulsion habituelle; Convulsion admirable* de Marcel Donat; *Convulsiones infrequentes* de Schenckius, *observ. de spasmo*, *pag.* 128.

Elle differe de la précédente en ce qu'elle est partielle & qu'elle n'affecte qu'une partie, par exemple la tête, le pied; mais elle est habituelle, de sorte qu'elle dure des mois & des années entieres; elle revient tous les jours ou par intervalles, & elle ne trouble point les fonctions de l'ame.

Marcel Donat a connu une Religieuse attaquée depuis plusieurs années de convulsions qui l'obligeoient à rester au lit assise. Ces convulsions l'agitoient tant la nuit que le jour, & soit qu'elle mangeât ou qu'elle bût, sa tête, son cou, ses épaules s'agitoient tantôt en devant tantôt en arriere, sans que l'on pût y apporter remede, & lorsque quelque force supérieure s'opposoit à ces mouvemens, elle tomboit en foiblesse, & elle s'affligeoit beaucoup. Ces convulsions la prenoient tantôt de deux jours l'un, tantôt tous les quatre jours, elle en étoit quelquefois exempte des mois entiers, sur-tout en été, & lors même qu'elle dormoit, elles ne la quittoient point entiérement. Ces mouvemens convulsifs paroissoient commencer par l'épine du dos.

Le même Médecin a connu une femme qui remuoit jour & nuit le gros orteil, tantôt en haut, tantôt en bas, ce qu'elle continua de faire jusqu'à sa mort, malgré tous les remedes qu'on mit en usage.

Voyez Donat, *histor. admirabil. l. 2. cap. 3.*

Cette espece differe de celle de Suede en ce qu'elle est chronique, & qu'elle n'est accompagnée ni de fievre ni de douleur; mais comme elle est universelle, elle fatigue extrêmement les malades.

13. *Convulsio ab ustilagine*, Wepfer. *ephem. nat. curios. observ. 120. Convulsion causée par le seigle ergoté; Convulsio Soloniensis*, Mémoires de l'Académie de Paris. P. A.

Cette convulsion paroît être la même que celle de Suede. Elle commence par un fourmillement dans les pieds & dans les mains, lequel est suivi de convulsions dans les membres, dans le dos, dans la tête, de douleurs atroces, d'une aliénation d'esprit, & d'une fievre symptomatique. Après que les douleurs ont cessé, elles sont suivies d'éclampsie, d'apoplexie ou de maladies inflammatoires. Voyez *les Actes de l'Académie des Curieux de la Nature, vol. 7. observ. 41.*

L'ordre factice exigeroit que je renvoyasse la convulsion universelle à un autre ordre ; mais comme il n'y a point de limites fixes entre les convulsions universelles & les convulsions partielles, & que souvent dans la même maladie, elles se succedent alternativement, & qu'il faudroit établir un nouveau genre, il vaut mieux pécher contre cet ordre. Ce que je viens de dire a lieu également par rapport aux tremblemens partiel & universel, qui appartiennent au même genre.

14. *Convulsion causée par la mastrupation*, Tissot, *des maladies causées par la mastrupation, pag. 196.* Onanias, Londres 1752.

Un jeune Horloger, qui s'étoit fait une habitude de ce vice pendant un an, tomba dans un épuisement qui l'obligea d'y renoncer ; mais malheureusement pour lui il s'y prit trop tard ; car il tomba dans des convulsions périodiques qui duroient ordinairement douze heures, & qui étoient accompagnées de douleurs dans le dos si cruelles, qu'elles l'obligeoient à jeter les hauts cris. Il ne pouvoit rien avaler, il étoit pâle, maigre, défait, il avoit le teint cadavéreux, & il se faisoit horreur à soi-même. La diarrhée & le ptyalisme se mirent de la partie, il devint hébété, une tumeur œdémateuse s'empara de tout son corps, & il mourut épuisé, n'ayant plus que la peau collée sur les os. *Voyez* l'étisie dorsale, & le lombago dorsal.

15. *Convulsio gravidarum*, Levret, *art des accouchemens, pag.* 224. *Convulsion des femmes enceintes.*

Les femmes grosses sont sujettes non-seulement à l'éclampsie, mais aussi aux convulsions, quoique les Auteurs n'en fassent pas mention. Les paroxysmes font horreur, & durent souvent plusieurs heures, sans altérer ni la connoissance, ni le sentiment, & loin d'occasionner l'avortement, ils disparoissent au moment où commencent les efforts de l'accouchement; il n'en est pas de même de l'éclampsie des femmes grosses. *Voyez l'éclampsie* & la *dis-*

ſertation de Schafonsk, ſur les *convulſions* des *femmes en couche*, Argentor, 1763.

16. *Convulſio hemitotonos; Pleurototonos* Boenekenii, *collect. Francon. t. 6. pag.* 21.

Une femme éprouvoit un ſentiment de laſſitude au bras & à la cuiſſe droite, accompagné d'un fourmillement dans toute la partie latérale gauche du corps; toute cette partie, ſans en excepter même le viſage, étoit enſuite agitée de convulſions, auxquelles ſuccédoient la douleur, le tremblement & la foibleſſe du bras & de la cuiſſe; le phoſphore d'urine pris pendant quelque temps à la doſe de trois grains mit fin à ces convulſions.

17. *Convulſio intermittens; Convulſion intermittente.*

Un jeune Officier eſt ſujet, depuis cinq mois, à une violente convulſion des extrémités, laquelle revient tous les jours, & dure chaque fois quelques minutes, rarement une heure: les fonctions de l'ame reſtent libres & ſaines pendant le paroxyſme; le malade pouſſe cependant les hauts cris, quoiqu'il n'éprouve alors aucune douleur ; lorsque le paroxysme cesse, il a le bras droit engourdi, le moindre tact y excite une douleur très-aiguë, la main droite reste pendante, & la gauche, qui est saine d'ailleurs, est si sensible, que si on la touche, même légérement, le malade y sent aussi-tôt la douleur la plus vive. Cet Officier attribuoit cette maladie aux chaleurs excessives & à la faim extrême qu'il avoit supportées en Portugal un an auparavant, n'ayant vécu que de glands pendant quelques jours ; M. *Fizes*, qui m'a fait ce récit, lui conseilla l'usage des délayans & des édulcorans.

XIV. *TREMOR*, *Tremblement* ; en Grec, *Tromos*.

C'est un mouvement dépravé des membres ou de la tête, auquel la volonté n'a point de part, & qui sans gêner celui qui leur est naturel, les oblige par intervalles à se porter tantôt d'un côté, tantôt d'un autre, sans causer en eux aucun sentiment de froid.

C'est par ces dernieres circonstances que le tremblement differe de la convulsion ; car la débilité du mouvement n'eſt point une ſuite eſſentielle du tremblement, vu qu'il y a un tremblement violent, qu'on appelle forcé ou convulſif; & d'ailleurs il y a des tremblemens dans leſquels la partie, après s'être élevée à différentes repriſes, ne retombe point par ſon propre poids, mais demeure ſuſpendue malgré ſa peſanteur. Il differe du friſſon fébrile & du friſſon catarrheux, en ce qu'il n'eſt accompagné d'aucun ſentiment intérieur de froid, ni de la conſtriction, ni de la corrugation de la peau, comme il arrive dans le friſſon. Ses cauſes ne nous ſont point encore ſuffiſamment connues.

1. *Tremblement occaſionné par la foibleſſe; Tremor à debilitate*, Sennert, *premiere eſpece.* C'eſt celui qui eſt cauſé par l'acte vénérien, par de fortes évacuations, par l'abſtinence. C.

Il eſt fort ordinaire aux perſonnes convaleſcentes, auſſi-bien qu'à ceux qui ſont fatigués par l'exercice du cheval, par le travail, par le maniment des outils auxquels ils ne ſont point accoutumés. Cette eſpece paroît être occaſionnée par la foibleſſe de la faculté motrice, laquelle peut bien pour un moment mouvoir la partie, mais qui cede ensuite à sa pesanteur, ce qui est cause qu'elle se leve & se baisse alternativement.

Ce qui distingue cette espece, est que le tremblement cesse dès que le membre se trouve soutenu. On la guérit par le repos, le sommeil, la nourriture, les analeptiques, & par un exercice modéré.

Tout tremblement, si l'on en excepte celui qui est involontaire, cesse dès qu'on n'agit plus pour mouvoir le membre, ou qu'on l'appuie sur quelque corps ; mais il revient dès que nous voulons le remuer, & c'est en quoi le tremblement differe des autres spasmes.

2. *Tremblement causé par la vieillesse; Tremor senilis*, Sennert, *de tremore*. L.

Cette espece, indépendamment de la foiblesse, est occasionnée par l'endurcissement des muscles & des tendons, qui s'oppose à la circulation du fluide nerveux. Elle est incurable.

3. *Tremblement causé par l'yvresse; Tremor temulentus*, Platerus. P. L.

Cette espece est occasionnée par l'usage fréquent & immodéré des liqueurs fortes, ce qui fait que les personnes adonnées au vin y sont extrêmement sujettes. Elle est incurable lorsqu'elle est invétérée. Le vin pris à jeun cause des tremblemens. Il est pareillement occasionné par l'usage de l'opium, de la jusquiame, & des autres boissons qui enivrent; & dans ce cas, après avoir employé les remedes généraux, on le guérit avec l'oxycrat & le vinaigre.

4. *Tremblement causé par le caffé; Tremor à coffeâ*, Baglivi, *pag. 76. par la sécheresse, &c.* L.

Ceux qui sont un grand usage du caffé, sur-tout s'ils sont d'un tempérament sec, mélancolique, & adonnés à l'étude, sont sujets à un tremblement de mains, dont ils guérissent en s'en abstenant, en ne mangeant ni sel ni poivre, & prenant long-temps du lait. *Voyez* la cure de la seconde espece chez M. *Lazerme.*

5. *Tremor metallurgorum*, Sennert. *species secunda & quarta* Mil-reeck, *Mémoires de l'Académie des Sciences d'Edimbourg, tom. 1.* Wilson.

Cette espece est familiere à ceux qui travaillent nuds aux mines de plomb, de mercure, &c. & qui s'exposent imprudemment au froid. Elle attaque pareillement ceux qui ont passé par les frictions mercurielles, qui manient souvent du mercure, tels que les ouvriers qui étament les glaces de miroirs, qui reçoivent les vapeurs du plomb & des autres métaux lorsqu'ils sont en fusion. M. *de Haen*, *novâ curandi methodo*, prétend qu'elle se guérit par l'électrisation. Dans le second degré de la colique de Poitou, causée par les vapeurs du plomb, si celui qui en est atteint boit à jeun des liqueurs spiritueuses, il est aussi-tôt attaqué d'une colique d'estomac, d'une foiblesse & d'un engourdissement extrême dans les membres, d'une constipation, d'une colique rongeante, d'une petite fievre, de maux de tête, de vertiges; il perd tout sentiment, il tombe dans le délire, dans la rage, son pouls devient intermittent, le tremblement s'empare des extrémités, & ne finit que par la mort du malade.

Les remedes qu'on emploie pour guérir ce tremblement, sont les décoctions sudorifiques faites avec la racine d'acorus, de grande bardane, de glouteron, le lait mêlé avec la décoction de buis, de squine, les eaux minérales sulfureuses. *Voyez* Wilson, *Act. Edimburg. ann. 1759*. Il faut commencer par guérir la colique de Poitou.

6. *Tremblement involontaire*; *Tremor coactus*, Sylvii de le Boe, *prax. lib. 1. cap. 42*.

Dans cette espece, les parties affectées continuent de trembler lors même qu'elles sont soutenues, de maniere qu'elles ne se relâchent jamais. Ce tremblement suit quelquefois la convulsion, quelquefois aussi il la précede; de sorte qu'il paroît dépendre du même principe, je veux dire, de l'irritation des nerfs, tant dans leur origine, que dans les parties, aussi-bien que du cours irrégulier du fluide nerveux dans les muscles modérateurs.

Les personnes mélancoliques & hypocondriaques sont sujettes à cette espece de tremblement.

On le guérit avec les eaux sulfureuses, telles que celles du Mont-d'or, de Barrege, de Bagnol, par l'usage des bouillons rafraîchissans & adoucissans, & des huiles de même qualité.

7. *Tremblement compliqué de vertiges*;

Tremor vertiginosus, Bonet, *Sepulchret. tom. 1. pag. 67.* Céphalalgie causée par un ver dans le cerveau; *Cephalalgia à verme in cerebro*, *observ. 116. A.*

Cette maladie fut épidémique en 1571 dans la Marche d'Ancone. Elle étoit compliquée d'un mal de tête extrêmement aigu, d'un tremblement convulsif, d'un vertige qui revenoient par accès, & qui mettoient le malade au tombeau au bout de quelques jours. Tous les remedes qu'on employa furent inutiles. On trouva dans les sinus du cerveau de ceux qui en moururent une espece de ver rouge, long comme le doigt, qui avoit le museau pointu, le col couvert de poils, & qui étoit encore vivant. *Saxonia Panthæi, lib. 1.* met le vertige au nombre des signes qui indiquent le séjour des vers dans le cerveau. On en trouve assez souvent dans les sinus frontaux; mais *Bonet*, *Gemma*, *Ballonius*, *Rolfinch* & *Thomas Bartholin* sont les seuls qui avancent qu'il s'en trouve aussi dans le cerveau ou dans le crâne. *Voyez Céphalalgie vermineuse.*

8. *Tremblement causé par l'hydrocéphale; Tremor ab hydrocephalo*, Guy Patin,

Bonet, *Sepulchret. de tremore, observ.* 7 & 9 *ab humiditate*, Lazerme, *curat.* 3. C.

J'appelle hydrocéphale, un amas de sérosité, de sanie, ou de tel autre fluide dans la cavité du cerveau. *Guy Patin* ayant ouvert le cadavre d'un Champenois, qui étoit sujet à un tremblement extraordinaire, accompagné de la fievre, lui trouva dans le cerveau une grande quantité de sérosité verdâtre, dont une partie s'étoit épanchée dans la moëlle épiniere. *Ignace Thyermair* prétend avoir observé la même chose; mais comme ceux dont ils parlent étoient sujets au vin, il y a tout lieu de croire que c'étoit un tremblement occasionné par cette liqueur.

9. *Tremor tendinum, subsultus tendinum; Soubresaut des tendons.*

C'est un symptome des fievres malignes, de la phrénésie, & des autres maladies aigues de la tête. *Voyez* la *Carphologie.*

10. *Tremor scorbuticus; Tremblement scorbutique*, Sennert. C.

C'est un tremblement qui attaque les ouvriers qui travaillent les métaux, de même que ceux qui les tirent des mines.

11. *Tremblement compliqué de paraly-*

sie; Tremor paralytodes, Juncker, *consp. de tremore ab infarctu cerebri & medullæ spinalis*. C.

Il a beaucoup de rapport avec celui qui est causé par l'hydrocéphale.

Il exige le même traitement que la paralysie, & c'est un bon signe lorsqu'il lui succede. Les cathartiques, les bouillons diurétiques chauds faits avec les écrevisses, le merlus, les racines anti-scorbutiques; les eaux minérales, les potions sudorifiques, les opiates céphaliques, faites avec le rheum, la cascarille, le karabé; la fumée du thim, du karabé, &c. sont les remedes qui lui conviennent.

12. *Tremblement causé par les saburres; Tremor à saburra*. B.

Un homme de quarante ans fut attaqué l'été dernier d'un tremblement spasmodique universel, qui l'obligea de me consulter. Il n'avoit point de fievre, mais sa langue étoit extrêmement sale. Je lui ordonnai la saignée, & il s'en trouva bien. Il prit le lendemain quinze grains d'ipécacuanha & trois onces de manne, qui le purgerent copieusement par haut & par bas. On le saigna de nouveau le troisieme jour, on le repurgea le quatrieme, & il fut parfaitement guéri.

13. *Tremblement causé par la pléthore ; Tremor à plethora*, Hippocrat. 2. *epidem. s. 4. de stymargi ancillâ.* B.

On le distingue à la rougeur du visage, à la plénitude des arteres, à la suppression des mois, des lochies, des hémorragies auxquelles on étoit sujet, à la bonne chere dont on use, & à la vie oisive que l'on mene, & on le guérit par la saignée, la diete, l'infusion de sauge, de mélisse.

14. *Tremblement causé par les passions, telles que la crainte, la colere, la joie, &c. Tremor à pathemate.* B.

Ceux qui ont été blessés dans un combat, ou qui ont souffert quelque opération de Chirurgie violente, sont quelquefois attaqués d'un tremblement qui dure plusieurs heures. La colere, la joie, l'amour produisent le même effet, & ce tremblement revient quelquefois à différentes reprises, mais sans fievre.

15. *Tremor Asturiensis.* Voyez *la quatrieme espece de lepre.*

16. *Tremor palpitans*, Preysinger, *classes morborum. Palmos* Galeni.

Dans les tremblemens ordinaires, ce sont les membres & non pas les muscles, qui, dans des intervalles de temps égaux, s'élevent & s'abaissent alternativement, ou se portent à droite & à gauche, en parcourant des espaces très-petits ; au lieu que dans la palpitation dont il s'agit, ce sont les faisceaux d'un muscle, qui entrent dans un tressaillement subit & irrégulier ; de sorte, que dans un temps donné, ce tressaillement a tantôt lieu une ou deux fois, & tantôt n'a pas lieu ; nous ignorons si le principe irritant a son siege dans l'origine des nerfs, ou dans le muscle même qui palpite. Les Anciens frappés de la vîtesse de ce tressaillement passager, l'attribuoient à l'explosion de quelque vent qui faisoit élever la partie ; soyez attentif à ne pas confondre ce mouvement avec la pulsation d'une artere ou d'une anévrisme, ni avec le mouvement régulier & mesuré de la respiration dans quelque partie que ce soit de la poitrine ou du basventre.

17. *Tremor traumaticus*, M. Hoin, *Journal de Médecine*, *Août 1752*.

Cette espece produite par une contusion à la tête, eſt accompagnée de céphalalgie & d'une aſthénie univerſelle. Ces ſymptomes paroiſſent dépendre de l'éréthiſme du péricrâne ou de l'aponévroſe qui recouvre toute la tête; l'effet de cet éréthiſme eſt de diminuer l'influence du fluide nerveux dans les parties, ce qui donne lieu à l'aſthénie & au tremblement univerſel; outre ces ſymptomes, il ſurvint, dans le cas obſervé, une fievre accompagnée de délire, qui redoubloit la nuit. On fit, à l'endroit de la contuſion, une inciſion cruciale qui pénétroit juſqu'au crâne; on diſſipa par ce moyen l'éréthiſme du périoſte ou de l'aponévroſe, & preſque tous les ſymptomes diſparurent auſſi-tôt.

18. *Tremor rheumatiſmalis*, Mr. de Haen, *tom.* 3. *obſerv.* 19. *Tremblement rhumatiſmal.* C.

C'eſt un tremblement qui affecte les mains & les jambes, & qui eſt accompagné d'inſomnie, de douleur rhumatiſmale dans ces parties, &c. cette maladie eſt longue; l'illuſtre Mr. *de Haen* l'a guérie par le moyen de l'électriſation.

19. *Tremor typhodes*, M. Pringle &

van Swieten, *des maladies des armées*. A.

C'est un tremblement des mains, qui accompagne la fievre maligne des prisons dès son commencement, & qui distingue cette maladie des fievres synochales; ce tremblement a lieu surtout, lorsqu'après la saignée, il survient un délire, accompagné d'une foiblesse extrême.

XV. *PALPITATIO*, *Palpitatio cordis*, vulgairement, *Palpitation du cœur. Cordiogmus* Galen. *in aphor. 65. sect. 4.* en Grec, *Palmos. Formido*, Hollier.

C'est un battement du cœur beaucoup plus grand qu'on ne devoit l'attendre de celui des arteres, vu que le pouls est foible & souvent intermittent.

Le battement du cœur vient de ce que les ventricules venant à se contracter, les oreillettes qui se trouvent remplies de sang se dilatent & repoussent la base du cœur, de maniere que son mouvement *convulsif* augmente; & comme dans ce mouvement l'aorte se courbe tant soit peu & ferme une partie

partie du passage au sang, il se porte en moindre quantité dans les arteres, ce qui est cause que le pouls diminue.

La cause de ce battement vient, 1°. de ce que le fluide nerveux contracte le cœur au-delà de ce qui est nécessaire pour chasser le sang qu'il contient, ainsi qu'il arrive dans la palpitation hystérique, dans les passions violentes, &c. ou 2°. de ce que le sang ne circulant point librement dans ce viscere, il s'en amasse une plus grande quantité dans l'oreillette, laquelle se trouvant plus fortement comprimée lorsqu'il vient à se contracter, le repousse à son tour par sa propre élasticité.

Le battement du cœur augmente dans la fievre, mais il n'y a point de palpitation, parce que la pulsation de l'artere augmente à proportion. La pulsation de l'artere est plus foible dans la syncope, mais celle du cœur diminue à proportion.

Sa cause n'est autre chose que l'effort que fait le cœur pour surmonter les obstacles qui s'opposent à la circulation au moyen d'une pulsation plus forte; d'où il suit que les principes de la palpitation sont au nombre de deux;

1°. un effort violent du cœur pour augmenter ses forces, comme il arrive dans les maladies hystériques, hypocondriaques, dans la terreur ; 2°. les obstacles qui se trouvent dans le cœur, les oreillettes, les grosses arteres, le péricarde, les efforts modiques du cœur, ce qui fait que la collision augmente, mais moins cependant que lorsque l'effort du cœur est plus grand.

1. *Palpitation causée par l'anévrisme du cœur; Palpitatio ab anevrismate cordis*, Senac, *Maladie du cœur*, *pag.* 414. Lancisi, *de anevrismat.* P. C.

Le ventricule & l'oreillette droite se dilatent plus fréquemment que les gauches.

Je donne à ces dilatations le nom d'anévrismes du cœur, & ce sont elles qui causent les hémoptysies, les orthopnées, l'asthme, la phthisie, l'hydropisie de poitrine.

Ses causes efficientes sont la trop grande rapidité du sang occasionnée par des exercices immodérés, & de là vient que les Coureurs, les Porte-faix, les Couriers, les Crapuleux sont plus sujets que les autres à ces maladies. L'action du sang sur les parois & les oreillettes du cœur eſt d'autant plus forte, qu'il trouve plus de réſiſtance de la part de la rigidité des valvules, des concrétions polypeuſes, de la terreur, & des différentes paſſions qui contractent le cœur & les arteres; d'où s'enſuivent la coagulation du ſang & les concrétions polypeuſes. De là les morts ſubites, les palpitations ſuffocantes, la rupture des anévriſmes.

Les ſignes pathognomoniques ſont, la force, la fréquence & le retour des palpitations à la moindre occaſion, avec des lypothymies, une augmentation de volume qui agit contre les côtes & le cartilage xyphoïde; & ce qu'il y a de plus étonnant, eſt que le pouls devient plus vif & plus plein, dans le temps que l'oreillette droite s'oppoſe à la circulation du ſang, & que les ventricules ſont vuides; la palpitation eſt alors foible & preſque inſenſible; à quoi l'on peut ajouter qu'elle ſe fait ſentir dans le côté droit.

Dans le paroxyſme, la ſaignée, les narcotiques, & après que la ſyncope a ceſſé, une diete légere, le repos du corps & la tranquillité de l'eſprit éloignent la mort.

2. *Palpitation hystérique : Palpitatio hysterica*, Sydenham. P. L.

On la connoît aux vapeurs, aux spasmes internes, à la pusillanimité du sujet, à la tristesse dans laquelle il tombe, & à ce qu'elle revient à la plus légere occasion, & au moindre sujet de crainte, de joie, &c.

La trop grande sensibilité de l'ame, & la foiblesse du corps y contribuent beaucoup.

On la guérit par le repos de l'esprit & du corps, par l'odeur des liqueurs spiritueuses, & par des potions cordiales ; & lorsque ces moyens ne réussissent point, par l'usage des substances fétides & anti-hystériques.

3. *Palpitation chlorotique; Palpitatio chlorotica.* P. L.

Les personnes sujettes à la chlorose, & dont les ordinaires sont supprimés, ont très-peu de sang, & il forme un caillot épais qui nage dans beaucoup de sérosité. Elle est occasionnée par la foiblesse des fibres, & celle-ci par leur relâchement; & elle est accompagnée d'une pesanteur dans les cuisses, d'une lassitude spontanée, de la dyspnée lorsqu'on marche ou qu'on monte un escalier, & souvent du pica. On la guérit par un long usage des chalybés.

4. *Palpitation causée par un abcès du péricarde; Palpitatio à pericardii abscessu*, Lancisi, *de anevrismate, lib. 1. propos. 5.* P. C.

J'ai connu un Doreur attaqué d'une palpitation de cœur, accompagnée de dyspnée, que l'on attribuoit à un anévrisme. La saignée ne lui ayant procuré aucun soulagement, il mourut. On lui trouva à la base & entre les deux tuniques du péricarde un abcès rempli d'une humeur jaunâtre & épaisse comme du miel.

5. *Palpitation causée par un polype; Palpitatio à polypo*, Senac. *lib. 1. cap. 10.* P. C.

Le principal signe de cette maladie est une inégalité dans les battemens, laquelle varie selon le siege & la figure du polype, des douleurs dans le cœur aussi fortes que si on le déchiroit. Les signes de la dilatation des ventricules, lorsqu'il y a un polype dans les conduits artériels des oreillettes ou dans les ventricules, sont une pesanteur dans la partie, une anxiété inexprimable, une oppression de poitrine, qui augmente, pour peu qu'on remue, la grosseur.

Le polype qui se forme dans l'oreillette ou le ventricule gauche, cause une dyspnée plus forte que celui du droit.

Le moyen de prévenir la formation des polypes, est de saigner après une grande frayeur, de boire des liqueurs chaudes, de réitérer la saignée dans les maladies aiguës des poumons, & de faire usage de potions délayantes. Dans les maladies chroniques, telles que la mélancolie, on fait usage des eaux ferrugineuses & chalybées.

Dans le cas où le polype est formé, la sobriété, le repos de l'esprit & du corps, la saignée, sont ce qu'on peut employer de mieux. Les remedes propres à le dissoudre sont, le sel de tartre, le savon & l'eau de chaux.

6. *Palpitation causée par un polype dans la partie gauche du cœur; Palpitatio à polypo in cordis sinistrâ parte*, Senac. P. C.

Cette maladie est suivie des symptomes inséparables de la congestion du sang dans le poumon, tels que la dyspnée, l'asthme sec, d'un vomissement de matiere pituiteuſe, d'un crachement de ſang, indépendamment de ceux qui ſont communs à l'eſpece précédente, tels que des douleurs dans la région du cœur, des anxiétés, la ſuffocation pour peu qu'on remue ou qu'on ait l'eſprit agité, les ſyncopes, les lypothymies, l'aſphyxie.

On obſervera que la plupart des polypes que l'on trouve dans les cadavres, ſe forment lorſque le malade eſt à l'agonie, à cauſe que le ſang & la lymphe ſe coagulent comme le ſang d'un pleurétique après qu'on l'a tiré dans la palette. J'ai ouvert pluſieurs phthiſiques qui étoient morts d'un aſthme, ou d'une hydropiſie de poitrine, & je leur ai trouvé des concrétions polypeuſes & rameuſes dans le cœur; je leur ai même tiré des filamens polypeux qui partoient de l'aorte, & qui s'étendoient juſques dans les bras & dans les jambes.

7. *Palpitation mélancolique; Palpitatio melancholica*, Rhodii, *lib.* 2. *obſerv.* 40. P. L.

Un jeune Médecin d'un teint noir & d'un tempérament mélancolique, que les paſſions avoient long-temps agité, & qui avoit usé immodérément de substances acides & âcres, fut attaqué d'une palpitation de cœur si violente, qu'on l'entendoit ; elle étoit accompagnée d'une forte pulsation & d'une constriction convulsive dans l'artere du carpe. Il prit des chalybés, des cordiaux & des purgatifs, qui aigrirent sa maladie. *Lancisi* lui ayant conseillé de boire du cidre pendant deux mois, il fut parfaitement guéri. *Lancisi, de anevrismat. prop.* 44.

Cette palpitation est causée par la contraction spasmodique de l'artere, de l'aorte ou de la veine pulmonaire ; & celle-ci par la sensibilité du système nerveux, & par un vice dans le tissu de cette artere, qui provient des alimens âcres dont on a fait usage. *Voyez* Senac, *Malad. du cœur, liv.* 4. *chap.* 9. §. 3.

8. *Palpitation causée par un anévrisme de l'aorte ; Palpitatio ex aortæ anevrismate*, Baglivi, *pag.* 403. P. C.

M. *de Vezenobre* étant tombé à l'âge de soixante ans du haut de l'échelle de sa bibliotheque, ressentit dès l'instant même des anxiétés dans ses entrailles, des palpitations, & une grande difficulté de reſpirer. Il cacha ſon mal, de peur que ſon Médecin ne le regardât comme un homme ſujet aux vapeurs; mais un jour qu'il étoit debout, & qu'il s'entretenoit avec ſa fille, il mourut ſubitement dans un clin d'œil. On fit appeller ſon Médecin ordinaire, lequel regarda cet accident comme une attaque d'apoplexie, un autre l'attribua à un catarrhe ſuffocatif; mais je l'attribuai à la rupture d'un anévriſme auprès du cœur, & l'ouverture du cadavre confirma mon pronoſtic. On lui trouva dans la poitrine une groſſe poche livide formée par le péricarde qui étoit engorgé de ſang; l'aorte étoit quatre fois plus épaiſſe dans ſon origine qu'elle n'a coutume de l'être; elle étoit couverte en dedans de petites lames oſſeuſes, & par dehors de petites crevaſſes noires, par leſquelles le ſang s'étoit épanché dans le péricarde. Cet accident arriva à Alais il y a trente ans.

Une jeune fille étoit ſujette depuis deux ans à des palpitations violentes, à des vertiges, à des ſyncopes fréquentes, à la dyſpnée, à des inégalités de pouls, & à d'autres ſymptomes qui indiquent l'anévriſme de l'aorte; &

l'événement nous a appris que les parties qui reçoivent le sang de l'aorte, lorsqu'elle est affectée d'un anévrisme, sont souvent attaquées d'un fourmillement, d'engourdissement, & même de paralysie, *Baglivi*, *ibidem* ; & cela prouve la vérité de ce que dit *Lancisi*, que les anévrismes considérables sont suivis tôt ou tard d'une leucophlegmatie, ou d'un ascite, *Lancis. de anevrism. prop.* 140.

Lorsque les anévrismes de l'aorte sont considérables & de figure sphérique, ils sont souvent compliqués de concrétions polypeuses en forme de petites lames, ainsi que *Lancisi* & *Marcot*, (*Mém. de l'Acad. de Paris*) nous l'apprennent.

M. de Senès, Géometre fameux & de la Société royale de Montpellier, étant tombé il y a deux ans sur son dos, fut attaqué d'une douleur poignante dans la poitrine, qui répondoit jusqu'à la quatrieme vertebre du dos; elle étoit accompagnée d'une dyspnée & d'une palpitation légeres, & d'une intermittence périodique du pouls qui revenoit à chaque minute. Il mourut d'un vomissement de sang. On lui trouva l'aorte defcendante dilatée en forme de poche d'un pouce de diametre (*Voyez* vomiffement de fang.) M. Girard, qui fut chargé de l'ouverture du cadavre, fut étonné d'y trouver ce que je lui avois annoncé.

9. *Palpitation caufée par le rétréciffement de l'aorte ; Palpitatio ex aortæ anguftiâ*, Lancifi, *de anevrifm. propof.* 53. Willis, *tom. 1. pag.* 145. Vieuffens, *obf. tract. de corde.* P. C.

Un Chanoine hypocondriaque nommé Palaggius, étoit fujet par intervalles à une palpitation accompagnée de l'inégalité & de l'intermittence du pouls, d'afthme & de vertige, lors fur-tout qu'il faifoit de l'exercice, ou qu'il étoit agité de quelque paffion.

On lui trouva les *valvules de l'aorte offifiées* ou cartilagineufes, & l'aorte par conféquent rétrécie, l'oreillette droite, la veine cave & le ventricule droit, dilatés de la groffeur du poing, (les gauches étoient dans leur état naturel), & les cavités droites plus molles & plus minces que les gauches ; de forte qu'il n'étoit pas étonnant qu'elles fe fuffent dilatées.

Un Vieillard fort adonné au vin &

à la biere, étoit sujet à des palpitations fréquentes. On lui trouva le tronc de l'aorte ossifié à sa sortie du cœur, & ses parois extrêmement comprimées, Willis, *de palpit. pag.* 145.

Mad. de Castres étoit sujette depuis long-temps à une palpitation compliquée d'orthopnée & de l'inégalité du pouls. On l'ouvrit, & on lui trouva l'aorte, les arteres iliaques & spermatiques, & la trachée artere entiérement ossifiées. *Vieussens, de corde obs.*

10. Palpitation arthritique; *Palpitatio arthritica.* Lazerme, Professeur dans l'Université de Montpellier. P. C.

M. Rouzier âgé de 70 ans, étoit exempt depuis deux ans des accès de goutte qui l'avoient auparavant tourmenté. Quelques chagrins qu'il eut, lui causerent pendant trois mois un vertige, qui fut suivi de palpitations de cœur. Le vertige ayant cessé, le sang se porta à la tête, au point qu'il étouffoit presque lorsque la palpitation le reprenoit; il n'avoit point de pouls, & personne ne doutoit qu'il n'eût un polype au cœur. Son pouls étoit tout-à-fait intermittent. Dix-huit mois après, la goutte lui revint aux pieds, & il fut guéri sur le champ.

11. Palpitation compliquée de tremblement. *Palpitatio tremula*; vulgairement *tremblement de cœur*, appellé par *Galien*, Erotien, & non par Hippocrate *Cordiogmos*. P. C.

Son caractere n'est pas bien connu. *Galien* dit que c'est un mouvement du cœur qui approche de la palpitation. Je le définis un certain tremblement de la poitrine, accompagné d'une inégalité & d'une intermittence du pouls, proportionnée, de cardialgie & d'une difficulté de respirer, laquelle augmente lorsqu'on fait de l'exercice.

Cette maladie est causée par l'anévrisme des oreillettes du cœur, ou même par la trop grande dilatation de ce viscere, qui fait que la vraie palpitation, ou l'impulsion du cœur ne se fait point sentir dans le côté gauche; on sent seulement dans la région du cœur une espece de tremblement, qui agite la poitrine tant dans l'inspiration que dans l'expiration, de même que si le cœur palpitoit.

Cette augmentation du volume du cœur gêne la respiration, mais le malade peut rester couché sur le dos dans une situation horizontale, à moins qu'il n'y ait une hydropisie de poitrine, ce qui arrive à la fin de la maladie. L'œsophage est pareillement comprimé, & de là vient la difficulté d'avaler, & la nausée que le malade éprouve. Peut-être l'estomac l'est il aussi, & c'est là vraisemblablement ce qui cause les nausées, les vomissemens & la cardialgie qu'il éprouve lorsqu'il est debout.

J'ai vu dans l'accroissement la maladie compliquée de la toux, d'un crachement de sang noirâtre, d'anxiétés, de l'enflure œdémateuse des pieds & des jambes, d'une hydropisie de poitrine & d'une soif extrême. L'urine étoit rouge & en petite quantité, & la difficulté de respirer si grande que le malade ne pouvoit dormir qu'il n'eût la tête & la poitrine élevées. Cette maladie paroît avoir été décrite & observée par plusieurs Auteurs, dont on peut voir les noms dans l'ouvrage de M. Senac, *des maladies du cœur, chap. de l'augmentation du volume de ce viscere.*

12. *Palpitatio à corde ossificato.* M. Senac, *de corde pag.* 431. 437. M. Morgagny, *Epist.* XXIV. 17. *Palpitation causée par l'ossification du cœur.* P.

On a plus de vingt exemples d'ossifications dans différentes parties du cœur, accompagnées d'un pouls foible & inégal, de palpitation, & d'autres symptomes. Mais cette maladie n'est pas encore appuyée sur un diagnostic certain & constant. *Voyez* dans *Bonet* & *Vieussens*, l'observation d'une aorte ossifiée dans la plus grande partie de son étendue.

13. *Palpitatio calculosa*, Schenckii *lib. II. de corde, pag.* 297. P. C.

Six Auteurs cités par *Schenckius*, attestent qu'ils ont trouvé de petites pierres dans les ventricules du cœur; deux autres Médecins y ont découvert des callosités; plusieurs des malades, dans les cadavres desquels on a fait ces observations, avoient été agités de palpitation de cœur; on rapporte aussi, *ephemer. nat. cur.* qu'on a observé trois fois des calculs dans le cœur, & une fois dans le péricarde.

14. *Palpitatio à pancreate* Storckii, *Ann. Med. I. pag.* 245.

Un vomissement violent supprima tout-à-coup, dans une femme, l'écoulement menstruel; il lui survint ensuite une anxiété extrême, accompagnée de palpitation de cœur & du froid des extrémités ; la palpitation devint dans la suite habituelle, avec un mouvement de pulsation à l'épigastre ; la malade tomboit en foiblesse, toutes les fois qu'elle se donnoit un mouvement un peu plus fort que de coutume ; à tous ces symptomes, qui augmentoient dans le temps des menstrues, se joignit enfin une tumeur sensible sous l'estomac, laquelle, comme l'ouverture du cadavre l'a démontré, étoit produite par un amas de 13 livres de sang grumelé dont le pancréas étoit farci.

15. *Palpitatio febricosa* Storck. *Ann. Med.* 1. *pag.* 75. *Palpitation fiévreuse.*

XVI. *CLAUDICATIO* ; en Grec, *Colotes* & *Coleia*, & *Choloma*, Castelli. *Boitement*. Les malades, *Claudi* ; en François, *Boiteux*, qui cloche, qui feint.

C'est un défaut dans la marche, qui fait que le tronc à chaque pas qu'on fait penche de côté & d'autre, qu'on traîne difficilement la jambe, ou qu'on la porte d'une façon qui choque la vue,

Lorſque le corps eſt bien diſpoſé & que nous portons le pied droit en avant, le centre de gravité du corps change d'une maniere preſque inſenſible, & tombe ſur la baſe du pied gauche; après avoir poſé le pied droit à terre nous avançons le gauche, & l'axe du tronc toujours parallelle à lui-même, tombe avec le centre de gravité ſur la baſe du droit, & ainſi alternativement. Il n'en eſt pas de même chez les boiteux; l'axe du tronc ne garde jamais ſon paralleliſme, mais ſe porte tantôt à droite & tantôt à gauche, pour conſerver l'équilibre, & empêcher le corps de tomber.

1. Boitement cauſé par la douleur; *Claudicatio à dolore.*

C'eſt celui qui eſt cauſé par la ſciatique, la goutte, une plaie, une contuſion, un phlegmon, une éryſipele, ou par telle autre affection ou maladie de la partie, qui augmente lorſqu'on marche. Il arrive alors que les muſcles du membre inférieur ne peuvent agir qu'il n'en réſulte une douleur, & c'eſt ce qui fait qu'on s'abſtient d'alonger ou de retirer ces muſcles. Le membre devient alors plus court ou plus roide que l'autre, & de là vient le boitement, lequel dure aussi long-temps que la douleur subsiste, & après même qu'elle a cessé, la mauvaise habitude qu'on a prise est cause que les muscles ont de la peine à recouvrer leur flexibilité. Personne n'ignore les secours qu'il convient de mettre en usage dans pareil cas.

2. Boitement rachitique; *Claudicatio rachitica.* L.

Le boitement qui fait clocher les enfans de côté & d'autre comme les canes, & que l'on attribue communément à la foiblesse des lombes, vient de ce que le cou du fémur fait un angle presque droit avec l'axe de cet os, ce qui fait que les jambes s'écartent l'une de l'autre, & que les pieds s'éloignent aussi plus qu'il ne faut. Il faut donc nécessairement pour que le centre de gravité se transporte d'un côté à l'autre, que le tronc s'écarte davantage de droite à gauche & de gauche à droite comme il arrive aux canes, à cause de l'écartement considérable des pieds. Ce boitement se corrige de lui-même avec l'âge, pourvu qu'on ait soin de ne point faire marcher les enfans de trop bonne heure.

3. Boitement causé par une fracture; *Claudicatio à fractura.* L.

Je ne parle point ici de celui qui eſt cauſé par la douleur inſéparable des fractures, mais par le raccourciſſement du membre, lorſqu'on n'a pas eu ſoin de le réduire comme il faut. Par exemple, ſi l'on réduit le fémur dans une poſition droite, au lieu de lui en donner une courbe, le membre ſe trouvera plus long qu'il ne l'étoit auparavant, & le malade boitera, parce que le centre de gravité du corps qui change de place ſelon une ligne horizontale, lorſque le corps eſt bien diſpoſé, montera & deſcendra ſelon une ligne oblique. Si le calus qui s'eſt formé à l'endroit où eſt la fracture, diſtend le muſcle, on tiendra ce muſcle lâche en marchant, pour ne point le contracter davantage & y cauſer de la douleur, ce qui obligeroit à boiter. Lorſqu'on ne peut réduire la fracture, comme, dans le cas où la tête du fémur eſt fracturée, les muſcles & les ligamens venant à ſe contracter, le fémur changera de place, le membre ſe raccourcira & le malade boitera, d'abord avec douleur, & dans la ſuite ſans s'en reſſentir, parce qu'il ſe formera un calus dans l'endroit où l'extrémité de l'os fracturé s'eſt placée.

4. Boitement causé par une luxation; *Claudicatio à luxatione*. L.

Dans quelque endroit qu'un membre inférieur ait été luxé, soit que ce soit le fémur, le tibia, le tarse, soit qu'il se luxe en dedans ou en dehors; alors les abducteurs ou les adducteurs n'étant plus en équilibre, le membre se plie & se raccourcit; car pour que la jambe & le tibia ayent toute leur longueur naturelle, il faut que les os se trouvent sur la même ligne droite, & ne fassent aucun angle. La même chose arrive lorsque le membre se luxe en dedans ou en dehors, il se raccourcit, & le malade boite.

5. Boitement causé par une contracture; *Claudicatio à contractura*. L.

Les membres se raccourcissent par la contraction des tendons, comme dans la colique de *Poitou*, l'hémiplégie scorbutique, arthritique, & autres maladies semblables. Les muscles fléchisseurs se contractent plus fortement que les extenseurs, le membre se plie, & le malade boite, mais sans douleur.

6. Boitement causé par l'amputation d'un membre; *Claudicatio mutilorum*. L.

Ceux à qui l'on coupe une jambe,

boitent néceſſairement, quoiqu'ils ſe ſervent d'une jambe de bois. Comme il n'y a plus de mouvement dans le tarſe, le métatarſe, ni dans les doigts du pied, ils ne ſauroient marcher d'un pas auſſi uniforme & auſſi égal que lorſque les doigts, le métatarſe & le tarſe conſervent la flexion qui leur eſt naturelle; mais ils ſont obligés de décrire un arc avec leur jambe poſtiche, & de poſer tout-à-coup le talon par terre, ce qui fait que le centre de gravité deſcend rudement & qu'ils boitent.

7. Boitement par foibleſſe; *Claudicatio à debilitate*. L.

Lorſqu'une jambe eſt affectée d'une débilité paralytique, ou même d'une vraie hémiplégie, il en réſulte un boitement; & il a pareillement lieu dans ces deux affections, de même que dans la paraplégie imparfaite. La marche dans ces deux maladies varie à l'infini, & il eſt impoſſible de la décrire.

ORDRE QUATRIEME.

SPASMES CLONIQUES UNIVERSELS.

On doit y joindre certaines eſpeces de Convulſion & de Tremblement.

COMME tous les nerfs prennent leur origine dans le cerveau, il y a tout lieu de croire que c'eſt dans lui que réſide le principe prochain des maladies de cet ordre. Dans les ſpaſmes partiels, le ſiege de la matiere morbifique eſt ſouvent hors du cerveau, dans le cœur, lorſqu'il y a palpitation, dans la jambe, dans le boitement, &c. Il n'eſt donc pas étonnant que certaines fonctions de l'ame ſe trouvent léſées dans les maladies ſpaſmodiques univerſelles, telles que l'épilepſie, l'éclampſie, &c. & qu'elles reſtent intactes dans les partielles.

XVII. *RIGOR*; *Friſſon*, *Refroidiſſement*; en Grec, *Rhigos*, *Phrice & Phriciaſis*, de Gorræus ; *Phricasmus* & *Phricia*, de Dioscoride ; en Latin, *Horror*, *Horripilatio*, *Algor*, *Frigus*.

C'est un tremblement involontaire de la peau accompagné d'une sensation de froid. Le frisson differe du tremblement proprement dit, en ce que dans celui-ci les membres sont aussi agités, au lieu que dans le frisson la peau seule paroît agitée & se ride.

1. *Rigor febrilis* Jonstoni, *idea Medic. Frigus febrile* Boerhaavii, *aphor.* 621. *Frisson de la fievre.* P.

Il est de deux especes, ou avec froid, ou sans froid ; & il regne en sa place ou une vibration spasmodique plus forte, une douleur dans les parties, ou tel autre symptome spasmodique ; ou bien il est accompagné du froid, & celui-ci de nouveau est sensible au tact, comme dans la fievre tierce ordinaire ; ou bien il ne se fait sentir qu'au malade, & la chaleur naturelle subsiste dans la partie que le Médecin touche, ce qui a lieu dans les rémittentes malignes, telles que la quotidienne continue, épiale ; quelquefois même dans le temps que le froid ſe fait le plus ſentir au malade, ſa peau eſt un peu plus chaude que dans l'état de ſanté. Il faut donc diſtinguer le froid *réel*, du froid *ſenſitif*, qui n'eſt apperçu que par le malade.

C'eſt la rigidité des vaiſſeaux capillaires qui excite ce ſentiment de froid dans le malade. J'ai vu un homme attaqué d'une quotidienne continue épiale accompagnée d'une dyſpnée ſuffocative & d'un tremblement univerſel par tout le corps, qui l'obligeoit à claquetter des dents, tandis qu'il brûloit intérieurement. Son pouls étoit rare, mollet, inégal, & après que le friſſon avoit ceſſé, il devenoit plus rare, plus petit & plus inégal, de ſorte qu'on étoit obligé de lui donner des cordiaux, mais la chaleur n'augmentoit point. On peut voir touchant cette lenteur & cette rareté du pouls dans l'accès fébrile, & dans les paroxyſmes des fievres rémittentes, ce qu'en dit Morton *de proteiformi febrium intermittentium genio*. Voyez auſſi *Amphimerinam algidam*, *febrem algidam Torti*. On diviſe le friſſon fébrile en critique & en morbifique. Le friſſon eſt eſtimé critique ou ſalutaire, lorſqu'il vient dans un jour de criſe, que le le corps s'échauffe, ou qu'il est suivi de quelque déjection. Celui qui est accompagné de la fievre est morbifique.

2. Frisson catarrhal; *Rigor catarrhalis.* P. B.

Ceux qui sont attaqués d'une quotidienne continue catarrhale, d'un rhume simple, d'un coryza, d'une angine catarrhale, ressentent dans le temps de l'accès un frisson & un froid par tout le corps, qui reviennent par intervalles, & qu'ils sont maîtres d'arrêter, en retenant leur haleine, & en restant en place, autrement, ils sont saisis d'un froid & d'un tremblement par tout le corps. Ce froid commence pour l'ordinaire dans le dos, & la moelle épiniere, quelquefois par la nuque, & gagne insensiblement les nerfs.

Au froid des fievres intermittentes simples, succede une chaleur proportionnée à son intensité; les malignes ne causent aucune pyrexie sensible; dans les simples, la pyrexie se termine par la sueur, ce qui n'arrive pas toujours dans les malignes; le froid catarrhal n'est suivi ni de pyrexie considérable ni de sueur.

3. Friſſon cauſé par la ſuppuration; *Rigor à purulentiâ*. P.

Les maladies inflammatoires, telles que la pleuréſie lorſqu'elle n'a point été terminée, ſont ſuivies de friſſons irréguliers vers le ſoir, & ceux-ci de ſueurs légeres & de pyrexie, qui marquent que la ſuppuration commence à ſe faire. On ignore encore les ſignes caractériſtiques qui ſont fondés ſur le pouls, le degré propre du froid, & autres circonſtances ſemblables. *Ballonius* a obſervé un friſſon accompagné d'un tremblement univerſel dans un malade, dont le ſang étoit blanc comme du chyle ou du pus. L'ill. *de Haen* a remarqué que le degré de chaleur réelle, dans le fort du froid fébrile, ne deſcendoit que du 99e. au 97e. du thermometre de Fahrenheit.

4. Friſſon cauſé par les paſſions; *Rigor à pathemate*. B.

Ne peut-on pas attribuer à la terreur le friſſon & le tremblement dont un homme fut attaqué pour avoir été piqué au doigt par un ſcorpion? Il ſentoit des douleurs poignantes, & une eſpece de fourmillement par tout le corps, qui ceſſerent après qu'on eut appliqué de l'huile de scorpion sur la plaie. Je ne crois cependant pas que ces accidens ayent été causés par le venin du scorpion, vu que ces insectes n'en ont point ni dans le Portugal ni dans le Languedoc. *Voyez* Amatus Lusitanus, *observ. 31. centur. 6.*

5. Frisson causé par le froid; *Rigor à frigore.*

C'est celui dont on est saisi lorsqu'on s'expose au froid, qu'on marche dans la neige, qu'on se baigne dans l'eau froide, qu'on s'expose au vent & qu'on reste nud. Les particules ignées qui s'exhalent continuellement d'un corps chaud dans l'atmosphere qui l'environne, sont d'autant plus abondantes, qu'il y a plus de différence entre leur température, & que la densité de l'atmosphere est plus grande, jusqu'à ce qu'il s'en trouve une égale quantité dans l'un & dans l'autre, proportionnellement à leur poids; comme cela paroît par les expériences rapportées dans la statique des animaux. *Voyez* la savante Dissertation sur le froid d'*Hamberger.*

On rendit la chaleur vitale à un homme qui venoit de se noyer, en le couvrant avec de la cendre chaude ; quoiqu'il fût auſſi froid que de la glace. On rappella à la vie une jeune fille qui étoit tombée dans un puits, & que l'on tenoit pour morte, en l'enveloppant dans des linges chauds. *Voyez Aſphyxie.*

6. Friſſon qui revenoit réguliérement tous les trois jours ; *Rigor tertianarius*, Chaptal, *Médecin de la Faculté de Montpellier*. P.

Une femme de ſoixante ans fut attaquée tous les trois jours pendant deux ans conſécutifs d'un friſſon univerſel, compliqué d'un froid très-aigu. Ce froid duroit vingt-quatre heures ; ſon pouls étoit petit & peu fréquent, & après un jour de relâche, il revenoit comme auparavant, & la rendoit froide comme un marbre.

Les Médecins employerent tous les remedes imaginables pour lui procurer quelque relâche, du moins pour quelques jours, & pour apporter quelque changement dans le type ; mais ils furent inutiles. On vint enfin à bout de la guérir en lui faiſant prendre tous les jours pendant deux ans une infuſion de feuilles de *caſſis*.

7. Frisson fiévreux ; *Rigor febricosus ; Algida febris*, Torti, *de febribus*. P. A. C'est un frisson violent & périodique, occasionné par le venin des fievres intermittentes ou rémittentes, accompagné de la dépression, de la petitesse & de la fréquence du pouls, & d'autres symptomes si mauvais, que le malade paroît être à l'agonie. Ce frisson pernicieux ne regne point dans toute sorte de fievre, mais seulement dans la tierce double intermittente, soit maligne ou quotidienne continue phricode ; & c'est lui qui emporte les personnes d'un âge avancé. *Voyez* les signes & la cure de la phrénésie, de la pleurésie, du cholera morbus, & des autres maladies que j'ai mises au rang des fievres. La cure est la même ; *voyez* aussi l'Auteur anonyme, *de reconditâ febrium naturâ, cap. 19. pag. 106.*

XVIII. *Eclampsia*, Convulsion des enfans ; *Insultus epilepticus*, vulgairement, Mouvemens convulsifs ; *Eclampsis*, Gorræi. *Definit. Tout le monde attribue les convulsions des enfans à l'épilepsie, & c'est par ce nom qu'on la désigne.* Gorræus.

Hippocrate *lib. 3. coacar. aphor. 35.* Gorræi, *definit.* emploie le nom d'*Ecclactisma ou d'Ecclactismus* pour désigner une convulsion à laquelle les enfans sont sujets, & qui les fait bondir & trépigner à cause des douleurs, des picotemens ou des convulsions qui commencent à affecter les membranes du cerveau.

L'Eclampsie, vulgairement appellée épilepsie des enfans, differe de l'épilepsie ordinaire, en ce qu'elle est aiguë, quelquefois rémittente, ou entiérement continue, comme on le verra par l'Histoire de ses especes. On peut la définir une maladie convulsive, clonique & aiguë, dont le paroxysme suspend toutes les fonctions des sens.

1. *Eclampsia typhodes. Voyez* Sennert *de febribus lib. 4. cap. 14. Fievre maligne avec spasme*, Sennert. Seroit-ce *la convulsion de Suede?* P. A.

Cette maladie régnoit en 1595 dans l'Electorat de Cologne & dans la Westphalie où elle fit beaucoup de ravage.

Elle étoit accompagnée de convulsions, de léthargie, de délire, d'aliénation desprit, & quelquefois même de fievre.

1. Elle se manifestoit par un picotement, un fourmillement & un engourdissement dans le pied ou dans la main, tantôt d'un côté seulement, & tantôt de tous les deux.

2. Les doigts affectés de convulsion, se retiroient ou s'alongeoient ensuite.

3. La convulsion passoit des extrémités dans le tronc, du coude dans l'humerus, & des genoux au coccyx.

4. Le malade étoit alors obligé de rester courbé ou étendu de tout son long.

5. Les douleurs lui faisoient jeter les hauts cris.

6. La convulsion survenoit souvent tout-à-coup, elle étoit accompagnée de vomissement, & ne gagnoit la tête qu'au bout de quelques jours, lorsqu'on employoit des remedes convenables.

7. Autrement les malades avoient des accès d'épilepsie, qui leur faisoient perdre connoissance, & qui les faisoient paroître comme morts; d'autres tomboient pendant plusieurs jours dans la

manie, dans l'assoupissement ou dans le délire.

8. Ces accidens étoient suivis de la boulimie & de la diarrhée ; quelques uns avoient les mains & les pieds enflés, d'autres une fievre inflative.

9. La maladie passoit pour être contagieuse, l'épilepsie revenoit tout-à-coup, le délire dégénéroit en une stupeur incurable, & ceux qui en échappoient s'en ressentoient toutes les années dans le mois de Décembre ou de Janvier.

Cardan *lib. 2. de subtilitate*, Valleriola, *locor. commun. lib. 3. cap. 16.* Petr. Sal. Diversus, *de peste lib. c. 5.* prétendent que ceux qui ont la peste sont sujets aux mêmes symptomes. Cette épidémie fut la suite d'une disette qui avoit régné, & qui obligea les habitans à se nourrir de mauvaises viandes, de fruits gâtés, de champignons & autres alimens semblables.

On la guérit conformément à l'ordonnance de l'Académie de Marpurg, 1°. avec des cathartiques ; 2°. des antispasmodiques ; 3°. des linimens nervins aromatiques, &c. Cette maladie paroît être la même que celle dont parlent *Willisch* & *Buddée*.

2. *Eclampsia verminosa; Insultus epilepticus à vermibus.* P. A.

Cette maladie est familiere aux enfans, & on a de la peine à la distinguer de la convulsion, parce qu'à cet âge la maladie, lors sur-tout qu'elle est violente, interrompt les fonctions de l'ame, & que les enfans s'assoupissent aisément.

On la traite de même que la convulsion causée par les vers dans le paroxysme, depuis l'âge de cinq ans jusqu'à dix. Voici la maniere dont *Riviere* se conduit. Il prescrit au malade demi-drachme de sel de vitriol, après l'avoir auparavant purgé, s'il est nécessaire. Le vomissement appaise les convulsions, & au cas qu'elles reviennent, on purge le malade. On lui donne de l'huile de succin, & d'esprit de vitriol, de chacun cinq gouttes, & le lendemain un julep composé avec de l'eau de chardon bénit & de scordium, de chacune une once; de confection d'alkermès, une drachme; de sel de chardon bénit, un scrupule, avec l'eau thériacale. On ne doit point négliger les vermifuges. *Voyez* Riviere, *obs. 28. & 59. cent. 4.*

Il n'y a presque point de maladie qui

faſſe périr un plus grand nombre d'enfans.

3. *Eclampſia parturientium*, Mauriceau, *chap. 28. liv. 2. Accouchement accompagné de convulſion.* P. A.

Il arrive ſouvent que la convulſion fait périr ou la femme qui accouche, ou l'enfant qu'elle met au monde, ou l'un & l'autre enſemble, lorſqu'on differe d'y apporter du remede. Il ſurvient par intervalles des mouvemens convulſifs qui ſont occaſionnés ou par les derniers efforts que fait la nature pour éloigner le péril dont elle eſt menacée, comme, par exemple, lorſqu'il ſurvient des hémorragies abondantes, ou par un tranſport de ſang au cerveau, à cauſe de l'agitation où le jettent les efforts que la femme fait pour accoucher, ou par la pléthore, ou enfin par la douleur aiguë qu'occaſionne la dilatation de l'uterus.

L'accouchée conſerve ſa connoiſſance dans l'intervalle que laiſſent les convulſions, ou bien elle s'endort la bouche couverte d'écume. Dans ce ſecond cas, il n'y a preſque plus d'eſpoir pour elle; dans le premier, il ne reſte d'autre moyen de la ſauver que de la délivrer promptement, ſans s'en rapporter à la nature, qui n'en vient à bout, qu'autant que l'accoucheur à soin de la seconder.

Tout délai est dangereux, lors surtout qu'il survient une perte de sang. Il faut donc au plutôt, après s'être oint la main avec du beurre, comme on le pratique pour l'ordinaire, l'introduire dans la matrice, saisir l'enfant par les pieds, & le tirer dehors.

Si l'orifice de la matrice est fermé, & qu'il survienne une convulsion, il ne reste plus qu'à saigner la malade du bras ou du pied, bien entendu qu'elle n'est point excitée par la perte, mais par la pléthore, l'agitation ou la douleur, & à lui donner un lavement de décoction de séné avec le catholicon, afin d'entretenir les tranchées, sans oublier d'oindre l'orifice de la matrice avec de l'huile, de la graisse ou du beurre. L'émétique est extrêmement dangereux dans ce cas, l'expérience nous ayant appris que la convulsion provient des principes dont on a parlé ci-dessus, & que l'émétique, loin de les détruire, ne fait au contraire que les augmenter. Il faut donc renoncer à ce remede pernicieux, à moins qu'il ne soit indiqué par la puanteur de l'haleine, la saleté de la langue, la nausée, & qu'il n'y ait point de perte.

Il y a des femmes sujettes aux convulsions, tant avant qu'après l'accouchement. *Mauriceau* a observé que toutes celles qui ont eu soin de se faire saigner deux ou trois fois pendant le cours de leur grossesse, & une fois lorsqu'elles sont sur le point d'accoucher, en ont été exemptes.

4. *Eclampsia à doloribus* van Helmont, *de lithiasi*, *cap*. 7. *Convulsion causée par les douleurs*; *Epilepsia nephritica*, Frid. Hoffmann. *de epilepsia*. *Convulsion néphrétique*; *Eclampsia ab odontalgiâ*, *otalgiâ*, Hoffmann. *Convulsion causée par le mal de dent & d'oreille*. P. A.

Van Helmont a connu un Comte & une Religieuse attaqués de la convulsion dont nous parlons. Le premier avoit un calcul crochu & pointu dans les reins; la seconde dans l'urétere. Tous deux moururent dans des convulsions horribles, après avoir souffert les douleurs néphrétiques les plus cruelles.

5. *Eclampsia à saburrâ*, Bonet, *Sepulchret. de epilepsiâ puerili*, *observ*. 9. *Convulsion causée par les saburres*. P. A.

Lorsque les nourrices donnent à teter aux enfans, au sortir d'une frayeur ou de colere, ces derniers ne tardent pas à être attaqués d'épilepsie, *P. Hoffmann*.

Dans le temps que j'écris ceci, je traite un enfant de six ans, qui dès la pointe du jour est attaqué d'une convulsion continue dans tout le corps, accompagnée d'un abattement considérable des forces, laquelle n'est précédée d'aucun symptome. Il est pâle, maigre & défait. Je lui ai prescrit une potion cordiale & anthelminthique, dans le premier verre de laquelle j'ai mis un grain de tartre stibié. On lui a donné deux heures après six gouttes de syrop de Glauber. Il a rendu par haut & par bas quantité de mucosités verdâtres; la convulsion l'a quitté sur le champ, & il ne lui reste qu'une fievre & une lassitude. On doit le purger demain.

6. *Eclampsia ab ischuriâ*, Schneider, *de catarrhis*, *pag.* 244. *Convulsion causée par l'ischurie.* P. A.

La suppression d'urine, lorsqu'elle dure plusieurs jours, est suivie d'une fievre ardente, de soubresauts de tendons, de délire, d'assoupissement, & de différens mouvemens convulsifs, parce que l'urine reflue dans le sang. J'ai éprouvé que lorsqu'on injecte de l'encre dans les uréteres, elle passe dans la veine émulgente, & c'est ainsi que l'urine passe dans le sang.

Dans ce cas, si les saignées réitérées, les lavemens, les fomentations émollientes, les potions nitreuses ne produisent aucun effet, & que l'hypogastre soit enflé, il faut introduire le trocart couvert de sa canulle dans la vessie à travers le périnée, supposé que la sonde ne puisse y pénétrer, & évacuer l'urine qui y est enfermée.

7. *Eclampsia plethorica*, Schneider, *de catarrhis*, *pag.* 234. *Eclampsia à plethorâ*, Drelincourt chez Bonet, *obs.* 6. *Convulsion causée par la pléthore.* P. A.

On guérit cette espece par des saignées du pied copieuses & réitérées par des sangsues appliquées au fondement, par une diete légere.

8. *Eclampsia ab inanitione.* Galen. *Convulsion causée par l'inanition.* P. A.

C'est un mauvais signe lorsqu'une hémorragie est suivie de convulsion & de délire, *Hippocrat. aphor.* 9. *sect.* 7.

Cette convulsion est un dernier effort de la nature pour changer un état qu'elle ne peut plus supporter. Il faut donc la garantir du danger dont elle est menacée, avec des cordiaux, & des substances aromatiques & analeptiques.

9. *Eclampsia traumatica*, Bonet, *Sepulchret. observ. 23. tom. 1. pag. 329. Convulsion traumatique.* P. A.

L'Auteur rapporte quatorze cas où les contusions & les fractures du crâne ont été suivies de convulsions accompagnées d'assoupissement, de délire, & de la perte du sentiment. On a trouvé dans le cerveau de ceux à qui cet accident étoit arrivé, un épanchement de pus, de sérosité, de sanie, un abcès, les meninges enflammées, le cerveau affaissé, des esquilles, &c. *Voyez* Dionis & Heister, &c. *des plaies de la tête.*

Les ulceres phagédéniques du diaphragme ont quelquefois causé le même accident, *observ.* 24. La carie des vertebres du dos cause aussi des convulsions, lorsqu'elle pénetre jusqu'à la moelle épiniere, *observ.* 25.

10. *Eclampsia exanthematica; à retrocessione petechiarum, variolarum, rubeolæ, purpuræ*, Frid. Hoffmann. *Con-*

vulsion causée par la rétrocession des pétéchies, de la petite vérole, de la rougeole, du pourpre. P. A.

L'épilepsie symptomatique differe de l'exanthémateuse par la violence de la convulsion & des maladies dont elle provient.

11. *Eclampsia ab atropâ; Atropa belladona*, Linnæus, *vel melanocerasus; Solanum furiosum.* P. A.

Un enfant de sept ans étant entré au mois d'Août 1750 dans le jardin royal de Montpellier, s'avisa de manger quelques baies de belladona. Quelques heures après il devint rouge comme de l'écarlate par-tout le corps, mais sans chaleur; il tomba ensuite dans des convulsions générales qui durerent 24 heures, accompagnées d'une fievre violente & d'un délire mortel.

On le saigna le lendemain matin, & les symptomes se calmerent. On lui donna de l'huile d'amande douce, qui lui procura vers le soir une évacuation abondante par bas. Il dormit depuis six heures du soir jusqu'à neuf heures du matin, & il fut guéri au bout de quarante heures.

Vandermonde 1758, & *Haller, disput.*

morborum, *tom.* 2. rapportent qu'une femme a été guérie d'un cancer à la mamelle, en buvant pendant quelque temps une décoction légere de belladona.

12. *Eclampsia parturientium*, Nicol. Puzos, *Convulsions des femmes en travail d'enfant.*

Il arrive quelquefois, même dans les accouchemens les plus faciles, que la malade se plaint tout-à-coup d'une suffusion & d'une berlue étincelante, d'une grande douleur dans le front ou dans l'occiput, d'une amaurose subite, qui sont autant d'avant-coureurs de la convulsion. Dans ce cas, il faut la saigner copieusement deux ou trois fois, & ne point se hâter d'extraire le fœtus, au cas que l'accouchement aille son train, que les tranchées recommencent, & que la malade reprenne ses sens. Mais si les convulsions reviennent, que la malade écume de la bouche, & qu'il y ait des signes d'une angine convulsive, ou qu'elle tombe dans l'assoupissement après que les convulsions ont cessé, il faut après l'avoir saignée, lui donner un lavement lénitif avec le diaphenicum dans une infusion de feuilles de matricaire, d'armoise, &c. & au cas que l'orifice de la matrice ne s'ouvre pas davantage, il faut sans délai extraire le fœtus.

L'extraction du fœtus n'apporte pas toujours à la mere un soulagement aussi prompt qu'on auroit lieu de l'espérer; elle est quelquefois agitée de convulsions un jour ou deux, mais elles sont moins fréquentes, ou bien elle s'endort; mais c'est un bon signe lorsque les symptomes diminuent. S'ils continuent après que l'enfant est dehors, c'en est fait de la mere. *Voyez* Puzos, *Traité des accouchemens*, *pag.* 172.

13. *Eclampsia à dentitione; Convulsion causée par la formation des dents.*

On prétend que les dents incisives causent moins de douleurs en poussant que les canines, & celle-ci, moins que les molaires, ce qui vient peut-être de ce que ces dernieres sont plus émoussées. La douleur ne vient point de l'ouverture que les dents font aux gencives, mais de la compression que souffre le nerf qui est à la racine de la dent; car on peut couper les gencives sans causer aucune douleur.

Plus les convulsions sont fréquentes,

plus elles sont dangereuses ; plus l'enfant se trouve affoibli dans les intervalles qu'elles laissent, plus il y a à craindre pour sa vie. Lorsque les accès sont fréquens, que l'enfant refuse la mamelle dans les intervalles, ou qu'il est assoupi, c'est presque toujours un signe mortel.

Cure. Il faut commencer par la saignée, à moins que le malade ne soit trop foible pour la supporter. Il faut lui donner plusieurs lavemens ; car les enfans tombent rarement dans des convulsions, lorsqu'ils ont le ventre libre. On leur donne ensuite un demi-grain de kermès minéral dans de l'eau de tilleuil, pour leur tenir le ventre libre. On aura soin en même temps de rafraîchir la nourrice avec de l'eau de poulet, de riz, d'orge, du petit lait ; on la purgera aussi, pour que son lait acquiere une qualité purgative. On fera avaler à l'enfant de l'huile d'amande douce, & s'il est affoibli, on lui donnera des anti-spasmodiques, par exemple, quelques gouttes d'esprit de corne de cerf, quelques grains de poudre de guttete, dans un julep céphalique.

14. *Eclampsia ab hydrocephalo ; Con-*

vulsion causée par une hydrocéphale; vulgairement *des eaux dans le cerveau.*

Cette maladie est très-fréquente, & emporte quantité d'enfans, même parmi les gens de condition; & il feroit à souhaiter qu'on pût la prévenir; car dès qu'elle est une fois déclarée, il n'y a presque plus de remede.

Elle attaque les enfans à l'âge de trois, quatre ou cinq ans, lors sur-tout qu'ils ont un virus scrophuleux dans le sang, & qu'ils sont nés de parens qui ont passé par les grands remedes, & qu'ils ont le mésentere rempli de glandes squirrheuses. Elle commence par une inappétence & un dégoût pour toutes sortes d'alimens, même pour les friandises. Ils sont inquiets, de mauvaise humeur, opiniâtres. Ils ont le visage pâle, le pouls foible, languissant. Il leur monte par intervalle des feux au visage, tantôt sur une joue, tantôt sur l'autre, ils perdent l'appétit, la tête leur branle, ils languissent, tout-à-coup leurs yeux deviennent fixes & troubles, il leur prend des convulsions au visage & aux mains, ils deviennent hébétés & stupides, leur pouls devient fréquent, foible & inégal, & ils meurent au bout de quelques jours.

Lorsqu'on vient à les ouvrir, on leur trouve quantité de sérosité dans les ventricules du cerveau, & *Willis* nous apprend que cela est très-fréquent.

Il y avoit un enfant de six ans à l'hôpital général qui étoit dans un assoupissement continuel; il se frottoit continuellement le nez, il avoit la fievre, le visage tantôt rouge & tantôt pâle; on le purgea avec des vermifuges, auxquels on joignit la poudre de guttete; on lui donna de deux jours l'un cinq prises de mercure doux dans ses cathartiques. Il ne rendit aucun ver, quoiqu'il semblât qu'il en avoit beaucoup; ses déjections étoient de couleur verdâtre, il avoit des convulsions dans tout le corps, qui augmenterent après qu'on lui eut appliqué les sangsues aux tempes. Il mourut au bout de douze jours. Le Médecin qui lui avoit fait appliquer les sangsues pendant mon absence, le croyoit attaqué d'une fievre maligne.

On l'ouvrit, & on ne lui trouva aucun vice dans le bas-ventre; mais son cerveau ressembloit à de la bouillie, & les ventricules étoient remplis de sérosité. Il y a tout lieu de croire que le ſang ayant été épaiſſi par une matiere vermineuſe, n'avoit pu circuler dans le cerveau, & s'étoit ſéparé de ſa lymphe; mais on n'y trouva aucun ver.

J'ai trouvé dans d'autres enfans qui étoient morts de la même maladie, les ventricules du cerveau remplis de ſéroſité, les glandes méſéraïques enflées, peu de ſang dans les vaiſſeaux, les viſceres mous, les chairs flaſques, pâles. Les remedes indiqués dans cette maladie, ſont les toniques, les martiaux, le rheum, la poudre de guttete, les potions corroborantes, comme le vin, qui eſt propre à prévenir cette maladie, les cathartiques qui n'épuiſent point les forces, les amers, ſi cet âge le permettoit. On emploie ordinairement la poudre de guttete en qualité de prophylactique, & l'on en donne fréquemment aux enfans dans leſquels on apperçoit quelque diſpoſition à cette maladie.

15. *Eclampſia febricoſa.* Voyez *Morton, pyretol. cap. 9. hiſtor. 14 & 15. Convulſion fievreuſe.*

Les petits enfans ſont ſujets à certaines affections carotiques, qui les rendent pâles, hébétés, chagrins, aſthmatiques, froids, & quelquefois même, suivant *Morton*, sujets à des mouvemens convulsifs. Cet état revient par accès comme la fievre intermittente, sans qu'on puisse s'appercevoir au pouls que les enfans ayent la fievre.

On doit commencer la cure par les vésicatoires, un liniment pectoral, la poudre de guttete dans une potion cordiale, & y joindre quelque peu de quinquina dans un julep céphalique.

16. *Eclampsia exanthematica; à variolis* Sydenhami, *p. 80 & 661. à miliari* Allioni, *de miliari; ab achoribus suppressis*, Frid. Hoffmann. *de epilepsiâ.*

La convulsion qui survient lorsque la petite vérole commence à se manifester, & qui précede l'éruption de la discrete, est d'un bon augure, quand même elle continueroit quelques jours.

17. *Eclampsia ab œnanthe*, Journal de Médecine, *Novembre 1758. p. 430.*

Elle a été observée par M. *Rochard*, Chirurgien à Belle-Isle.

La racine de l'*œnanthe crocatæ* (Linn. spec.) ressemble à celle de la carote; son suc est laiteux, mais il prend ensuite la couleur du safran, il est âcre & de mauvais goût. Plusieurs soldats en mangerent.

Ces malheureux ne sentirent qu'au bout de quelques heures l'effet de ce poison ; mais il fit des ravages énormes dans les intestins. Quelques-uns en moururent ; & lorsqu'on vint à les ouvrir, on trouva les gros intestins remplis d'un suc jaune, (c'étoit celui de la racine qu'ils avoient mangée) & les grêles d'une couleur pourpre noirâtre, & parsemés de taches livides gangreneuses. On n'apperçut aucune altération dans les autres visceres.

Voici quels étoient les symptomes : des efforts violens pour vomir, des douleurs atroces dans la région du cœur & du diaphragme, des convulsions violentes dans les yeux, le visage, la mâchoire, accompagnées d'une espece de délire. Cette histoire, toute imparfaite qu'elle est, me fait soupçonner que ce poison occasionna un vrai ris sardonien, accompagné de la contraction spasmodique de l'œsophage & de la mâchoire.

18. *Eclampsia à phellandrio*, Wepfer. *de cicutâ aquaticâ.*

Deux petits garçons & six petites filles mangerent au mois de Mars de la racine de phellandrium pour de la carotte

carotte jaune. Ils furent tous attaqués au bout de quelques heures, les uns plutôt & les autres plus tard, d'une convulsion dont deux moururent au bout d'une demi-heure, & dont les autres n'échapperent qu'à l'aide d'un vomissement, qui leur fit rendre les racines qu'ils avoient mangées. Comme leur mâchoire étoit convulsée, on fut obligé de casser les dents à quelques-uns, pour leur faire avaler de la thériaque dissoute dans du vinaigre, ou de l'infusion de tabac, qui leur procurerent ce vomissement salutaire. *Jacques Mæder*, âgé de six ans, commença par se plaindre d'une cardialgie; à peine achevoit-il de parler, qu'il tomba par terre, & éjacula son urine à la hauteur d'un homme. Il tomba dans des convulsions horribles, qui le priverent de l'usage de ses sens, ses mâchoires se fermerent au point qu'il fut impossible de les ouvrir. Il grinçoit les dents, il rouloit les yeux, il rendoit du sang par les oreilles. Son pere lui ayant appliqué la main sur la poitrine, il sentit autour du cartilage xiphoïde, un corps de la grosseur du poing, qui la lui repoussoit fortement. Le malade avoit des envies, de vomir, mais il ne pouvoit le faire parce qu'il avoit la bouche fermée. Il s'agitoit violemment, il renversoit sa tête en arriere, & tout son dos se courboit en arc. Ces convulsions lui laissoient quelques intervalles dont il profitoit pour implorer le secours de sa mere; mais elles revinrent avéc la même force qu'auparavant, & ses forces étant entiérement épuisées, il pâlit tout-à-coup, & il mourut en portant sa main sur sa poitrine. Il ne fut pas plutôt mort, que son ventre & son visage s'enflerent, sans autre altération qu'un petit cercle livide autour des yeux. Il sortit de la bouche du cadavre, jusqu'au moment qu'on l'inhuma, une grande quantité d'écume verdâtre, qui revenoit à chaque fois qu'on l'essuyoit.

Sa sœur, qui étoit plus âgée, eut presque les mêmes symptomes, avec cette différence qu'elle vomit, & qu'elle rendit les racines qu'elle avoit mangées, après qu'on lui eut donné de la thériaque dissoute dans du vinaigre. Elle perdit ensuite la parole, & resta comme morte pendant neuf heures. Elle reprit ses sens le lendemain, elle se plaignit long-temps d'une colique d'estomac; mais après quatre jours de repos, elle se leva & se trouva parfaitement guérie. Ceux qui avoient moins mangé de cette racine, en furent moins incommodés. Un enfant de deux ans eut les mêmes symptomes, une palpitation violente, le hoquet, le visage rouge, la bouche convulsée, des mouvemens convulsifs dans tous les membres. On lui donna de la thériaque, il rendit par la bouche une demi-poignée de racine, & il fut guéri au bout de huit heures.

Un enfant de huit ans se ressentit plus tard des mauvais effets de cette racine; mais ils furent infiniment plus violens. Ils se manifesterent par une espece d'ivresse qui le faisoit chanceler; il tomba ensuite dans des mouvemens convulsifs, accompagnés d'une violente palpitation de cœur, ses mâchoires étoient fermées. La thériaque qu'on lui donna ne le fit ni vomir ni uriner; & il mourut en peu de temps. On apperçut sur son cadavre les mêmes signes que dans celui de Jacques Mæder, je veux dire l'écume verdâtre qui lui sortoit par la bouche, l'enflure, & un cercle livide autour des yeux.

19. *Eclampsia à coriariâ*, Mémoires de l'Académie Royale de Paris, année 17. . . P. A.

Un homme étant pressé par la soif, mangea des baies de sumach, qui sont noires, striées & assez agréables au goût. Il fut attaqué au bout d'un quart d'heure d'une cardialgie, d'un vertige, & d'une convulsion universelle qui le priva de l'usage de tous ses sens. Le Chirurgien lui donna l'émétique, qui lui fit rendre environ dix baies, mais sans lui procurer aucun soulagement. Les paroxysmes revinrent peu de temps après; on le porta à l'hôpital, où il mourut étant tombé du lit par terre. On lui trouva le visage entiérement livide.

Ayant fait ouvrir son cadavre, je lui trouvai dans l'estomac onze baies de sumach, la tunique veloutée étoit couverte de petites taches rouges, son sang étoit extrêmement fluide; tout le reste étoit en bon état.

M. *Lefevre*, de l'Académie Royale des Sciences, & Médecin à Usez, ayant fait l'analyse de ces baies, il n'y trouva rien d'âcre ni de corrosif.

J'ai appris que le même accident

étoit arrivé à six autres personnes dans les environs d'Alais.

Les vieilles chevres, quelque pressées qu'elles soient de la faim, ne touchent point à cet arbuste. Les jeunes qui faute d'expérience viennent à brouter ces feuilles, tombent dans une espece d'ivresse & de vertige, compliqué de convulsions dont elles reviennent; ce qui prouve que les feuilles sont moins malfaisantes que les baies. Les feuilles font avorter les brebis.

Plusieurs habiles Médecins, excités par le conseil & l'exemple de l'incomparable *Van Swieten*, ont imaginé plusieurs moyens pour remédier aux maladies de cette classe. L'illustre *Locher*, entr'autres, a mis en usage les feuilles d'oranger dans l'épilepsie spontanée. Après avoir fait saigner & purger le malade, il lui fait prendre soir & matin pendant très-long-temps, une drachme de poudre de feuilles d'oranger, ou il emploie la décoction de ces mêmes feuilles dans une livre d'eau de fontaine, qu'il fait réduire à la moitié, & dont il fait boire la colature tous les matins en une seule dose; de quatorze malades qu'il traita de cette façon, six furent soulagés, quatre entiérement guéris; les quatre autres n'en éprouverent aucun effet : J'ai traité moi-même deux épileptiques suivant cette méthode, mais elle n'eut aucun succès.

Locher emploie aussi dans l'épilepsie la mixture suivante : prenez demi-drachme de camphre, 1 scrupule de sucre, & autant de gomme arabique, demi-once de vinaigre, deux onces d'eau de fleurs de sureau, une once de syrop de fleurs de coquelicot; mêlez le tout. Il fait prendre toutes les heures aux épileptiques une cuillerée de cette mixture, à laquelle il ajoute tantôt trente gouttes de laudanum liquide, tantôt une infusion de contrayerva, & une décoction fébrifuge, rendue aigrelette par l'acide vitriolique; ce qui a aussi très-bien réussi dans les fievres malignes. *Locher* a même osé attaquer l'épilepsie spontanée, avec une mixture d'opium; ce qui a eu un très-heureux succès. Je n'aurois osé me servir de ce remede que dans l'épilepsie ou l'éclampsie hystérique, ou dans celles qui sont occasionnées par la piqûre d'un nerf. Plusieurs Médecins avoient employé avant *Locher*, contre ces mêmes maladies, l'écorce du Pérou, à cause de sa vertu antipériodique, & peut-être sédative.

J. G. Baumer fait mention dans les *Actes de l'Académie de Mayence, tom. 1. pag. 297.* de l'huile animale de *Dippellius*, dont on s'est servi avec peu de succès dans l'épilepsie.

Dans l'éclampsie fébrile, accompagnée de délire & de soubresaut des tendons, le musc a très-bien réussi, pris avec l'eau-de-vie à une forte dose; il excita la sueur & le sommeil. Mais il n'est pas prudent de prescrire d'abord le musc à la dose de douze ou de vingt grains, à ceux qui n'en ont point encore fait usage; en effet, quatre grains de musc suffisent quelquefois pour irriter l'estomac, & occasionner dans tout le corps une chaleur considérable. La prudence exige qu'on ne commence l'usage de ce remede que par deux grains, dose suffisante pour réjouir les hystériques, pour leur procurer le sommeil & le soulagement qu'elles désirent. L'illustre *Keid* a employé avec succès le musc à la dose de huit grains dans une éclampsie variolique; ce remede & l'extrait de jusquiame blanche, dont je ne faisois prendre d'abord qu'un demi grain, m'ont aussi très-bien réussi dans l'affection hystérique. J'ai aussi vu une femme hystérique guérie par le moyen d'une seule électrisation. Messieurs *de Haen* & *Marteau de Grandvilliers*, ont fait électriser avec succès des personnes attaquées du *scelotyrbe*, vulgairement appellé *Danse de Saint Guy*.

Un Etudiant en Médecine ayant avalé, pour faire une expérience, quarante grains de feves de Saint Ignace, tomba dans une convulsion, accompagnée de cardialgie. L'illustre *B. de Jussieu* lui prescrivit six gouttes d'alkali volatil, à prendre tous les quarts d'heure, dans un véhicule convenable; il fut guéri par ce moyen.

L'eau distillée de laurier-cerise, & chargée de son huile essentielle, produit, si on la prend intérieurement, une éclampsie qui se termine par un assoupissement mortel, à moins qu'on n'ait recours à l'alkali volatil. *Journal de Medecine, Octobre 1760, pag. 320.*

XIX. *EPILEPSIA*, Epilepsie, d'*Epi lambaneistai*, saisir, surprendre tout-à-coup, & non point d'*epi* & *lædo*, comme le prétendent les Auteurs de la basse latinité. *Analepsia*, de Riviere; *Morbus sonticus*, d'Aulugelle; *Viridellus*, de Paracelse; *Mater puerorum*, de Schneider; *Morbus comitialis*, de Pline; *Morbus Herculeus*, d'Aristote; *Divinus*, de Platon; *Sacer & major*, de Celse; *Caducus*, de Paracelse; en François, *Epilepsie*, *Mal caduc*, *Mal de la terre*, *Mal S. Jean*, *Vapeurs épileptiques*; en Allemand, *Die fallende sucht*.

C'est un genre de maladie spasmodique clonique & chronique intermittente, dont l'accès prive tout-à-coup de l'usage des sens internes & externes, & est accompagné de mouvemens convulsifs dans les différens muscles & de dyspnée.

Elle differe de l'*éclampsie* par sa durée ; du *tétanus*, en ce qu'elle est tout à la fois chronique & clonique, & qu'elle suspend l'usage de tous les sens ; du *catoche*, en ce que les parties sont agitées, & que la respiration dans le paroxysme est fréquente, interrompue & accompagnée de râlement ; des *vapeurs hystériques*, par la sécurité habituelle, dans laquelle l'ame se trouve après le paroxysme, au lieu que les vapeurs sont toujours accompagnées de crainte ; le paroxysme de suffocation, de l'enflure du bas-ventre, &c.

C'est une maladie clonique universelle, chronique & périodique, qui suspend l'exercice des sens dans le paroxysme, & qui fait perdre le souvenir de tout ce qu'on a fait.

Il y a des gens qui mettent au nombre des symptomes pathognomoniques l'écume de la bouche, la contraction violente du pouce, dans la croyance, sans doute, qu'il n'y a qu'une seule espece d'épilepsie, au lieu que tous les Auteurs distinguent l'idiopathique de la symptomatique, & les attribuent à des principes tout-à fait différens. La cause des paroxysmes ne paroît être autre chose qu'un effort violent de la nature pour chasser ou corriger la matiere morbifique qui se fixe pour l'ordinaire dans le cerveau, ou dans les parties nerveuses.

Ces principes sont souvent matériels, par exemple, des glandes dans le cerveau, l'engorgement des vaisseaux variqueux ou anévrismatiques du cerveau, occasionné par la pléthore, des insectes qui picotent les sinus des narines, qui s'attachent aux méninges enflées; le calcul des reins, l'âcreté & la viscosité de la lymphe, l'âcreté de la semence, &c.

Les autres principes des paroxysmes sont les passions de l'ame, sur-tout les songes effrayans, qui suffisent pour les exciter dans les sujets sensibles, hystériques & délicats. Ils affoiblissent le cerveau, & le disposent à de nouveaux paroxysmes.

Rien ne représente mieux la fureur d'un animal, d'un chien, par exemple, à qui il est entré un taon dans les oreilles ou dans les narines, que l'état où se trouve un épileptique. Il crie, il mugit, il roule les yeux, il grince des dents, il écume par la bouche, il serre les poings, il se roidit, il s'agite, ce qui ne permet point de douter qu'il n'éprouve une lésion considérable dans le cerveau.

Les nerfs sont extrêmement sensibles dans leur origine, & la preuve en est, que si l'on enfonce un stylet dans le cerveau, la piqûre ne fait aucune impression sur l'animal tant qu'elle n'affecte que la substance corticale; mais si on l'enfonce jusqu'à la moelle alongée où les nerfs prennent leur origine, l'animal tombe aussi-tôt dans des convulsions épileptiques, & si on le pousse jusqu'à la moelle épineuse, elles augmentent, & il meurt, ainsi que je l'ai éprouvé plusieurs fois.

Les corps les plus mous, une plume, par exemple, que l'on enfonce dans le nez ou dans les oreille, cause une douleur d'autant plus aiguë qu'elle pénetre plus avant, & plus près de l'origine des nerfs, & il n'est pas douteux que le sentiment ne soit plus aigu dans le labyrinthe que dans le tympan, & plus dans celui-ci, que dans l'oreille, &c.

Il n'y a point d'homme, quelque stoïque qu'il soit, qui puisse souffrir en silence la douleur qui affecte les parties nécessaires à la vie, lorsqu'elle est violente, à moins qu'il ne l'ait méritée, & qu'il ne veuille se faire un mérite de sa fermeté. J'ai connu un noble Génois, qui avoit assez de force d'esprit pour détourner les accès d'une convulsion à laquelle il étoit sujet; d'autres peuvent avoir vu de pareils exemples, mais la douleur étoit légere ; il y succomba lorsqu'elle augmenta, & il devint enfin maniaque.

Heister traite la nature de folle, comme s'il étoit étonnant que l'homme perdît la raison lorsqu'il est agité de quelque passion violente. Il faudroit être fou soi-même pour exiger qu'il la conservât en pareil cas. J'ai connu une jeune fille qui avoit deux ou trois accès d'épilepsie par an. Je lui demandai quel étoit l'effet que l'accès produisoit sur elle ; elle me répondit qu'elle songeoit en dormant, & qu'un peu avant que l'accès la prît, elle voyoit des spectres affreux devant ses yeux, mais qu'elle ne se souvenoit point de ce qui s'étoit passé dans la suite. Ceux qui la gardoient étoient obligés de la tenir pour l'empêcher de se jeter du lit en bas, tant elle paroissoit effrayée, elle s'efforçoit de s'arracher de leurs mains; elle avoit l'œil hagard & farouche, & les bras & les jambes agitées de convulsions qui ne la quittoient qu'au bout de deux ou trois heures.

Lorsque l'accès approche, dit *Aretée*, le malade entrevoit une espece d'arc-en-ciel composé de rouge ou de noir; les oreilles lui tintent, il croit sentir de mauvaises odeurs, il se met en colere & s'emporte sans aucun sujet. Il lui semble entendre le même bruit que si on le frappoit avec une pierre ou avec un bâton, & lorsqu'il revient à lui, il se plaint comme si on l'avoit battu. De là vient que lorsque l'accès le prend, il appelle du secours, comme s'il prévoyoit le malheur qui le menace; il prie ceux qui sont auprès de lui, de lui serrer le membre où la maladie commence, de le plier, de l'étendre; il se le tiraille lui-même comme pour en arracher le mal, & c'est par ces différens mouvemens qu'il nous met au fait de sa maladie. Il y en a qui s'effrayent de même que si une bête féroce étoit prête à s'élancer sur eux, d'autres s'imaginent voir des spectres & des fantomes. Celui qui est saisi d'un accès d'épilepsie, ressemble à un taureau qu'on égorge, son corps se plie en deux, ses sourcils se froncent, ou se retirent vers les tempes comme dans ceux qui sont en colere, il perd la parole, il ne fait que gémir & soupirer, sa respiration est gênée, & il paroît à tout moment qu'on l'étrangle avec une corde.

L'accès fini, il reste étonné & assoupi; il se plaint d'une pesanteur de tête, d'un accablement universel, & d'une grande lassitude; il est pâle, languissant, consterné & comme honteux de l'état où il se trouve. Voilà ce que dit *Aretée* de Cappadoce.

On n'a pu encore expliquer jusqu'à présent, d'où vient que ceux qui sont dans un accès d'épilepsie perdent l'usage des sens, & ne voient ni n'entendent. Quelques-uns ont voulu en rendre raison, en imaginant certains nerfs dénués de sentiment; mais cette hypothese est fausse, vu qu'il n'y en a aucun qui ne sente lorsqu'on le pique, lorsque l'ame est susceptible de sensation, ce qui n'arrive point lorsqu'elle est agitée de quelque passion violente. Plusieurs personnes qui on été blessées dans un transport de colere, ne se sont apperçues de leur blessure qu'après que leur passion s'est refroidie, ou qu'elles ont vu leur sang. Une personne effrayée n'entend point ce qu'on lui dit. Il faut pour recevoir les impressions des objets, que l'ame soit attentive à ce qui se passe, ou du moins qu'elle jouisse d'une certaine tranquillité. Ceux qui sont dans le délire, qui rêvent, qui sont ivres, qui ont un accès de catalepsie, ne voient ni n'entendent rien, quoiqu'ils ayent les yeux & les oreilles ouvertes; *Galien* prétend même qu'ils ne sentent point les piqûres qu'on leur fait, à cause de l'agitation où ils se trouvent, & que lorsqu'ils sont éveillés, il n'ont qu'un souvenir confus de ce qu'ils ont fait, & il arrive la même chose aux épileptiques.

Les Auteurs appellent épilepsie sympathique celle qui est occasionnée par des symptomes qui ne se rapportent point au cerveau, par exemple, par une douleur, une anxiété, un froid dans un pied ou une main, lequel jette ces parties dans des mouvemens convulsifs, que l'on prévient en y faisant une forte ligature.

Mais ces symptomes ont leur origine dans le cerveau, de même que les douleurs imaginaires de ceux à qui l'on a coupé une jambe depuis longtemps, & qui croient sentir des douleurs dans les orteils. La raison en est que la peau étant l'organe du toucher, l'ame y rapporte toutes ses sensations, quoique la partie affectée soit dans le cerveau, témoin la suffusion, dans laquelle on attribue à l'air le défaut même de la rétine. On appelle encore épilepsie sympathique, celle dont on rapporte le principe à tout autre endroit qu'au cerveau; par exemple, l'*épilepsie utérine*, qu'on prétend être causée par l'obstruction de la matrice, qui oblige le sang superflu de se porter au cerveau, où il cause des obstructions; *l'épilepsie crapuleuse*, que l'on attribue aux saburres de l'estomac. *Hippocrate* & *Galien*, attribuent la convulsion à la replétion & à l'inanition. Mais *Averroès* dit que de son temps on regardoit cette théorie des convulsions plutôt comme une fable, que comme une vérité démontrée. *Sennert* & tous les Médecins qui sont venus après lui, les attribuent à l'irritation de la faculté motrice, laquelle quoique libre & soumise à la volonté, lui désobéit quelquefois lorsqu'elle est irritée jusqu'à un certain point. *Sennert* prétend que les muscles n'agissent jamais sans un appétit ou raisonnable ou sensitif; & que la volonté ou l'appétit raisonnable n'ayant aucune part à ce mouvement, il y a tout lieu de croire qu'il est produit par la cupidité ou l'appétit sensitif. Telle est suivant *Sennert* la cause de la convulsion.

Ce qui rend l'épilepsie invétérée & habituelle incurable, est que les obstructions réitérées du cerveau affoiblissent les membranes & les vaisseaux destinés à l'excrétion de la matiere morbifique; c'est là l'épilepsie héréditaire. Celle qui dure au-delà de 25 ans est incurable.

Elle dégénere en amorose, en folie, en stupidité, en oubli, en paralysie, & en une apoplexie mortelle.

L'épilepsie est parfaite ou imparfaite. *Brendel* & *Pitcairn* ont vu des épileptiques qui avoient pendant l'accès des douleurs cruelles dans la tête & dans le dos.

Averroès & *Craton* ont ardemment souhaité que l'on connût la cause de l'épilepsie, aussi bien que le remede qui peut la guérir; tous les Médecins font le même souhait, mais il n'a point encore été accompli.

Toutes les opérations qui se font dans un corps vivant, dépendent de l'ame & de ses facultés, & il n'est pas douteux que c'est la nature qui est la cause de tous ces mouvemens déréglés. Schneider *de epileps.*

Cause. Un combat de la faculté naturelle expultrice dans tout le genre musculaire, pour chasser la matiere qui les irrite, *Schneider.*

Lorsqu'un homme porte une fois les marques d'une maladie qu'il a éprouvée, il est rare qu'il en soit attaqué une seconde fois. Hippocrat. *de morbo sacro.* Lorsque le corps a atteint un certain âge, elle n'est point mortelle, & elle ne cause aucune difformité dans les membres. Elle tue les vieillards, ou elle les rend paralytiques. Ceux qui y sont habitués, sentent venir l'accès.

1. *Epilepsia plethorica*, Bonet. *sepulchret. Epilepsia symptomatica*, Frid. Hoffmann. *à sanguine crasso, polyposo* Frid. Hoffmann. *à catameniis, hæmorrhoidibusque retentis; à crapulâ, ebrietate habitualibus.* P.C.

Il paroît par *Fred. Hoffmann*, & par trois observations rapportées par Bonet *sepulchert.* que l'on trouve dans les sinus du cerveau de ceux qui sont morts d'épilepsie, un sang grumeleux & visqueux.

Cette maladie attaque aussi les personnes qui ont un flux hémorrhoïdal.

L'usage des vins fumeux, de la biere où il y a trop de houblon, d'un air rempli de vapeurs narcotiques, ou souillé de la fumée du charbon, de l'ail, de l'oignon, du poireau & de tout ce qui porte à la tête & qui assoupit, comme l'oignon, la viande noire, celle du lievre, par exemple, de même que tous les alimens indigestes, disposent à l'épilepsie.

Les filles qui en sont attaquées avant l'âge de puberté, en sont délivrées lorsqu'elles l'ont atteint.

Celle qui est causée par une céphalée, un vertige, une plénitude dans le cerveau, par un défaut d'électricité dans l'air ou par son trop de chaleur, se dissipe d'elle-même, suivant *Hippocrate*, par le changement d'air & de climat. Celle qui provient d'un sang épais, pesant, visqueux, cesse dès qu'il survient une fievre quarte.

2. *Epilepsie cachectique*, Fred. Hoffmann, *séreuse* du même, *séreuse* Carol. Pison. *sect. 1. p. 2. cap. 7.* Ballon, *consil. l. 11.* P.

C'est celle qui attaque les sujets pâles, chlorotiques, qui ont des obstructions, & qui est occasionnée par une sérosité âcre, salée, superflue, détenue dans le corps à cause de la suppression du flux menstruel; par des ulceres aux mains, aux pieds, *Plater.*

Par le scorbut. Bonet, *sepulchret. obs. 7. 14.*

Par l'obstruction de la rate, du pancréas, du foie. *Blaise*, *Tilingius.*

On commence la cure par les cathartiques pour préparer la voie aux opiates, aux bouillons apéritifs, aux martiaux, aux toniques, & aux cephaliques.

3. *Epilepsie stomachique; du ventricle* Jonston. *idea. Analepsie* de Riviere. P. C.

C'est celle qui est causée & entretenue par la crapule, précédée de cardialgies, de rapports, d'anorexie, de dyspepsie, de nausées, de vomissemens, & elle paroît venir de l'épaississement du sang, & celui-ci de la viscosité & de la crudité du chyle, qui est cause qu'il s'arrête & s'amasse dans les vaisseaux du cerveau.

Les remedes indiqués, sont les cathartiques, les émétiques & ensuite les corroborans tels que les eaux de Balaruc, que l'on boit pendant trois jours, & que l'on fait précéder de la saignée, de pilules de rheum, de quinquina, d'enula campana, du syrop d'absinthe, d'aloès, &c.

4. *Epilepsia uterina*, Sennert; *ab ultero*, Jonstoni, *universa Medic*. P. C.

On la distingue, 1°. par le sexe du malade; 2°. par les accès de vapeurs qui ont précédé, ou avec lesquels elle a été entremêlée; 3°. les accès reviennent avec les menstrues; 4°. ou bien ils sont excités par la frayeur ou telle autre passion semblable; 5°. les sensations sont obscurcies dans le paroxysme, mais non point entiérement éteintes.

Les malades attaquées de cette espece d'épilepsie, conservent leurs forces, elles proferent de temps à autres quelques paroles mal articulées, & se frappent la poitrine. Elle attaque prinpalement les femmes d'un tempérament sanguin, & d'une habitude virile. *Sydenham*.

Outre les remedes indiqués par la suppression ou l'excrétion douloureuse des ordinaires, il convient d'employer dans le paroxysme ceux qui atténuent le sang, & qui fortifient le fluide nerveux, tels que les spiritueux, les volatils, & les antihystériques.

Les remedes spiritueux sont les différentes préparations du succin, la liqueur minérale anodine d'*Hoffmann*, depuis douze gouttes jusqu'à vingt, l'æther de *Frobenius*. Les meilleurs antihystériques sont la teinture & la poudre de castoreum, l'huile animale de *Dippelius*, l'eau de Luce, l'esprit de corne de cerf, &c. le camphre & le musc à la dose de trois grains.

Une fille âgée de 20 ans tomba en épilepsie, à l'occasion d'une frayeur dont elle fut saisie. Les accès de cette épilepsie utérine revenoient plusieurs fois dans la journée pendant cinq années de suite; la malade étoit pâle, enflée, presque point réglée; elle prit pendant deux mois de l'extrait de ciguë, qui rétablit le flux menstruel; la premiere dose fit cesser le vomissement habituel auquel elle étoit sujette, elle reprit sa couleur naturelle & elle est à présent vigoureuse & bien portante. D. *Coulas*.

5. *Epilepsie feinte*, Hecquet, *natu-*

ralisme des convulsions; Brueys, *Histoire du fanatisme*. P.

Les fanatiques des Cevenes, qui ont tant fait de bruit au commencement de ce siecle, menoient avec eux certaines Prophétesses, dont ils prenoient conseil dans toutes leurs entreprises. Ces Canidies, feignant d'être animées de l'esprit divin, trembloient, se rouloient par terre, retenoient leur haleine, s'enfloient, écumoient, s'agitoient d'une maniere extraordinaire, & après être revenues à elles, prophétisoient.

Une fille de sept ans imitoit si parfaitement les gestes & les mouvemens des personnes qui tombent en épilepsie, qu'il n'y avoit personne à l'hôpital général qui n'y fût trompé. Je lui demandai si elle ne sentoit point un air qui passoit de la main à l'humerus, & de là dans le dos & dans le fémur; elle répondit que oui. J'ordonnai qu'on lui donnât le fouet, & ma recette fit tant d'effet sur elle, qu'elle se trouva parfaitement guérie.

6. *Epilepsia pedisymptomatica*, Boerhaav. *consult*. 2. P. C.

Un jeune homme studieux, d'un tempérament

pérament phlegmatique & d'un esprit extrêmement vif, s'étant refroidi les les pieds, fut attaqué de spasmes & de douleurs dans cette partie & dans le tendon d'Achille, lesquelles montoient peu à peu dans les jambes & les cuisses, & qui revinrent deux ou trois fois par an, pendant deux ans consécutifs. Les spasmes & les douleurs recommencerent de nouveau par le pied & le dos, gagnerent le côté droit & la tête, de maniere que le malade tomba dans des accès d'épilepsie, qui le priverent de l'usage de ses sens; tout son corps étoit dans une agitation extrême, il avoit le râle, & il écumoit de la bouche. Après que l'accès étoit fini, il sentoit un grand froid dans la jambe droite, qui se dissipoit par le moyen des frictions. Il se trouvoit beaucoup plus mal en été qu'en hiver, lorsqu'il régnoit un vent du Nord. Le malade pressentoit l'accès plusieurs heures & même un jour avant qu'il vînt, par le changement inexprimable qu'il sentoit dans le dos du métatarse, qui devenoit d'une couleur livide, sans aucun sentiment de froid. Le paroxysme retardoit, lorsqu'on faisoit une ligature à la jambe droite.

Cure de Boerhaave. 1°. Le malade se baignera tous les soirs les jambes dans l'eau chaude pendant une demi-heure; après les avoir essuyées, il les frottera pendant quelque temps avec un morceau de grosse flanelle bien seche, que l'on aura soin de faire chauffer auparavant. On lui appliquera sur le dos & sur la plante des pieds un emplâtre de gomme ammoniaque, de bdellium, de galbanum & d'oxycroceum, qu'il portera jour & nuit, excepté dans le temps du bain. 2°. On lui tirera soir & matin le tarse, de même que s'il étoit luxé & qu'on voulût le réduire, & on le fera marcher pendant quelque temps, mais avec modération. 3°. On le purgera deux fois par mois, trois jours avant la nouvelle & la pleine lune avec une potion composée de dix grains de cinnabre, de cinq grains de résine de gaïac, de demi-drachme de rhapontic, de huit grains de scammonée, de quinze grains d'antimoine diaphorétique, dans six drachmes de syrop de chicorée composé, & deux onces d'eau de chicorée. Ces jours mêmes, & la veille du paroxysme, après qu'il se sera baigné, on lui oindra les pieds avec de l'huile de lavande. 4°. Il boira les autres jours tous les matins à jeun une infusion en guise de thé de racine de benoite, de pivoine, de valérienne sauvage, de chacune un demi-scrupule, de rhue fraîche deux drachmes. Le jour qu'il se purgera, il prendra vers les six heures du soir un parégorique composé de six drachmes de syrop de diacordium, de huit gouttes de teinture d'opium dans de l'eau distillée de coquelicot.

7. *Epilepsia à pathemate*, Frid. Hoffmann. *paragr. 15. ex melancholiâ & hypochondriacâ ejusdem, nec non* Joannis Bauhini.

J'ai connu un enfant qui tomba tout-à-coup dans un accès d'épilepsie sur le refus que sa mere lui fit de lui laisser manger d'un mets qu'il aimoit beaucoup.

Les enfans, dont les meres ont été agitées de passions violentes pendant leur grossesse, sont sujets de bonne heure à l'épilepsie, *Fred. Hoffmann*, sur-tout lorsque leurs nourrices leur donnent à teter aussi-tôt après s'être mises en colere. On a vu plusieurs personnes qui ont été attaquées d'épilepsie pour n'avoir pu satisfaire leur passion,

On en a vu d'autres que la vue d'un épileptique a jetés dans le même accident; auffi a-t-on foin, pour prévenir ce malheur, de couvrir le vifage de ceux à qui cet accident arrive dans les Eglifes. Une trop forte application à l'étude, lors fur-tout qu'elle eft fuivie de palpitation de cœur, d'extafe, de mélancolie, difpofe à l'épilepfie.

Une femme de Langogne en Vivarais tombe depuis vingt ans en épilepfie, toutes les fois qu'elle entre dans l'Eglife; elle refta plufieurs mois, & même plufieurs années de fuite fans y entrer, & la premiere fois qu'elle y retourna, l'accès d'épilepfie la faifit à l'ordinaire. Elle effaya d'entrer dans les Eglifes du voifinage, la même fcene lui arriva; & ce qui eft étonnant, c'eft qu'elle n'éprouve aucun accès, lorfqu'elle fe tient à la porte de l'Eglife; auffi s'y tient-elle depuis fix ans pour entendre la Meffe & recevoir la fainte Hoftie. Elle jouit d'ailleurs d'une bonne fanté. L'illuftre *van Swieten* a été témoin de paroxyfmes d'épilepfie occafionnés par un fimple chatouillement; & qui plus eft, par la feule crainte du chatouillement.

8. *Epilepsia sympathica; Epilepsie sympathique.* P. C.

C'est celle qui doit son origine à des symptomes que les malades ne rapportent point à la tête, par exemple, à une douleur dans la main ou dans le pied; à une anxiété, au froid, à un air qui monte; d'où vient que les malades tiraillent eux-mêmes la partie affectée, la lient, la frottent, ce qui suffit souvent pour prévenir les accès lorsqu'ils sont légers.

Ces symptomes ont leur origine dans le cerveau, ou dans les origines des nerfs qui répondent à cette partie, de même que les douleurs imaginaires que sentent dans le pied ceux à qui l'on a coupé la jambe depuis long-temps. Il arrive la même chose à ceux qui ont la cataracte, & qui ne s'appercevant point de la tache ni de l'obstruction de la rétine, s'imaginent voir voltiger des mouches dans l'air.

Je n'examinerai point ici si l'épilepsie sympathique est une différence commune à plusieurs especes, ou si elle fait une espece à part. Il suffit que l'on sache qu'on prévient son accès par le moyen des frictions ou des ligatures,

& la raison en est, que cette irritation de la partie divertit la sensation de la nature & suspend l'action du cerveau sur la partie irritée, ce qui prévient l'accès ; car l'engorgement du cerveau n'est point la cause mécanique de l'accès épileptique, & la nature court toujours au plus pressé. Par exemple, quelque envie qu'on ait d'éternuer, il suffit qu'on nous annonce une mauvaise nouvelle, ou qu'on nous tienne quelque propos choquant, pour qu'elle cesse aussi-tôt.

Un épileptique éprouvoit un spasme douloureux au coude droit, toutes les fois qu'il étoit menacé de son accès ; l'illustre *Locher* fit appliquer un vésicatoire sur le coude, l'accès ne revint point aussi long-temps que le vésicatoire suppura ; mais il reparut lorsqu'il fut desséché. On entretint ensuite la suppuration pendant un mois, & on fit prendre au malade le quinquina associé au camphre ; il fut parfaitement guéri. *Locher, de epilepsia, pag.* 42. Lorsque les spasmes étoient précédés de douleurs, on appaisoit celles-ci par le moyen de l'opium, & l'épilepsie ne paroissoit pas. *Idem, ibidem.*

L'illustre *de Haen* a guéri avec l'opium une épilepsie qui revenoit tous les jours dans le temps du sommeil, lequel étoit accompagné de râlement.

9. *Epilepsie fébrile* de Bornainville, *Journal de Méd. Janv. 1758. p. 43.* P. A.

Voyez la quatrieme espece de fievre quarte. Cette espece est causée par le venin caché de la fievre intermittente.

Un soldat qui avoit une fievre intermittente, ayant pris un émétique violent, tomba dans une épilepsie dont les accès le prenoient plusieurs fois par jour, & duroient au commencement plusieurs jours, & ensuite plusieurs heures sans avoir aucun période réglé, & sans qu'il parût aucun signe de fievre. Lorsque l'accès le prenoit, tout son corps tomboit dans des convulsions horribles; dans le déclin, sa poitrine alloit & venoit comme un soufflet, & il restoit hébété; dans les intervalles, il sentoit une oppression d'estomac & des anxiétés dans la région du cœur.

Après avoir inutilement employé les antispasmodiques, les narcotiques, le lait, les bains, on prit le parti de lui donner le quinquina, que l'on fit précéder des remedes généraux. On lui en donna une drachme quatre fois par jour, tantôt en substance, tantôt en forme de décoction & d'apozeme; la maladie diminua peu à peu, & cessa entiérement au bout de l'an.

10. *Epilepsie causée par la douleur*, Delius, *amœnit. dec. 5. in præfat.* P. A.

Un soldat, que son Colonel avoit foulé aux pieds après l'avoir fait passer par les verges, se plaignit d'une douleur violente dans l'hypocondre droit. Il eut tous les jours un accès d'épilepsie, durant lequel il claquetoit des dents, & poussoit des cris perçans. Il se forma dans l'hypocondre une tumeur qu'il grattoit avec les doigts comme s'il eût voulu la percer. Les accès le reprirent avec des vomissemens affreux & des cardialgies cruelles. Au bout de trois ans, le malade se plaignoit continuellement d'un ulcere & d'une tumeur qu'il avoit dans le côté; il demandoit un couteau pour la percer, afin, disoit-il, de s'ôter la vie, s'il ne pouvoit mettre fin à ses maux. Lorsque l'accès le prenoit, il arrachoit avec les pieds & les mains le plâtre & les pierres de la muraille, lorsqu'il en étoit à portée; son ventre étoit resserré, mais il n'avoit point de fievre.

On l'ouvrit après qu'il fut mort, & on lui trouva dans le ventricule, près du pylore, un trou de la largeur d'un florin, dont les bords étoient calleux.

11. *Epilepsia exanthematica. Epileps. cachectica*, Frid. Hoffmann. *symptomatica à retropulsâ scabie, à fistulis resiccatis, ab achoribus & tineis repressis.* P.

Elle differe de la convulsion exanthémateuse, en ce que l'épilepsie succede aux affections exanthémateuses chroniques, & la convulsion aux aiguës.

12. *Epilepsie vénérienne*, Bonet, *Sepulchret.* Guarinoni, *consult.* 13. *par la vérole*, Astruc, *liv. 4. ch. 2. §. 9.* P. C.

Elle differe de la convulsion que causent les frictions trop fortes, & qui est passagere. L'épilepsie provient d'un virus vérolique, & cede aux frictions mercurielles bien ménagées.

Voyez le traitement qu'elle demande chez Astruc, *liv. 4. chap. 6. n. 4.*

On l'attribue aux gommes & aux exostoses du crâne.

13. *Epilepsie traumatique*, Boreli, *de epileps. diss.* Haller, *disput. tom. 1. p. 72. 74.* P. C.

Une fille de dix ans & un garçon de dix-sept furent attaqués d'une épilepsie ensuite d'un coup qu'ils reçurent à la tête, & qui leur enfonça le crâne. On appliqua des emplâtres dépilatoires sur la partie affectée, on releva le crâne, & ils furent parfaitement guéris.

La fille, avant que d'avoir des accès d'épilepsie, tomba pendant plusieurs jours dans une paraphrénésie, durant laquelle elle s'imaginoit voir des spectres, & toute la maison remplie d'étoiles, & qui fut précédée de maux de tête, de cardialgie, & de l'obscurcissement de la vue.

On voit par cette observation que c'est à tort qu'on compte sur les spécifiques pour la guérison de l'épilepsie, & que le secret le plus sûr est de connoître le principe de l'espece que l'on traite.

14. *Epilepsia rachialgica*, *clariss.* Bonté, *Journ. de Méd. Nov. 1761. Epilepsie rachialdique.*

Elle survient aux différentes especes de rachialgie, sur-tout à la mélancolique dont elle dissipe les douleurs; j'ai observé deux fois une espece d'épilepsie qu'on peut appeller arthritique, parce qu'elle revenoit chaque fois que les douleurs de goutte disparoissoient.

XX. *HYSTERIA*, *Vapeurs*, vulgairement, *Passio hysterica*; en François, *Passion hystérique*; en Anglois, *Spleen*, *Vapours*; *Isterismo*, Cochi Bagni di Pisa. *Malum hysterico-hypochondriacum*, Stahl. *Mal de mere*, *la Mere*, *l'Amarry*, *&c.* en Languedocien.

C'est un concours de symptomes convulsifs & passagers, sans aucune cause évidente, lesquels changent tout-à-coup, accompagnés d'une extrême sensibilité & de pusillanimité, qui augmentent par les passions & par tout ce qui est capable d'affoiblir.

Les symptomes convulsifs, sont le sentiment d'une espece de boule dans la dyspnée avec étranglement, la difficulté d'avaler, le carus, le froid des extrémités, les pleurs & le ris, le bâillement, la pandiculation, le délire, le pouls bas, tendu, les urines abondantes aqueuses. Les maladies hystériques sont des symptomes hystériques constans & permanens dans le sujet accoutumé à ce concours, & c'est en quoi elles different de la passion hystérique. Par exemple, le carus hystérique, la dysurie hystérique, la colique hystérique different de la passion hystérique proprement dite, en ce que ce sont des symptomes permanens.

On donne abusivement le nom de vapeurs à d'autres maladies, par exemple, au vertige, à la palpitation, à la mélancolie. On s'en sert encore pour désigner l'épilepsie, la manie, &c. pour ne point effrayer les malades.

La sensibilité de l'ame est si grande, que le moindre bruit que l'on fait en ouvrant ou en fermant une porte, met les femmes hystériques de mauvaise humeur. La plus légere maladie, qu'elles méprisoient lorsqu'elles se portoient bien, les attriste, les afflige & leur ôte le sommeil.

Les symptomes sont si changeans & si variables, que d'une minute à l'autre, les pleurs, les ris, les éclats de rire, le délire, les convulsions, la fureur, l'assoupissement, l'obscurcissement de la vue, la berlue étincelante se succedent tour à tour, & se dissipent par l'odeur du papier brûlé, ou par un écoulement abondant d'urine.

Rien ne prouve mieux la pusillanimité des malades, que l'abattement où elles se trouvent, & le peu d'espoir qu'elles ont de guérir. Elles changent à tout moment de Médecin, elles le grondent, elles se plaignent du peu de succès de ses remedes, elles lui marquent de la défiance, ou si elles affectent de la fermeté, elles regardent leur mort comme sure & inévitable.

Les principes de cette maladie, sont une constitution molle & efféminée, une vie sédentaire, voluptueuse & oisive. Lorsque le corps reste dans l'inaction, les passions, la colere, l'envie, la jalousie, l'amour, la haine, les procès, les chagrins déclarent la guerre à l'ame; le corps est affoibli par le chagrin, les couches, les maladies, les hémorragies, les purgations fréquentes, le défaut de nourriture; souvent aussi cette maladie est précédée de suppression du flux menstruel, d'un chagrin, d'une affliction qu'on a pris soin de cacher.

Cette maladie a beaucoup de rapport avec l'affection hypocondriaque. On la connoît dans les femmes à la constriction du gosier, à la sensation d'une espece de boule dans le bas-ventre, à l'attaque qui suit la suppression des ordinaires à la rétraction du nombril, au froid des lombes & de l'occiput, à l'effet des fumigations fétides, comme l'on connoît l'affection hypocondriaque dans les hommes à la flatulence, à l'enflure & à la douleur des hypocondres. Ces derniers sont peu sujets à l'affection hystérique.

Tout ce qui fortifie le corps & récrée l'esprit est très-propre à guérir cette maladie. On peut mettre de ce nombre l'exercice, les voyages, le séjour de la campagne, la possession de ce qu'on désire. Les filles qui ont du tempérament, en guérissent en se mariant; les femmes jalouses, par la fidélité que leurs maris ont pour elles; les personnes malheureuses, par la réussite de leurs affaires. Rien n'est plus nuisible que le trop grand usage des évacuans; qu'un Médecin humoriste, qui emploie continuellement les cathartiques pour évacuer la bile, la mucosité, & qui affoiblit & irrite, lorsqu'il faut adoucir & fortifier.

Le principe prochain des vapeurs, est un amour excessif de soi-même, ou de la vie & des plaisirs, qui nous rend les plus légeres incommodités insupportables, qui nous les fait exagérer, qui nous rend inconstans & légers, & qui nous rend sensibles aux moindres accidens. De la part du corps, la délicatesse du systême nerveux, suivant les Modernes, sa trop grande tension, quoiqu'il soit démontré que les nerfs n'en ont aucune; suivant *Cheyne*, leur laxité; suivant *Sydenham*, l'instabilité du fluide nerveux, ou l'ataxie des esprits, qui est une qualité plus obscure que la maladie même. Il y a peu de maladies dont celle-ci ne prenne le masque, & de là vient qu'il y a un si grand nombre de maladies hystériques. Elle a cela de commun avec la vérole, la fievre putride, le scorbut, &c. de sorte que si l'on déduisoit les genres des maladies de leurs principes & de leurs causes, la classe des maladies hystériques seroit infinie.

1. *Hysteria verminosa*, Delii, *amœnit. Acad. pag.* 341. *casus tertius; Vermes malum hystericum mentientes; Affection hystérique vermineuse.*

Une femme de quarante-six ans avoit, dans le temps de ses ordinaires, une perte blanche abondante, accompagnée de colique, de cardialgie, de vomissement, d'une sciatique dans l'os sacrum, d'une oppression de poitrine, de l'enflure du bas-ventre ; ce qui lui fit croire, de même qu'à son Médecin, qu'elle avoit des vapeurs. On employa les carminatifs, le castoreum, les balsamiques, les tempérans, qui ne produisirent aucun effet ; on lui donna un purgatif, qui lui fit rendre un peloton de vers par le fondement, & qui la guérit.

Delius rapporte deux autres exemples de vapeurs causées par des vers & des ascarides.

Les Médecins prirent la cardialgie, la colique, la passion iliaque pour des symptomes d'une affection hypocondriaque ; mais ils cesserent dès que la malade eut rendu des vers. *Idem p.* 341.

2. *Hysteria chlorotica*, Raulin, *cap.* 13. Sydenham, *processs. integr.*

Cette espece est occasionnée par la rétention des ordinaires, laquelle excite quelquefois une pléthore dans les femmes d'un tempérament robuste, avant qu'il survienne une chlorose, dont elle porte avec soi les signes, comme la rougeur du visage, la plénitude du pouls, le vertige, la dyspnée ; & dans ce cas la saignée produit un très-bon effet, ainsi que j'en ai vu des exemples. *Sydenham* a donc tort de la condamner ; il est vrai qu'elle peut nuire dans quelques especes ; mais on ne sauroit trop la réitérer dans celles qui sont causées par la pléthore.

Lorsque la maladie est accompagnée de la pâleur du visage, de la lividité des levres, de l'enflure œdémateuse des pieds, de dyspnée lorsqu'on monte un escalier, de cardialgie, de céphalalgie, de pesanteur dans les jambes ; dans ce cas, après avoir saigné & purgé la malade une fois, il faut lui faire prendre l'acier, ou les bouillons faits avec des racines apéritives, dans lesquels on mettra un nouet de rhapontic & de limaille de fer, de chacun une drachme. Elle en prendra pendant neuf jours, après quoi elle mettra pendant un mois dans sa soupe huit grains de limaille de fer ; si elle est d'un tempérament chaud, sec & bilieux, elle boira en été pendant neuf jours quatre ou six livres d'eau ferrugineuse, elle se purgera avant que de la prendre, aussi-bien qu'après l'avoir prise.

Si la malade est molle, lâche, froide, on fera les bouillons plus forts, & on y joindra les pilules emménagogues &

les opiates martiales. Elle boira dans l'automne ou dans le printemps pendant trois jours les eaux minérales, fi elles font falines, ou plus fouvent même, fi elles font fulfureufes.

On fera cuire dans les bouillons de la racine de petit houx, de garance, de dent de lion, de chacun une once; de rhapontic & de limaille de fer dans un nouet, de chacun une drachme, que l'on renouvellera tous les trois jours, des feuilles de chicorée, de bourache, des fleurs de chervi, de fouci avec un morceau de canelle.

On fera entrer dans les bols, de fafran de Mars, dix grains; de poudre de féné, de rhapontic, de fel d'abfinthe, de jalap, de diagrede, de myrrhe, de fafran, de canelle, de chacun deux grains; de caftoreum, d'affa fœtida, de chacun un grain. On joindra à ces drogres le fyrop de chicorée ou de fleurs de pêcher, & l'on en fera un bol, que la malade prendra tous les matins pendant neuf jours, buvant par deffus un bouillon altéré avec les feuilles de chicorée.

On peut encore compofer ce bol plus fimplement avec de la limaille de fer & de la poudre de cinnamome, de chacun dix grains; de la limaille de fer, ou du galbanum ou du castoreum en poudre, quatre grains; auxquels on ajoutera tous les trois jours trois grains de scammonée. On y joindra les eaux de Balaruc, dont la malade boira six livres pendant trois jours.

Lorsque les malades sont délicates, elles peuvent se contenter de boire pendant trois jours quatre livres d'eau sulfureuse chaude, telles que celles de Cauterets, de Bagnauls, de S. Laurent, & prendre un bain le quatrieme jour, entremêlant ainsi alternativement les eaux & les bains pendant un mois, & plus s'il le faut.

3. *Hysteria à menorrhagia*, Raulin; *à partu difficili*, Sydenham; *à morbis acutis repetitisque phlebotomiis ac catharticis*. P. L.

Cette espece exige qu'on rétablisse au plutôt les forces à l'aide d'une bonne nourriture, telle que les gelées, les œufs mollets, les soupes faites avec la chair de poule, de bœuf, &c. On doit renoncer aux cathartiques, à la saignée, & même aux lavemens, jusqu'à ce que la malade puisse prendre le lait de chevre au printemps, celui d'ânesse dans l'automne, & celui de vache dans toutes les saisons, en usant des précautions nécessaires. La diete blanche dissipe non-seulement les vapeurs, mais encore l'ascite, qui est une suite de la suppression des menstrues, & rétablit les forces. Au cas que l'estomac de la malade ne puisse la supporter, on commencera par lui donner une décoction de rhapontic ou de myrobolans avec le syrop de chicorée composé, & la manne; & avant que de boire le lait, elle prendra un bol absorbant composé avec la terre de catechu, les yeux d'écrevisses, la craie, le corail & la conserve de rose.

4. *Vapeurs causées par les fleurs blanches*, Raulin, *chap.* 14. *tom.* 1. *Hysteria à leucorrhœa.* P. L.

Si les fleurs blanches sont occasionnées par l'acrimonie & la viscosité des humeurs, ou comme on dit, par leur sécheresse, après avoir saigné la malade, on la purgera avec les eaux minérales aigrelettes de *Vals*, *d'Alais*, de *Lodeve*, *&c.* On lui fera prendre ensuite les bouillons de poulet rafraîchissans, dans lesquels on mettra un nouet de ſemences froides, des feuilles de pimprenelle, d'aigremoine, de la racine de quinte-feuille, de fraiſier, & une pincée de fumeterre ou de creſſon d'eau. On la mettra enſuite au petit lait, dans lequel on éteindra un morceau de brique rougi au feu. Avant de le boire, il convient qu'elle prenne un bol ſubaſtringent & abſorbant, de même que dans la gonorrhée invétérée. Si elle a des démangeaiſons dans le vagin, ſi ſes écoulemens ſentent mauvais, & qu'elle ait des inſomnies, elle boira en été les eaux aigrelettes pendant neuf jours, & enſuite elle prendra vingt bains domeſtiques.

Si l'écoulement eſt pituiteux, & cauſé par des obſtructions froides & par l'atonie des vaiſſeaux, on commencera la cure par les cathartiques toniques aſtringens, & par les bouillons apéritifs avec la limaille de fer, le rhapontic, les écreviſſes de riviere, les racines apéritives, les feuilles de petit lierre, de pimprenelle, d'herbe aux écus, &c. & par une tiſane ou une légere infuſion de camphrée. On y joindra les bols ſtomachiques toniques compoſés avec la thériaque, le diaſcordium, les yeux d'écreviſſes, l'écorce de grenade, la racine d'angélique, la terre de Lemnos, le bol d'Arménie, le corail rouge, la gomme Arabique, que l'on mêlera avec le ſyrop de roſes ſeches. La malade prendra une drachme de cet électuaire une ou deux fois par jour pendant un mois, & boira par deſſus un petit verre de vin d'abſinthe ou d'énule. Il eſt même bon qu'elle boive trois fois par jour quelques cuillerées de vin d'Eſpagne, où l'on aura mis infuſer de la gentiane, de l'angélique, de l'abſinthe, de la centaurée, de l'écorce d'orange, de la canelle.

Les martiaux ſont auſſi fort ſalutaires. Je mets de ce nombre le vin blanc léger, dans lequel on fait infuſer la boule de Mars, les eaux ferrugineuſes de Vals, d'Alais, pourvu que la doſe ne ſoit pas aſſez forte pour épuiſer les forces de la malade. On paſſera enſuite au lait.

5. *Hyſteria emphractica; ab obſtructionibus viſcerum abdominis, ut hepatis, lienis, pancreatis*, Raulin, *cap.* 5. Epilepſie emphractique, cauſée par les obſtructions des viſceres du bas-ven-

tre, du foie, de la rate, du pancréas. P. L.

Elle differe de la pléthorique par la pâleur cachectique, la phlegmasie, la foiblesse du pouls, le froid. On la guérit avec des martiaux apéritifs, des toniques amers, auxquels on joint les stomachiques. Si la malade est d'un tempérament chaud & sec, ou que les humeurs soient âcres & seches, il faut les tempérer avec du bouillon, du petit lait, auquel on joindra les cloportes, le safran, les eaux ferrugineuses, au nombre desquelles on peut mettre les eaux minérales, imprégnées d'un esprit recteur; mais on doit user avec précaution des martiales vitrioliques.

6. *Hysteria libidinosa; Hysteria à semine acri, retento, ovariis infarctis*, Fred. Hoffmann. L. P.

Une Religieuse perdoit tout-à-coup les sens, & tomboit dans des convulsions accompagnées de dyspnée; revenue à elle, elle tressailloit, elle se mettoit à courir dans sa chambre, chantant des chansons obscenes, & tenant des discours dissolus; elle rendoit par la bouche quelque peu de bile noire. Lorsqu'elle avoit repris ses sens, elle ne ſe reſſouvenoit plus de ce qu'elle avoit fait. Un Frater impudique la faiſoit revenir de ſes accès en lui chatouillant le clitoris. Il y a un grand nombre de filles hyſtériques qu'on dit avoir été guéries par le mariage. Lorſque leurs ordinaires ſont ſupprimés, ou qu'elles ſont à la veille de les avoir, les parties ſe gonflent, s'échauffent; ce qui les rend lubriques & ſujettes aux vapeurs.

7. *Vapeurs ſtomachiques. Voyez* Raulin, *chap. 4. de hyſteriâ ab obſtructione & vitio vario ſtomachi.* L. P.

Perſonne n'ignore que les vapeurs affectent l'eſtomac; & c'eſt ce qui fait qu'elles ont beaucoup de rapport avec l'affection hypocondriaque. Mais l'eſpece dont il s'agit, fut occaſionnée par le vice de ce viſcere.

8. *Hyſteria febricoſa*, Wedel, *ephem. nat. cur. ann. 2. obſ. 193.*

Cette eſpece ſe manifeſte par l'aſſemblage des ſymptomes hyſtériques, qui ſuivent dans leur retour le type de la fievre tierce, diſparoiſſant avec la fievre tous les deux jours. Ces ſymptomes ſont le froid, le bâillement, la ſuffocation, la tenſion du bas-ventre, les défaillances, les flatuoſités, les nauſées,

sées, la cardialgie, la crainte de la mort, les urines limpides pendant le paroxysme, ensuite épaisses & de couleur de briques pilées.

On doit joindre à ces symptomes les fleurs blanches, des feux passagers du visage, suivis de froid & de pâleur, &c.

Les remedes les plus efficaces pendant le paroxysme des vapeurs, sont le camphre, le musc, le castor, l'extrait des têtes de pavot. Ces remedes appaisent les spasmes, l'insomnie, la terreur & les douleurs. On fait prendre toutes les deux heures une cuillerée d'une potion préparée avec demi-drachme de camphre, une drachme de sucre, une drachme de gomme arabique, une once de syrop de pavot, & six onces d'eau de fleurs de sureau. On peut aussi faire prendre matin & soir deux ou trois grains de musc, ou l'extrait des têtes de pavot, à la dose de trois grains ou même davantage.

XXI. *Scelotyrbe*, Danse de Saint Guy; *Sceletyrbe*, Castelli, *Lexic.*

Scelotyrbe, Galeni, *isagoge libro finition*, comme qui diroit *cruris turba*, trouble, empêchement dans la jambe. C'est une espece de résolution, qui fait qu'un homme ne peut marcher droit, mais penche tantôt à droite, tantôt à gauche, & traîne sa jambe comme ceux qui montent un lieu extrêmement rapide. Cette description de *Galien* convient parfaitement avec ce que les modernes appellent *Danse de Saint Vite.*

Sydenham dit que la *Danse de Saint Vite* est une espece de convulsion, à laquelle les enfans de l'un & l'autre sexe sont sujets depuis l'âge de dix ans jusqu'à quatorze. Elle se manifeste d'abord, dit-il, par une espece de boitement, ou plutôt par la foiblesse d'une jambe que le malade traîne après lui comme un idiot; ensuite elle affecte la main du même côté. Le malade ne peut plus tenir cette main dans une situation fixe; soit qu'il la porte sur la poitrine, soit qu'il l'applique sur quelqu'autre partie, elle est sur le champ mise en distorsion, & agitée d'une espece de convulsion, qui la fait passer d'un endroit à un autre, & qui lui fait prendre différentes postures, malgré tous les efforts que le malade fait pour l'en empêcher. Si on lui met dans cette main un verre rempli de liqueur, il fait mille postures bizarres avant que de le pouvoir porter à sa bouche; il ne peut point l'en approcher en ligne droite, parce que la convulsion agite sa main en différens sens. Si le hasard veut qu'il la porte à sa bouche, il avale la liqueur à la hâte, & comme par surprise; ce qui fait rire les assistans. Voilà ce que dit *Sydenham.*

On ne connoît point aujourd'hui de maladie qui ait plus de rapport avec le *scelotyrbe* que la danse de *S. Vite* de *Sydenham.* Elle differe beaucoup de l'espece de tarantisme, qui est la seule à laquelle ce nom convienne.

1. *Scelotyrbe choræa Viti; la danse de S. Guy; Choræa sancti Viti* de Sydenham.

On la guérit avec des bouillons légérement toniques & céphaliques, des infusions de fleurs de caille-lait, de guede, de tilleul, de quinquina, de cascarille, avec la poudre de guttete, & des embrocations d'eaux thermales. Le Docteur Chaptal a guéri quatorze malades par cette méthode.

M. *de Haen* a vu guérir plusieurs personnes de cette maladie par le moyen de plusieurs électrisations.

Je n'approuve point la méthode de *Sydenham* à l'égard des saignées & des purgations trop souvent réitérées, du moins par rapport aux enfans de l'un & de l'autre sexe, n'en ayant vu aucun qui ne s'en soit mal trouvé.

Cette maladie paroît avoir son principe dans l'origine des nerfs, & affoiblit l'esprit aussi bien que le corps; car toutes les filles que j'ai vues & qui en étoient attaquées, avoient les membres roides, & étoient imbécilles.

On peut rapporter au même genre une autre espece fort rare, qui a échappé à la connoissance des Auteurs, & que je nomme *Scelotyrbem festinantem* ou *festiniam*, qui est le nom qui lui convient le plus.

2. *Scelotyrbe festinans*. L.

C'est une espece particuliere de *scelotyrbe* qui fait que les malades ne peuvent marcher qu'en courant, ainsi qu'on peut le voir dans l'ouvrage du Docteur *Carquet* & dans les *Institut. Patholog.* de *Gaubius*, Professeur à Leyde : on l'appelle *volubilité* de langue lorsqu'il est question de la parole. Je traite actuellement une femme de soixante ans de cette maladie, que j'attribue à la sécheresse des nerfs. Elle est attaquée d'un rhumatisme sec, ou causé par l'acrimonie du sang, qui augmente lorsqu'elle est couchée & contre lequel les eaux minérales ont été inutiles. Je lui ai ordonné la saignée, des bouillons faits avec un collet de mouton, de la laitue & de l'endive, un purgatif léger, & ensuite la diete blanche.

Cette espece a beaucoup d'affinité avec la danse de St. Guy. Comme les fibres des muscles manquent de flexibilité, & que les malades ont peine à agir, ils s'efforcent de vaincre cette résistance, ce qui les oblige à marcher d'un pas précipité & comme en courant. La danse de S. Guy attaque les enfans de l'un & de l'autre sexe avant l'âge de puberté, au lieu que l'espece dont je parle n'attaque que les personnes avancées en âge. Je n'en ai encore connu que deux. Nous voyons plus de maladies que nous n'en observons. Je n'ai rien à dire de la théorie & de la pratique. Celle-ci n'est fondée que sur l'expérience, & l'autre dépend du bon ou du mauvais succès que l'on a dans le traitement des maladies.

Je ne vois pas que la maladie dont nous parlons ait rien de commun avec le scorbut, à moins qu'on ne veuille donner ce nom à la foiblesse dont il est accompagné.

Un Peintre âgé de cinquante ans, étoit obligé d'accélérer le pas en marchant sans pouvoir se détourner de son chemin ni à droite ni à gauche, que lorsqu'il rencontroit quelque obstacle, & alors fixe dans la même place, il tournoit son corps petit à petit, pour affecter en marchant une nouvelle ligne droite.

3. *Scelotyrbe instabilis. Journal de Médecine, Janv. 1761 & Mars 1768.* L.

Un enfant de Montpellier, âgé de douze ans, sujet au vin, au caffé & aux liqueurs spiritueuses, après avoir été délivré d'une goutte rhumatismale, tomba peu-à-peu dans une espece d'instabilité de tout le corps, de maniere que pendant deux mois ses bras, ses pieds, sa tête ou d'autres parties étoient dans un mouvement continuel, sans qu'il le voulût ou même sans qu'il s'en apperçût; on n'observa point qu'un côté de son corps fût plus agité que l'autre ; l'esprit & la voix de cet enfant s'affoiblirent ensuite, & il éprouva une légere douleur au pied ; il fut guéri par une saignée & par des cathartiques réitérés.

Le Docteur *Ruamps*, *Journal de Médecine*, *1758*, attribue cette maladie à la saburre ; & suivant M. *Sumeyre*, *Journal de Médecine 1761*, elle dépend de la lenteur & de la viscosité du sang ; cependant une fille de 10 ans qui en étoit attaquée, ne fut guérie que par trois saignées.

La cinquieme essence minérale du Comte de la *Garaye* est vantée comme un spécifique contre la danse de saint Guy. *Le Monnier*, *Histoire de l'Académie Royale des Sciences*, *année 1755*, *pag. 34*.

4. *Scelotyrbe intermittens.* L. P.

Cette espece attaquoit tous les deux jours un enfant de Nîmes. *Deidier* D. Méd. de Montpellier.

5. *Scelotyrbe verminosa* ; Gaubius, *célebre Professeur de Leyde* ; Preysenger, *Classes des maladies*. P.

XXII. *BERIBERIA*, le Beriberi; *Beriberi*, Jacob. Bontii, *Medic. Indiæ Oriental. lib.* 2. *cap.* 1. Manget, *Bibliothec. pract.* où il prétend qu'Erasistrate a connu cette maladie. *Tulpius*, *observ. lib.* 4. *cap.* 5.

C'est un genre de maladie spasmodique ainsi appellée du mot *beriberii*, qui dans la langue du Pays, signifie *brebis*, parce que ceux qui en sont attaqués, semblent imiter les mouvemens de la brebis lorsqu'elle marche; car ils élancent leurs genoux & leurs jambes en devant.

1. *Beriberia Indica*, Bontii *lib.* 2. *de Medic. Indorum.* C.

Cette maladie consiste dans un tremblement des mains, des pieds & quelquefois même de toutes les parties du corps, accompagné de la privation du mouvement & des sensations. La douleur dont elle est compliquée ressemble à ce fourmillement que nous sentons dans les doigts lorsqu'il fait froid. Les malades ont la voix si foible & si rauque, qu'on a peine à les entendre lors même qu'on est assis auprès d'eux. Ils sont souvent attaqués d'une crampe dans les muscles de la poitrine, qui leur coupe la voix & la respiration.

Cette maladie n'est point mortelle, mais chronique & difficile à guérir. Son principe procatartique est le froid qu'on prend lorsqu'on est échauffé. Lorsqu'elle attaque la poitrine, elle cause souvent la mort.

La cure exige qu'on atténue la lymphe que le froid a épaissie. Le malade ne doit point garder le lit, mais faire de l'exercice autant qu'il peut, user de frictions & de fomentations d'herbes résolutives, & s'oindre avec de l'huile de camomille, de mélilot, & sur-tout de pétrole. Après s'être purgé, il usera de sudorifiques, tels que le bois de gayac, la salsepareille, l'esquine, la thériaque, le mithridate, &c. *Voyez* la maniere dont *Tulpius* a traité cette maladie en Europe. *Observ. lib.* 4.

2. *Beriberia spuria*, Thom. Bartholin. qui l'appelle aussi *Beriberi spurium;* faux Beriberi.

Cette maladie, dont nous n'avons point de description exacte, attaqua un

Marchand qui revenoit des Indes Orientales, & lui causa dans la moitié du corps, depuis le diaphragme jusqu'aux pieds, une stupeur, une foiblesse & un tremblement, accompagné de rétention d'urine, de constipation & de douleurs dans le bas-ventre & la poitrine. Dans le cas où cette maladie n'est point compliquée du tremblement anomale des extrémités, il paroît qu'on peut la regarder comme une paraplégie.

SOMMAIRE

DE LA CINQUIEME CLASSE.

ESSOUFLEMENS.

ORDRE I. ESSOUFLEMENS CONVULSIFS. *Ce ſont des mouvemens ſpaſmodiques paſſagers, & ſouvent réitérés de la poitrine, accompagnés d'une expiration ſonore.*

I. *EPHIALTE*, eſſouflement incommode & plaintif, accompagné de ſonges effrayans.

II. *Eternument*, mouvement ſubit & convulſif de la poitrine, dans lequel l'air, après une inſpiration commencée & peu ſuſpendue, eſt chaſſé tout d'un coup & avec bruit, par le nez & par la bouche.

III. *Bâillement*, inſpiration réitérée, lente, profonde, avec la bouche ouverte, & ſouvent avec pandiculation.

IV. *Hoquet*, mouvement ſpaſmodique du diaphragme, avec une inſpiration ſonore, & tout-à-coup interrompue.

V. *Toux*, expiration violente, ſubite, fréquente & avec bruit, qui ſe fait pour délivrer le poumon de ce qui l'incommode.

ORDRE II. OPPRESSIONS DE POITRINE, difficulté de reſpirer. *Ce ſont des difficultés conſtantes de reſpirer, accompagnées d'une oppreſſion de poitrine, d'une reſpiration fréquente, & qu'on ne ſauroit ſuſpendre ſans crainte d'étouffer.*

VI. *Ronflement*, *ſterteur*, *râlement*, reſpiration accompagnée d'un ſon grave, tremblottant, & de ſifflement dans le goſier.

VII. *Dyſpnée*, difficulté de reſpirer chronique, comme dans l'aſthme, & non intermittente, en quoi elle differe de celui-ci.

VIII. *Asthme*, maladie chronique, dont le principal symptome est une difficulté de respirer, qui revient périodiquement.

IX. *Orthopnée*, difficulté de respirer précipitée, & pour l'ordinaire aiguë, en quoi elle differe de l'asthme & de la dyspnée.

X. *Angine*, elle differe des précédentes par le rétrécissement du gosier.

XI. *Douleur de poitrine*, c'est une espece d'essouflement, dont le principal symptome est une douleur de poitrine, & pour l'ordinaire de côté, sans fievre aiguë, en quoi elle differe de la pleurésie.

XII. *Rhume de poitrine*, difficulté de respirer, avec un sentiment de pesanteur dans la poitrine, laquelle est précédée ou suivie du coryza, d'éternument, d'enrouement, &c.

XIII. *Hydropisie de poitrine*, elle differe de la dyspnée par la pâleur du visage, l'enflure œdémateuse des pieds & des mains, par les symptomes de l'éphialte, & la difficulté qu'a le malade de se toucher horizontalement.

XIV. *Empyeme*, il differe de l'hydropisie de poitrine par la fievre hectique, qui est plus évidente, par la maigreur & l'inflammation du poumon, qui a précédé & qui est venue à suppuration.

THÉORIE DE LA CINQUIEME CLASSE.

MALADIES DYSPNÉIQUES OU ASTHMES.

1. DIFFICULTÉ de respirer, (*Difficultates respirandi*,) vulgairement, maladies asthmatiques, (*morbi anhelosi*,) appellées *asthmata*, asthmes, par les Grecs, d'*aazo*, je respire avec peine.

Les malades sont appellés par les Grecs, *Dyspnoicoi*; & par les Latins, *Anhelosi*, Asthmatiques.

« Le hoquet, la toux, les rapports, » le bâillement, &c. ne sont, suivant » *Galien*, qu'une espece de mouvement illégitime ». Il prétend que ces maladies sont de la même classe que les ſpaſmodiques, & en effet il n'y a pas beaucoup de différence entr'elles.

Riviere attribue la difficulté de reſpirer à la dépravation du mouvement, dont elles ne different qu'en ce que les muſcles de la reſpiration agiſſent tantôt naturellement, tantôt librement la nuit comme le jour, ce qui n'arrive point aux muſcles des membres.

Lorſque la nature ne fait aucun effort pour reſpirer, que la poitrine reſte comme immobile, & qu'il ne paroît ni par les geſtes ni par le mouvement qu'on ait envie de reſpirer, comme il arrive dans la ſyncope, la catalepſie, l'aſphyxie, on ne peut mettre cette *aſpnée* au rang de l'aſthme ou de la difficulté de reſpirer, vu que le mouvement n'a rien de difficile, lorſqu'on ne fait aucun effort pour agir, & qu'on ne témoigne aucun déſir de le faire.

2. La reſpiration eſt un mouvement de la poitrine, par lequel elle ſe dilate & elle ſe contracte alternativement, d'abord pour recevoir l'air, & enſuite pour le chaſſer : le premier mouvement ſe nomme *inſpiration*, & le ſecond *expiration*.

Dans la reſpiration conſtante, la

quantité d'air qui ſort de la poitrine pendant l'expiration, eſt égale à celle qui y entre dans le temps de l'inſpiration; mais dans l'état de ſanté ces mouvemens ne ſont pas d'égale durée, & l'inſpiration ſe fait en moins de temps que l'expiration.

Quoique l'inſpiration ſoit plus courte que l'expiration, la maſſe des organes, je veux dire la poitrine & les poumons qu'elles font mouvoir, ſont cependant les mêmes; de ſorte qu'à juger des forces par les temps, il en faut beaucoup plus dans l'inſpiration que dans l'expiration.

3. Lorſque l'homme eſt en ſanté, la quantité d'air qu'il reſpire ſans ſe forcer, eſt, ſuivant *Borelli*, d'environ quarante pouces cubiques; mais lorſque la reſpiration eſt forte & profonde, elle monte, ſuivant *Jurin*, à deux cents vingt pouces.

4. PROPOSITION I. La quantité d'air qui entre dans les poumons dans l'inſpiration n'eſt point proportionnelle à la grandeur des reſpirations.

5. Car la quantité de la reſpiration eſt comme l'augmentation des trois dimenſions de la poitrine dans l'inſpira-

tion, & ſa diminution eſt égale à ſon augmentation dans l'expiration.

6. La quantité d'air que les poumons reçoivent dans l'inſpiration eſt en raiſon directe de cette augmentation de la poitrine, & en raiſon inverſe de la maſſe des poumons. Or la maſſe de ces derniers varie ſenſiblement dans l'état de ſanté; car dans les exercices violens, & dans les paſſions véhémentes, le ſang s'amaſſe dans les poumons, & il s'en faut d'autant que la quantité d'air qui y entre dans l'inſpiration ſoit proportionnelle à l'augmentation de la capacité de la poitrine.

7. S'il m'eſt permis d'appeller du nom *d'engorgement* le gonflement des poumons qui eſt occaſionné par le ſang, la lymphe, ou par tel autre fluide plus denſe ou plus gluant que l'air, la quantité d'air qu'ils reçoivent dans l'inſpiration & dans l'expiration eſt d'autant moindre, que cet engorgement eſt plus grand.

8. On peut mettre au rang des engorgemens tout gonflement interne des cloiſons de la poitrine, des viſceres, du bas-ventre, qui empêche la deſcente du diaphragme, de même que tout

corps étranger placé dans la cavité de la poitrine, qui empêche la dilatation des poumons; par exemple, la lymphe, le ſang, le pus, &c.

9. PROPOSITION II. L'engorgement des poumons augmente dans l'inſpiration, & diminue dans l'expiration.

10. On ne reſpire à peu près qu'une fois, pendant que le cœur en bat quatre; car M. *Robinſon* obſerve dans *ſon Economie animale* que ceux dans qui le cœur bat 65, 72, 116 fois par minute, ne reſpirent que 17, 19, 30.

11. J'ai obſervé, après le Docteur *Schilgting*, que toutes les veines, du moins les plus groſſes, ſe déſenflent & s'applatiſſent dans l'inſpiration, & qu'elles ſe gonflent & s'arrondiſſent dans l'expiration, & que dans le temps de l'inſpiration la pulſation des arteres qui partent de l'aorte diminue quelque peu, & qu'elle augmente dans l'expiration, comme chacun peut l'éprouver ſoi-même, lorſque ce mouvement de la poitrine eſt un peu fort & qu'il dure quelque temps.

12. On verra, ſi l'on fait attention à ce qui précede, qu'il entre plus de ſang dans les poumons dans le temps

de l'inſpiration, qu'il n'en ſort de ce viſcere, & du ventricule gauche du cœur; & qu'au contraire dans l'expiration, le ſang qui s'eſt amaſſé dans les veines continues à la veine cave, ſe porte en moindre quantité dans les poumons, que dans l'aorte par le ventricule gauche du cœur.

13. Or le ſang ne peut affluer en plus grande quantité dans les poumons, qu'il ne s'y amaſſe, & ne les engorge en quelque façon; d'où il ſuit que dans le temps de l'inſpiration il ſe forme dans ce viſcere un engorgement paſſager, qui ſe diſſipe dans l'expiration.

14. Mais comme la circulation continue dans ces entrefaites, & qu'il ſe fait quatre pulſations dans les arteres, il s'enſuit que dans l'inſpiration les arteres pulmonaires tranſmettent plus de ſang dans leur diaſtole & leur ſyſtole, que dans l'expiration, & que c'eſt tout le contraire des veines pulmonaires.

15. Dans l'inſpiration, le ventricule droit du cœur s'enfle, tandis que le gauche ſe déſenfle, & l'Anatomie & les injections nous apprennent que le premier eſt plus grand & plus ſuſceptible de dilatation que le ſecond. Puis

donc que ces ventricules tranſmettent la même quantité de ſang dans le temps que la reſpiration & l'inſpiration s'achevent, il faut néceſſairement plus de temps pour dégorger le ventricule gauche du cœur que le droit; & comme le gauche ſe vuide dans l'expiration, & le droit dans l'inſpiration, il faut auſſi que la premiere dure plus long-temps que la ſeconde.

16. Le ſang s'amaſſe dans les poumons pendant tout le temps de l'inſpiration, ce qui exige environ trois petits intervalles : l'engorgement des poumons ceſſe pendant cinq de ces intervalles, & à l'aide de la contraction du ventricule gauche, qui eſt la même que celle du droit, le ſang qui eſt de trop dans les poumons, paſſe dans l'aorte, qui le diſtribue dans toutes les parties du corps. Il arrive à cet égard la même choſe que lorſqu'on verſe la même quantité de liqueur dans deux entonnoirs, dont l'un eſt un tiers plus étroit que l'autre ; il met un tiers plus de temps à couler par celui qui eſt le plus étroit.

17. PROPOSITION III. La reſpiration augmente la vîteſſe du ſang, & le rend plus fluide.

18. Dans le temps de l'inſpiration & de l'expiration, la force motrice des muſcles intercoſtaux, dont le mouvement ſe renouvelle la nuit & le jour environ vingt fois par chaque minute, comprime de toutes parts le ſang contenu dans leur tiſſu, l'atténue & l'exprime. Or comme le broyement des corps entre le mortier & le pilon, ſi je puis me ſervir de cette expreſſion, eſt d'autant plus parfait, que l'action de l'un & la réaction de l'autre ſont plus grandes, de même le ſang doit mieux ſe broyer entre les muſcles & les vaiſſeaux que les os ſoutiennent, ou les autres muſcles, que dans tout autre viſcere dont les muſcles ſont plus mous, par exemple, dans les poumons, le cerveau, &c.

19. Comme la vîteſſe du ſang augmente après qu'il a ſurmonté les réſiſtances qu'il rencontroit, au moyen de la force qui lui a été imprimée, il acquiert de même plus de vîteſſe après que l'inſpiration a levé les obſtacles qu'il rencontroit en entrant dans les poumons dans le temps de l'expiration, les muſcles qui la ſecondent ſerrent plus fortement ce viſcere, & accéle-

rent la circulation du ſang dans les veines.

20. Mais comme le ſang étant pouſſé avec plus de force, s'échauffe, ſe réſout, & devient plus fluide; il s'enſuit que la reſpiration doit augmenter la vîteſſe & la fluidité du ſang. Dans les animaux froids, tels que les ſerpens & les tortues, la reſpiration eſt très-rare, elle eſt même ſuſpendue pendant des jours & des mois entiers, & de là vient que la circulation eſt très-tardive, & les fluides viſqueux & lents dans leur cours.

21. Dans les hommes, les oiſeaux, & les quadrupedes, le ſang circule avec beaucoup de vîteſſe, il a infiniment plus de chaleur & de fluidité : nous ne pouvons retenir notre reſpiration pendant deux minutes ſans courir riſque de mourir; nos actions ſont plus fortes & plus vives, notre ſommeil moins long, notre vie plus active; ce qui a fait dire aux Anciens que la reſpiration augmentoit la chaleur innée ou le principe de la vie, & diminuoit la chaleur actuelle des poumons.

22. PROPOSITION IV. Plus le ſang afflue avec force dans les poumons,

plus leur engorgement eſt conſidérable.

33. L'engorgement des poumons eſt l'effet de la preſſion latérale des vaiſſeaux, laquelle eſt occaſionnée par le ſang qui paſſe dans l'artere pulmonaire ; or *Bernoulli* démontre que cette preſſion, toutes choſes d'ailleurs égales, eſt d'autant plus grande, que la force qui agit ſur le fluide eſt plus grande, & l'émiſſaire plus petit que l'immiſſaire. Comme donc l'artere pulmonaire eſt plus flexible que l'aorte, lorſque l'action du ventricule droit vient à augmenter, elle doit d'autant plus ſe dilater, que l'orifice artériel, qui eſt l'émiſſaire (17), eſt plus petit que l'immiſſaire. Il s'enſuit donc que lorſque la force qui pouſſe le ſang dans les poumons augmente par l'exercice ou par les paſſions de l'ame, il faut néceſſairement que la preſſion latérale augmente à proportion.

24. Lorſqu'on fait quelque exercice violent, par exemple, que l'on court, que l'on crie, & qu'on porte de gros fardeaux, les muſcles ſe contractent avec plus de force, & le ſang qui ſe trouve preſſé, agit également de tous côtés ; mais comme il eſt pouſſé par derriere

derriere dans les veines par celui qui ſort des arteres, & qu'il eſt retenu par les valvules, il ſe porte avec plus de force dans la veine cave & dans le ventricule droit du cœur que lorſqu'on repoſe, ce qui fait que celui-ci ſe dilate davantage, ſe contracte plus fortement, & pouſſe avec plus de force le ſang dans les poumons ; ce qui joint à l'inſpiration, augmente l'engorgement, & ſurcharge davantage les poumons.

25. De là vient que dans ces circonſtances la preſſion latérale ſurmonte ſouvent la réſiſtance des artérioles, & que celles-ci venant à ſe rompre ou à ſe déchirer, le ſang s'épanche dans la cavité des poumons ; d'où s'enſuit une hémoptyſie. Une joie effrénée, lors ſur-tout qu'elle eſt accompagnée de grands éclats de rire, une colere exceſſive, un emportement que l'on réprime, produiſent les mêmes effets, parce qu'elles compriment fortement les vaiſſeaux, & de là vient qu'il ſe forme ſouvent des anévriſmes dans ces organes, qui ſont ſuivies de morts ſubites, dont la ſuffocation & la palpitation ſont les avant-coureurs.

26. La circulation ſe fait facilement

dans les vaisseaux tant que la vîtesse du sang qui succede reste la même, & qu'il n'y a point de réaction réciproque; cette facilité n'a point lieu dans les arteres tant qu'elles battent, mais bien dans les veines, lorsque l'ame & le corps sont en repos, & qu'il n'y a point de pléthore; mais dans l'exercice, lors sur-tout qu'il y a pléthore, la pression latérale a lieu dans les veines, le sang ne circule plus avec la même facilité, & la pression des vaisseaux des poumons augmente.

27. On voit par là d'où vient que lorsque les arteres n'ont presque point de battement, comme dans la syncope, la catalepsie, la cataphore, la débilité causée par la vieillesse, le carus causé par le froid, la submersion, la suspension, la cataphore ou l'apsnée hystérique, la respiration est si douce, si tranquille & si foible, qu'on ne l'apperçoit presque pas; ce qui prouve que la respiration doit pareillement être insensible, lorsqu'il n'y a ni pression latérale, ni engorgement des poumons.

28. J'ai vu autrefois mourir un mari & une femme âgés de près de cent ans.

J'apperçus qu'ils se refroidissoient peu à peu, qu'ils devenoient immobiles, que leur pouls devenoit plus rare, de maniere qu'il ne battoit que trente à quarante fois dans une minute; leur respiration devint à proportion plus foible & moins fréquente; de sorte que je doutois pendant quelques heures s'ils étoient morts ou vivans.

29. Je retirai des mains du Bourreau un homme qu'on venoit de pendre & qui ne donnoit presque aucun signe de vie, & je le saignai trois fois pour la lui rendre; mais dans le temps que ce malheureux se croyoit sauvé, son cou s'enfla, ses sens s'obscurcirent, sa respiration devint plus rare, son pouls battit à peine quarante fois dans une minute, il perdit peu à peu le pouls & la respiration, & il mourut sans s'en appercevoir. Il arrive la même chose à ceux qui se noient; lorsque la circulation est foible, la respiration l'est aussi, quoiqu'on croie qu'elle diminue proportionnellement à l'engorgement des poumons; d'où il suit que cet engorgement n'a pas toujours lieu dans ceux qui se noient ou que l'on pend.

30. PROPOSITION V. La nécessité

de la respiration est proportionnelle à la chaleur des poumons & à celle de l'air qu'on inspire.

31. Dans l'état de santé, l'air qu'on inspire est toujours plus froid que celui qu'on expire, car la chaleur du sang qui arrose les poumons est en hiver de 28 degrés, lorsque celle de l'air n'est que de 10. Comme donc la chaleur se répand dans les corps conti gus, & y acquiert la même température, l'air que l'on inspire s'échauffe par le moyen du sang, & il sort des poumons beaucoup plus chaud qu'il ne l'étoit. M. *Hales* prétend que lorsqu'on retient sa respiration pendant une minute, la chaleur du sang augmente de deux degrés. Les Anciens ont donc eu raison de dire que la respiration servoit à rafraîchir le sang.

32. De trente onces environ que nous dissipons journellement par la perspiration, il s'en exhale vingt-deux des poumons, au rapport de M. *Hales*, cet homme incomparable dans les expériences qui ont rapport à la Physique & à la Médecine. Comme donc cette vapeur fumante qui sort dans l'expiration est d'autant plus abondante,

que l'air qu'on inſpire eſt plus froid, comme nous l'apprenons de l'Hydroſtatique (car les corps légers s'élevent d'autant plus promptement dans les fluides, que les racines de la gravité ſpécifique la plus légere, ſurpaſſent celle de la gravité la plus denſe), il s'enſuit que la reſpiration eſt utile pour diſſiper les vapeurs fuligineuſes des poumons, lors ſur-tout que l'air eſt froid.

33. Il s'enſuit donc que plus l'air qu'on attire dans l'inſpiration eſt chaud, moins la différence des gravités ſpécifiques eſt conſidérable dans l'inſpiration, & par conſéquent que l'excrétion des vapeurs excrémentitielles eſt moins abondante, qu'elles ſont plus nuiſibles, qu'elles incommodent & preſſent davantage les poumons, & que le déſir de reſpirer un air nouveau, pur & froid, devient plus vif.

34. Moins la circulation eſt libre, plus elle eſt forcée dans les poumons, plus le frottement, occaſionné par l'action & l'impulſion du ſang qui ſuit, & la réaction ou la lenteur de celui qui précede, augmente, (19) plus la chaleur augmente dans les poumons &

dans l'air contigu ; & comme c'est là le signe & l'effet de l'engorgement, de là vient que l'on se sent plus incommodé, & qu'on désire de respirer un air plus abondant & plus froid, pour lever l'obstruction & calmer la chaleur.

35. La respiration est moralement nécessaire, parce que l'homme ne peut vivre sans elle, que quelques momens avec des anxiétés mortelles ou insupportables ; d'où il suit que plus la chaleur des poumons & celle de l'air qu'on inspire sont considérables, plus cette anxiété augmente, lorsqu'on ne respire point un air nouveau, & plus on est obligé de réitérer & d'accélérer la respiration.

36. Dans les fievres, sur-tout dans celles qui sont ardentes, dans la péripneumonie qui survient en été, cette nécessité de respirer augmente à proportion que l'air est plus échauffé, & que la chaleur & l'engorgement des poumons sont plus considérables ; de là, ce désir de respirer un air plus froid, qui, quoiqu'il n'ait point encore de nom comme la faim & la soif, ne se fait pas moins sentir, & n'exige pas moins qu'on le satisfasse.

37. On appelle *Bien* ce qui améliore notre état, & nous rend plus parfaits; par exemple, les alimens, lorsqu'on a faim, & la boisson, lorsqu'on a soif, sont regardées avec raison comme des biens, & on les désire d'autant plus, qu'ils sont plus nécessaires pour le maintien de la vie, quoiqu'il y ait des gens qui en abusent; aussi peut-on dire qu'ils ne connoissent ces biens que de nom. De même le désir de l'air est très-vif dans les asthmatiques; & cependant les Physiologistes le connoissent si peu, qu'ils n'en font aucune mention.

38. Voici la définition qu'en donne *Aretée, lib. 3. cap. 1. de asthmaticis.*

» Ceux qui sont attaqués de cette
» maladie, sont si avides de respirer
» un air froid, qu'ils cherchent tou-
» jours les lieux spacieux & décou-
» verts; leur maison, quelque grande
» qu'elle soit, leur paroît toujours trop
» petite pour respirer, ils ouvrent la
» bouche le plus qu'ils peuvent, afin
» de l'humer en plus grande quantité ».

39. Le *plaisir* consiste dans la perception intuitive de notre pefection; & puisque le *bien* est ce qui nous rend

parfaits, il s'ensuit que sa possession nous fait plaisir & comble nos souhaits. Comme donc l'air qu'on inspire leve les obstructions des poumons, les soulage, & rend notre état plus parfait, il n'est pas étonnant qu'il fasse tant de plaisir aux asthmatiques, aux dyspnéiques, & à ceux qui ont peine à respirer, &, pour me servir de l'expression de *Galien*, qu'il remplisse les vœux du cœur. Au contraire, le défaut de respiration & la suffocation sont si incommodes à l'ame, & la jettent dans un si grand désespoir, qu'il n'y a rien que l'homme ne soit prêt à souffrir, plutôt que d'être privé de l'air.

40. C'est ce que j'ai éprouvé dans un chien, autour du museau duquel, à l'exemple de M. *Hales*, j'avois attaché une vessie de cochon pleine d'air; il fut gai & tranquille pendant plusieurs minutes; mais l'air de la vessie s'étant enfin épuisé, & la vessie s'étant désenflée dans l'inspiration, il cherchoit en inspirant plus profondément une grande quantité d'air, il s'efforçoit même par des inspirations plus fréquentes, de regagner ce qu'il manquoit à chacune. A la fin, les respirations devinrent plus

fréquentes & plus foibles, la débilité augmenta à proportion, & le chien, après avoir témoigné beaucoup d'anxiété, d'inquiétude, & fait plusieurs efforts, se coucha, sua beaucoup, & demeura comme mort, tant que la vessie fut vuide.

41. Ayant alors inséré un tube par-dessous la ligature, & soufflé de nouvel air dans la vessie, le chien revint peu à peu, il respira avec plus de liberté, & reprit ses premieres forces; mais lorsque je soufflois une plus grande quantité d'air, ou que je pressois fortement la vessie avec la main, il donnoit les mêmes signes de suffocation que lorsque l'air lui manquoit, à cause sans doute qu'il ne pouvoit entrer dans les poumons.

42. PROPOS. VI. La faculté motrice qui réside dans les êtres vivans, augmente de diverses façons la respiration, la ralentit, l'accélere, selon que le besoin de la vie l'exige.

43. Lorsque le sommeil est tranquille, & qu'il n'est point troublé par des songes fâcheux, la respiration est douce, égale, lente & réguliere. Lors au contraire que l'âme en dormant est agitée

par des ſonges & des viſions agréables ou effrayantes, la reſpiration eſt la même dans ceux qui dorment, que dans ceux qui en veillant ſont agités des mêmes paſſions, avec cette différence qu'ils en ignorent les motifs & les circonſtances.

44. Lorſqu'on eſt éveillé, les actions libres interrompent les naturelles; & il en eſt alors de la reſpiration comme du pouls que le travail, la courſe, la colere, le criaillement, rendent plus fort & plus fréquent. Les ſoucis, l'étude, le repos de l'eſprit & du corps, rendent au contraire le pouls plus petit & plus lent, & ils produiſent le même effet par rapport à la reſpiration.

45. Le ſommeil & le repos qui ſervent à réparer les forces, ſuſpendent les actions libres; & comme les forces ſont néceſſaires à la reſpiration, ce ſeroit inutilement qu'on les emploieroit à la rendre plus vive & plus fréquente. Auſſi la faculté la rend-elle tardive & réguliere, lorſque rien ne l'oblige à agir autrement, pour avoir le temps de réparer les forces dont le corps a beſoin.

46. Lors au contraire qu'on eſt obligé

d'agir, de contracter les muscles, ou que l'imagination nous représente les mêmes idées & les mêmes passions pendant notre sommeil, alors le cœur pousse le sang avec plus de force ; les muscles en se contractant accélerent le cours du sang dans les poumons, ce qui y cause des engorgemens (*Propos. V.*) qui ne peuvent être détruits que par des expirations & des inspirations plus fortes & plus fréquentes.

47. Lorsqu'on n'a aucune idée du bien ni du mal, qu'on n'est agité d'aucune passion, alors le corps & l'ame jouissent du même repos que dans le sommeil, & la respiration devient tranquille, pour que les forces ne se dissipent pas inutilement ; d'où l'on voit que la faculté motrice ne retarde ou n'accélere la respiration que lorsqu'elle y est forcée.

48. Lorsque quelque chose de nuisible s'arrête dans les bronches ou incommode le larynx, comme l'expérience nous a appris que cette incommodité cesse à l'aide d'une expiration forte & sonore, à laquelle on donne le nom de *toux*, & que les mains ni les pieds ne font d'aucun secours pour

y apporter du ſoulagement, la faculté motrice excite une toux redoublée, juſqu'à ce que la choſe nuiſible ſoit ſortie.

49. Lorſque l'ennui, le ſommeil, ou un trop long repos, font languir le poumon, qu'il ne peut former aucun ſon, & que le ſang s'y arrête, comme il n'y a rien de meilleur pour corriger cet état qu'une inſpiration forte, ſucceſſive & long-temps continuée, que l'on appelle *bâillement*; la faculté motrice l'excite, & nous met par là à notre aiſe.

50. On voit donc que la faculté motrice varie les mouvemens de la reſpiration, ſelon que la diverſité des circonſtances, le déſir de l'ame, l'utilité de la vie & de la ſanté l'exigent.

51. PROPOS. VII. La faculté motrice qui fait agir la reſpiration, eſt la même qui veille aux beſoins de la vie, ſoit que la volonté y conſente ou non.

52. Lorſqu'un homme, qui connoît la ſupériorité de ſon ennemi, cede à la crainte & prend la fuite, quoique ſa raiſon & ſa volonté y répugnent, perſonne ne doute que la puiſſance qui fait agir les muſcles ne ſoit dans le

même principe qui craint. Lorſqu'un homme, preſſé de la faim ou de la ſoif, s'empare de mets que la raiſon lui défend, les mange & les dévore malgré lui comme un phrénétique; perſonne ne doute non plus que la faculté qui exécute ces mouvemens, n'appartienne au même principe qui appete les alimens, qui les voit & qui les déſire.

53. Comme nous ne connoiſſons autre choſe dans l'homme que l'ame & le corps, & que la matiere par elle-même eſt inſenſible, réſiſte au mouvement, n'a aucun déſir, & eſt incapable d'agir; on ne peut douter que le principe qui meut, qui ſent, qui déſire, qui craint en nous ne ſoit l'ame. Il ne faut donc pas douter non plus que la faculté motrice qui nous fait reſpirer, ne ſoit la même qui pourvoit aux beſoins preſſans de la vie, ſoit que la volonté y conſente ou non.

54. Le principe à qui nous devons le ſentiment, l'intelligence & le mouvement, s'appelle l'*ame*, ſuivant tous les Médecins & tous les Philoſophes de l'antiquité; d'où il ſuit qu'elle eſt le principe en qui réſide la faculté

motrice des organes de la respiration.

55. Ce mot de faculté ne doit effrayer personne, vu que je n'entends par là que la puissance d'agir. Ce nom ne nous met pas mieux au fait de la maniere dont elle fait agir les muscles, mais il a été adopté par tous les anciens ; il ne contient aucune erreur, & on n'a aucune bonne raison pour l'omettre.

56. Les facultés de l'ame sont de trois sortes, elles sont subordonnées les unes aux autres, & elles conspirent toutes à une même fin ; savoir le bonheur de l'homme, autant qu'il dépend d'elles de le procurer. Le principal motif qui les fait agir, est l'amour de soi-même, appellé par les Grecs *philautia*. Il y en a d'autres, comme l'*instinct*, qui excitent en nous des idées confuses des objets ; d'autres, qui nous en donnent de distinctes & d'universelles, c'est l'entendement ou la raison; les autres désirent les biens & fuient le mal que ces idées leur représentent, sous les auspices de l'instinct & de l'habitude, comme la *cupidité*; ou sous ceux de l'entendement & de la raison, comme la *volonté*. Enfin la faculté mo-

trice obéit à la cupidité, ou à la volonté & à la raison ; si elle se laisse guider par la cupidité, elle est appellée vulgairement *nature* par la plupart des anciens & des modernes ; si elle obéit à la volonté, on lui donne le nom de *liberté* ; & de là vient que *Wolff* & les autres Philosophes divisent les actions en naturelles & libres, ou en involontaires & volontaires.

57. Dans l'état de perfection, la volonté a le même désir pour le bien que la cupidité, la liberté agit de concert avec la nature, & toutes les facultés sont d'accord entr'elles.

58. Mais dans l'état d'imperfection, souvent la raison & la volonté conseillent une chose que la cupidité désapprouve, comme cela paroît par l'exemple des appétits, auxquels on donne les noms de faim & de soif, lorsqu'elles ont pour objets des choses défendues. Rien n'est plus fréquent que de voir les actions d'un même homme s'opposer tour à tour aux facultés de l'ame, de maniere que l'une cherche ce que l'autre fuit.

59. Lorsque le corps est en santé, la respiration est libre & naturelle, de

maniere que ces facultés sont toujours guidées par l'amour de soi-même ; & lorsqu'une certaine respiration est nécessaire à la vie, & qu'il est indifférent que l'on respire d'une façon ou d'une autre, la nature s'en tient constamment à la premiere, soit que la volonté y consente ou non. Nous avons cependant la liberté de varier notre respiration, selon les différens besoins où nous nous trouvons ; par exemple, nous sommes les maîtres de tousser, d'éternuer, de rire, de crier, & de prolonger ou d'abréger l'expiration & l'inspiration comme bon nous semble.

60. Dans l'état morbifique au contraire, comme la maniere de respirer, prescrite par les circonstances, ne peut changer sans douleur, ou sans mettre la vie en danger, c'est la nature même qui se mêle de la respiration, & elle ne dépend nullement de la volonté ; de même que lorsque nous sommes poursuivis par un ennemi, elle nous fait hâter nos pas, & nous n'avons point la liberté de danser, ni de marcher avec élégance, parce que le danger nous presse. Si j'ai un peu plus insisté sur cet article que je ne devois,

c'eſt que *Galien* a obſervé depuis long-temps que la connoiſſance de la faculté qui gouverne la reſpiration, eſt extrêmement néceſſaire au Médecin ; & il blâme ceux de ſon temps de négliger de s'inſtruire de ſon motif & de ſon utilité. *Galen. de Dyſpnœa, lib. 1.*

61. Il réfute au reſte avec beaucoup de force les objections que lui faiſoient les Médecins de ſon temps. La reſpiration, lui diſoient-ils, ſe fait pendant que nous dormons, & à notre inſu, & par conſéquent elle ne dépend point des facultés de l'ame ; à quoi il répond : *que de l'aveu de tout monde, il y a pluſieurs milliers de mouvemens qui dépendent de l'ame, tels que le marcher, la parole, le changement de poſture, &c.* que nous faiſons en dormant & ſans nous en appercevoir ; car le ſommeil n'éteint point entiérement les actions de l'ame, il ne fait que les affoiblir & les rendre moins ſenſibles.

62. Mais, lui diſoit-on, la reſpiration ſe fait à notre inſu ; & il répond à cela que les actions involontaires ne dépendent pas moins de l'ame que celles qui ſont arbitraires & agréables, comme appeller du ſecours, franchir un foſſé, pour éviter la mort.

63. On lui objectoit qu'il y avoit beaucoup d'obscurité dans ce sentiment, & qu'il y avoit encore là-dessus plusieurs doutes à résoudre ; par exemple, que nous nous souvenons des autres actions que nous avons faites, & que nous savons même les avoir désirées ; ce qui n'arrive point dans la respiration forcée ; mais *Galien* répond à cela, que nous remuons les autres parties du corps sans nous souvenir que ces mouvemens dépendent de l'ame, sur-tout lorsque nous sommes agités de quelque passion violente, que nous dormons, que nous sommes pris de vin, ou dans le délire, mais que cela n'empêche pas que l'ame ne les ait dirigés.

64. PROPOS. VIII. La faculté qui nous fait respirer dans les maladies urgentes, pourvoit aux besoins de la vie, & quoique sans instruction, elle fait tout ce qui est nécessaire.

65. La *nature*, dit *Hippocrate dans le sixieme livre des Epidémiques*, guérit elle-même les maladies, & quoique sans instruction, elle fait tout ce qu'il convient de faire ; & l'on en peut dire autant de la faculté qui regle les mou-

vemens de la respiration dans les maladies. Car tout ainsi qu'un ouvrier & un artisan, sans le secours d'aucune instruction & guidé par le seul instinct, exécute mieux un ouvrage que le plus habile Machiniste qui n'a point d'expérience, qu'il prend un levier par le bout, & non par le milieu, pour s'en servir avec plus de succès; de même, quoique la nature ne connoisse ni ses organes, ni ses forces, elle ne laisse pas de les mouvoir conformément au désir de l'animal, avec des forces proportionnées à ses facultés & au besoin où il se trouve. C'est sans le savoir, & même malgré nous, que nous transportons en marchant le centre de gravité tantôt d'un côté, tantôt vers la jambe opposée, & que nous gardons l'équilibre, que nous ne connoissons pas même de nom.

66. Il est à craindre que l'engorgement des poumons n'interrompe la circulation du sang & nous expose à une mort certaine; & le remede le plus efficace pour le faire cesser, est une inspiration & une expiration plus fortes; car l'inspiration, lorsqu'elle est forte, dilate & alonge les vaisseaux des pou-

mons qui s'étoient ridés & rétrécis, & augmente leur capacité; les angles qu'ils forment deviennent plus grands, le sang trouve plus de liberté pour circuler, & la capacité de la poitrine augmente, au moyen de quoi les poumons se trouvent moins pressés, & l'engorgement diminue. Après qu'une partie du sang a pris son cours dans l'inspiration, l'autre partie est poussée dans l'expiration dans les veines & dans le ventricule, ce qui détruit l'engorgement, & soulage le malade.

67. Comme pour augmenter la respiration il faut une plus grande dépense de forces, que cette dépense est une perte, qu'elle affoiblit lorsqu'elle dure trop long-temps, & que la mort est infaillible, lorsque les forces sont totalement épuisées, la nature tient un milieu entre la prodigalité & la trop grande économie, parce que la premiere produit la débilité, & la seconde la suffocation. Cette distribution des forces mouvantes, qui corrige souvent toute seule l'état morbifique des poumons, & rétablit la santé, a paru si sage à *Hippocrate*, qu'il n'a pas craint de l'attribuer à un Etre intelligent & équita-

ble, ſavoir à la *Nature;* dont la prévoyance, ſuivant *Galien*, veille à la conſervation des animaux, pendant qu'ils ſont en ſanté, & les guérit lorſqu'ils ſont malades, d'où vient qu'il ne ſe laſſe point de l'admirer. *Galien in Hippocr. Epid. 6.* Elle proportionne tellement ſes forces à l'intenſité du principe morbifique & au danger qui la menace, qu'elle le combat ſans relâche lorſqu'il eſt preſſant, au lieu qu'elle ne l'attaque que par repriſes s'il ne l'eſt pas, afin d'avoir le temps de les réparer.

68. La Médecine, guidée par la raiſon & l'expérience, ou par les idées qu'elle a du bien & du mal, eſt en état de corriger les efforts de la nature lorſqu'ils ne ſont pas tels qu'ils doivent être; mais elle eſt impuiſſante lorſque la nature ne la ſeconde point, au lieu que la nature ſe paſſe ſouvent de ſon ſecours, ainſi qu'on en a un exemple dans les animaux & les gens de la campagne; elle n'eſt point ſoumiſe aux ordres du Médecin; mais celui-ci, qui eſt ſon miniſtre & ſon interprete ne peut lui commander qu'autant qu'il ſait lui obéir. *Baglivi*, *pag. 1.*

69. La force eſt la cauſe des actions, mais la faculté eſt le principe des forces. Comme il importe extrêmement de connoître les actions & les forces dont la nature eſt capable dans les maladies, puiſqu'elles indiquent l'intenſité du principe morbifique & l'énergie des remedes, je trouve à propos de joindre ici quelques lemmes touchant la dépenſe des forces qui ſe fait dans la reſpiration, à cauſe de l'utilité dont ils peuvent être dans la Théorie de la Médecine.

70. La poitrine eſt comme un ſoufflet, dont les panneaux étant levés par la puiſſance motrice, l'air s'introduit dans ſa cavité, & en ſort par un orifice d'une grandeur conſtante, lorſque les panneaux ſe baiſſent. On peut donc appliquer à la reſpiration ce que les Mécaniciens diſent du ſoufflet.

71. PROPOS. IX. La faculté motrice qui fait agir un ſoufflet ou une poitrine d'une grandeur déterminée dans l'inſpiration & l'expiration, emploie d'autant plus de force, l'orifice étant le même, que le quarré de la vîteſſe de l'air qui entre & qui ſort eſt plus grand, comme le démontre M. *Mariotte*.

72. Il eſt démontré que la force qui met un fluide en mouvement eſt comme le quarré de ſa vîteſſe ; de ſorte que ſi la vîteſſe eſt double, la force eſt quadruple ; ſi elle eſt triple, la force doit être neuf fois plus grande.

73. PROPOS. X. Si l'orifice étant le même, la capacité ou la ſection tranſverſale du ſoufflet ou de la poitrine eſt différente, la force néceſſaire pour faire mouvoir l'air dans l'expiration & l'inſpiration ſera la même ; mais il faut une force d'autant plus grande pour lever & baiſſer les panneaux avec une vîteſſe donnée, que le quarré de la ſection tranſverſale du ſoufflet ou de la poitrine eſt plus grand.

74. Si la ſection tranſverſale d'une ſeringue, ou la baſe du piſton qui lui eſt égale, eſt dix fois plus grande que l'orifice, il eſt évident que ſa vîteſſe ſera dix fois plus petite que celle du fluide qui en ſort ; ſi l'orifice étant le même, la baſe du piſton n'eſt que cinq fois plus grande, ou ſous-double de la premiere, la vîteſſe du fluide ſera cinq fois plus grande que la vîteſſe du piſton ; par où l'on voit que la vîteſſe du fluide par l'orifice eſt d'autant plus gran-

de que celle du piston, que la base de celui-ci est plus grande, eu égard à l'orifice, & par conséquent qu'elle est comme la base du piston.

75. Les forces qui font mouvoir les fluides étant comme les quarrés de leurs vîtesses, il s'ensuit que celles qui sont nécessaires pour faire agir le piston ou le soufflet avec une vîtesse donnée & avec un orifice donné, sont comme les quarrés des sections transversales du soufflet, ou des bases du piston.

76. Si donc l'orifice du larynx étant le même, la section transversale de la poitrine est deux fois plus grande, comme il arrive dans les adultes respectivement aux enfans, il faudra à l'adulte, pour mouvoir la poitrine avec la même vîtesse que l'enfant, une force quadruple : mais comme dans les grandes inspirations la section transversale de la poitrine augmente plus à proportion que l'orifice de la trachée artere, la force nécessaire pour mouvoir la poitrine dans les grandes inspirations avec la même vîtesse est d'autant plus grande, que le quarré de la capacité de la poitrine est plus grand.

77. Il suit encore de là qu'en employant

ployant la même force motrice dans les grandes inſpirations, la poitrine agit avec d'autant moins de vîteſſe, que la ſection tranſverſale de la poitrine eſt plus grande, & au contraire; mais la vîteſſe de l'air reſte la même.

78. PROPOS. XI. Les forces requiſes pour rendre la reſpiration plus fréquente, ſont comme les nombres des reſpirations dans un temps donné dans l'état de ſanté.

79. La capacité de la poitrine augmentant, les forces requiſes pour reſpirer une double quantité d'air dans un temps donné, ſont comme les quarrés des quantités (76); mais il ſuffit pour reſpirer une double quantité d'air que la fréquence ſoit double, donc il faut une force double.

80. On dit que la reſpiration eſt fréquente, lorſqu'on reſpire un plus grand nombre de fois dans un temps donné; & comme la force eſt la même dans chaque reſpiration ſemblable, la ſomme des forces dépenſées eſt comme le nombre des reſpirations, ou comme leur fréquence, pourvu que la vîteſſe de chaque reſpiration ſoit la même que dans la reſpiration ordinaire.

81. PROPOS. XII. La quantité d'air inſpiré ou expiré dans un temps donné, eſt en raiſon compoſée de la fréquence & de la grandeur des reſpirations.

82. En effet, ſi l'on inſpire une quantité donnée d'air dans une inſpiration, on en inſpirera deux dans deux, trois dans trois inſpirations ſemblables ; ſi l'inſpiration eſt deux fois, trois fois plus grande, la ſection tranſverſale, ou la capacité de la poitrine ſera auſſi deux fois, trois fois plus grande ; & il en ſera de même de la quantité d'air inſpirée : & comme la fréquence n'eſt point incompatible avec la grandeur, ſi la reſpiration devient deux fois plus fréquente, & trois fois plus grande, la quantité d'air qu'on reſpire ſera ſix fois plus grande.

83. Lorſque l'orifice du larynx eſt le même, la vîteſſe de l'air qu'on reſpire eſt proportionnée à ſa quantité; & comme les forces ſont comme les quarrés des vîteſſes, il s'enſuit que les forces employées dans la reſpiration, ſont comme les quarrés des quantités de l'air qu'on reſpire, ſi toutes choſes ſont d'ailleurs égales.

84. PROPOS. XIII. Lorſque la capacité de la poitrine augmente, les forces requiſes pour augmenter la quantité d'air qu'on reſpire, ſont plus grandes que lorſque c'eſt la fréquence qui augmente.

Lorſque la capacité de la poitrine augmente dans les grandes inſpirations, les forces requiſes pour les effectuer ſont comme les quarrés des accroiſſemens de la poitrine.

J'ai trouvé le diametre de ma poitrine dans la petite inſpiration de cent vingt lignes, dans la médiocre de cent vingt-quatre, dans la plus grande de cent vingt-huit. Les accroiſſemens de la capacité dans ces cas, eu égard à ceux des diametres, ſont entr'eux comme les différences des quarrés de ces longueurs, leſquels quarrés ſont à peu près comme 14, 15, 16; d'où il ſuit que les différences ſont 0, 1, 2, ou comme les différences des diametres.

J'ai découvert autrefois, & indiqué dans ma Théorie des tumeurs, *pag. 11.* quelles ſont les forces requiſes pour alonger les fibres circulaires de la veſſie, à laquelle on peut comparer les deux poches qui compoſent la plevre,

La vessie étoit comprimée par l'eau que j'y versois de différentes hauteurs, les forces alongeantes étoient comme ces hauteurs. Lorsque l'eau s'élevoit dans le tube de six pouces au-dessus du sommet de la vessie, sa circonférence augmentoit de dix-neuf lignes; lorsqu'elle s'élevoit à vingt-quatre pouces, sa périphérie ne devenoit point quadruple, comme la force comprimante, elle étoit à peine double; il falloit même que l'eau s'élevât à la hauteur de trente pouces, pour que la circonférence augmentât de trente-huit lignes. On voit donc que les forces requises pour alonger les fibres circulaires d'un sac membraneux de notre corps, sont comme les quarrés de ces alongemens.

Dans le cas en question, les différences des volumes de la poitrine sont entr'elles comme les alongemens des fibres, comme on vient de le voir; donc les forces requises pour rendre la respiration plus forte qu'à l'ordinaire, sont entr'elles comme les quarrés des quantités dont la poitrine augmente; ce qu'il falloit prouver.

85. Il suit de la Proposition X, que si la capacité de la poitrine augmente,

& que l'orifice de la glotte reste le même, comme il y a lieu de le croire, la force requise pour contracter ou dilater la poitrine avec la même vîtesse, croît comme le quarré de la capacité, ou de la section transversale de la poitrine. Mais il y a toute apparence que l'orifice de la glotte augmente lorsque l'air sort avec plus de vîtesse; si donc on suppose, ce qu'il est facile de prouver, que l'orifice de la glotte augmente moins que la cavité de la poitrine, il sera toujours vrai de dire, que la force requise pour mouvoir la poitrine avec la vîtesse ordinaire lorsque la respiration est plus grande, excede celle qui répond au quarré de l'augmentation de la poitrine.

86. Il s'ensuit donc que l'épargne des forces est deux fois plus grande lorsque la fréquence est double, que lorsque la grandeur est double; triple lorsque la fréquence est triple, que lorsque c'est la grandeur qui l'est; car c'est épargner que de respirer la même quantité d'air en employant moins de forces, & cette égargne est en raison directe de l'effet qu'on veut obtenir, & en raison inverse de la force employée.

87. Cette propoſition répand un grand jour ſur la théorie de la Médecine. On voit maintenant ce qu'on ignoroit auparavant, pourquoi les forces diminuant lorſqu'on a beſoin de reſpirer, la nature rend la reſpiration plus fréquente, & ne la rend pas plus forte.

88. PROPOS. XIV. Dans le cas où l'orifice du larynx diminue, & que la capacité de la poitrine augmente, les forces requiſes pour faire agir la poitrine ſont en raiſon composée de la doublée du rétréciſſement du larynx, de la capacité de la poitrine & de la vîteſſe de ſon mouvement.

89. Si l'orifice du larynx devient deux fois plus petit, il faut pour qu'il paſſe une double quantité d'air, qu'on lui imprime une force quadruple; car ces quantités ſont en raiſon compoſée de la directe de la vîteſſe, & de l'inverſe du rétréciſſement de l'orifice.

90. Il faut donc une force ſeize fois plus grande lorſque la capacité de la poitrine reſte la même. Afin donc que la vîteſſe de la poitrine augmente du double lorſque le rétréciſſement & la capacité de la poitrine ſont doubles,

il faut une force soixante-quatre fois plus grande.

91. On voit par cet exemple la dépense des forces qu'il faut faire lorsqu'il s'agit d'augmenter la respiration, lors sur-tout que l'orifice du larynx diminue, & combien il en coûte à la nature pour l'effectuer.

92. Les forces de la faculté motrice sont limitées, & suivant les expériences de M. *Bernoulli* un ouvrier qui travaille dix heures par jour sans se lasser, leve à chaque seconde de temps un poids de soixante & dix livres à un pied de hauteur ou fait un travail équivalent.

93. Une partie de ces forces est employée à mouvoir le cœur, une autre à faire agir la poitrine, & une dixieme partie à la respiration. Lors donc que la respiration consomme dix fois plus de forces qu'à l'ordinaire, il faut nécessairement que tous les muscles languissent, & que l'homme tombe en peu de temps dans un épuisement total. Si l'on se lasse lorsqu'on chante seulement pendant quelques heures, combien à plus forte raison doit-on se lasser lorsqu'on respire avec peine la nuit comme le jour?

94. Lorsque la nécessité oblige d'augmenter les mouvemens nécessaires à la vie, par exemple, la respiration, le pouls, alors la nature, pour ménager ses forces, supprime ou diminue les mouvemens arbitraires, & réserve le fluide nerveux qui reste, pour de meilleurs usages; de là cette lassitude dans les mouvemens libres, tandis que les mouvemens naturels se renforcent.

95. La force de la faculté motrice est d'autant plus grande, qu'elle peut déployer une plus grande quantité de forces pendant long-temps sans se lasser.

96. Il s'ensuit donc que la force potentielle peut être très-grande, lorsque les forces actuelles sont très-petites, ce qui paroîtra une paradoxe à ceux qui confondent la faculté avec ses forces.

97. On peut comparer la force de la faculté à un réservoir plein d'eau, qui reçoit journellement une nouvelle quantité d'eau & qui se vuide de celle qui est superflue. Cette quantité ne passe pas les bornes fixées par la grandeur du réservoir, mais elle peut être plus grande ou plus petite, jusqu'à ce que le réservoir soit entiérement épuisé.

98. Lorsque le réservoir n'est point plein, la quantité d'eau est en raison directe de l'eau qui s'y rend continuellement par l'immissaire, & en raison inverse de celle qui sort par l'émissaire.

99. Tant que la force n'est pas dans son entier, la faculté est en raison directe de ce qu'elle reçoit, & en raison inverse de ce qu'elle dépense. Les forces se réparent par la nourriture & le sommeil, le superflu est employé aux actions naturelles & libres, & le nécessaire aux actions violentes.

100. Lorsque la faculté n'est pas dans son entier, moins nous recevons & plus nous dépensons, plus nos forces s'appauvrissent.

101. Mais comme plus nous employons de forces, & plus nous en dépensons, il s'ensuit que plus les actions augmentent dans les maladies, & plus la faculté s'affoiblit.

102. L'expérience nous apprend que les forces *coctrices* languissent dans les maladies fébriles, d'où il suit qu'elles sont moins propres à convertir les alimens en chyle & en sang, & à réparer les forces ; comme donc on reçoit moins de forces qu'on n'en dépense,

on ne doit pas être surpris que la débilité augmente.

103. La plus légere force suffit pour entretenir la vie, & nous voyons des malades entiérement épuisés, & tenus pour morts, qui recouvrent la santé; au lieu qu'on en voit d'autres, dans qui la faculté est entiere, emportés par la violence du principe morbifique. Comme ce n'est qu'en agissant & en employant ses forces que la nature peut se délivrer des principes morbifiques, & se garantir de la mort, lorsque celle-ci est prochaine, elle ne peut mieux les employer qu'à détruire les principes de la maladie, quand même l'événement ne seroit pas heureux; car il vaut mieux tenter un remede douteux, que de n'en employer aucun.

104. Les Grecs, les Arabes, les Latins ont toujours prétendu que la maladie n'étoit autre chose qu'un combat de la nature avec la matiere morbifique; cependant les Modernes, entre autres, *Pitcairn* & *Bellini* se sont efforcés de renverser cette théorie en regardant le corps comme une machine automate, qui agit par des lois qu'ils appellent mécaniques, sans but, par un

mouvement aveugle, & sans le concours de l'ame ni de la providence. Un pareil sentiment est contraire aux premiers principes de la mécanique, il dément les dogmes des Péres de la Médecine & les rend inutiles, vu qu'on ne peut les expliquer par cette nouvelle théorie. Mais en voilà assez sur cette secte de Chimistes & de Mécaniciens.

105. On juge de l'intégrité des forces de la faculté par la ressemblance de ses actions & de ses qualités avec celles qu'on remarque dans les sujets qui se portent bien. Dans la santé, la force de la faculté est ordinairement fort grande, ses forces, ou ses actions naturelles petites, régulieres & modérées; les autres libres, arbitraires & agréables.

106. Dans l'état morbifique, la force de la faculté est peu considérable, & diminue de jour à autre; ses forces ou ses actions vitales sont grandes, difficiles, irrégulieres, forcées; les autres gênées, languissantes, interrompues, incommodes.

107. Dans l'état de santé, la nature qui connoît ses forces, & qui se sent à couvert des injures de dehors & de dedans, exerce ses mouvemens, par

exemple, ceux de la respiration, d'une maniere douce, réguliere, paisible, modérée & sans violence; la liberté exerce son empire sur eux, elle use de ses forces comme bon lui semble, & change les mouvemens de la respiration comme elle le juge à propos.

108. Mais dans les maladies de la poitrine, la nature étant obligée de combattre la matiere morbifique, fait de plus grands efforts, & dissipe infiniment plus de forces qu'à l'ordinaire; & s'affoiblissant à la fin par la longueur du combat, elle n'exerce plus que des mouvemens irréguliers, inconstans, fâcheux, précipités & interrompus; les mouvemens libres, tels que la parole, le chant, sont gênés, foibles & amortis.

109. La respiration est dite *notablement fréquente* dans la pratique, lorsqu'elle se renouvelle plus de fois dans un temps donné, qu'elle n'a coutume de le faire lorsque le corps est en santé. On dit qu'elle est *rare*, lorsqu'elle est moins fréquente; *grande* & *petite*, selon qu'elle dilate plus ou moins la capacité de la poitrine.

110. PROPOS. XV. Une respiration

notablement fréquente marque & le besoin qu'on a de reſpirer & la foibleſſe de la faculté.

111. Une reſpiration fréquente épuiſe les forces proportionnellement à ſa fréquence; (Propoſ. XI.) puis donc que la perte des forces eſt un mal, qu'elle nous rend plus imparfaits, plus foibles & moins propres à agir, ce qui eſt incommode, (40) il s'enſuit que la fréquence de la reſpiration eſt incommode à la nature. Mais puiſque toute incommode qu'elle eſt, la nature la met en uſage, il faut néceſſairement que cette fréquence ſoit utile & néceſſaire au maintien de la vie. Lorſque nous faiſons une choſe par force, nous la regardons moins comme un mal, que comme une choſe néceſſaire. Perſonne ne fait le mal pour le plaiſir de le faire; nous ne faiſons que ce que nous voulons ou déſirons, & nous ne ſaurions déſirer ce qui nous paroît être un mal. Il s'enſuit donc que lorſque la nature rend la reſpiration plus fréquente aux dépens de ſes forces, elle ne le fait que par la crainte d'un plus grand mal, & qu'elle y eſt forcée par une dure néceſſité.

112. Il eſt vrai qu'elle pourroit parvenir au même but en la rendant plus forte; auſſi le fait-elle au commencement de la maladie en ſoupirant & en bâillant; mais dans la ſuite, comme les forces s'affoibliſſent peu-à-peu, elle eſt obligée de les ménager, & la fréquence ſeule ſatisfait à ces deux indications; (Propoſ. XIII. 84.) pour y parvenir, elle rend la reſpiration plus fréquente, lorſque la faculté eſt foible; ce qu'il falloit prouver.

113. PROPOS. XVI. Une reſpiration forte & fréquente marque qu'on a beſoin de reſpirer une plus grande quantité d'air, & que les forces de la faculté ſont plus grandes.

114. La force requiſe pour rendre la reſpiration forte & fréquente eſt en raiſon composée de la ſimple de la fréquence, & de la doublée environ de la capacité de la poitrine (76. 78.) Ainſi pour rendre la reſpiration deux fois plus fréquente, il ne faut qu'une force double de la force ordinaire; mais ſi elle eſt en même-temps deux fois plus grande, il faut une force plus qu'octuple. Ce travail épuiſe promptement les forces de la faculté, affoiblit

le corps, chagrine l'ame & lui fait craindre un événement funeste. Puis donc, que malgré la crainte qu'elle a de s'affoiblir, elle fait de si grands efforts, il est évident qu'elle craint encore davantage l'engorgement des poumons, & la suppression de la circulation; (66) d'où il suit que la nécessité de respirer une plus grande quantité d'air devient plus pressante, comme on l'a vu dans l'exemple du chien que j'ai rapporté, & qu'on l'observe souvent dans les asthmatiques.

115. Mais la faculté ne peut déployer tant de forces pendant quelque temps, qu'elle n'en ait beaucoup; si elle étoit foible, elle se borneroit à augmenter la fréquence, & elle seroit plus économe. Puis donc que la respiration est non-seulement fréquente, mais encore forte; c'est une preuve que le danger est plus pressant & qu'il faut plus de force que dans la respiration qui n'est que fréquente, mais moins cependant que dans l'état de santé.

116. Ce travail violent est de courte durée, car ou la faculté est bientôt épuisée & la mort survient, ou bien la

nature détruit la matiere morbifique & reste victorieuse.

117. PROPOS. XVII. Une respiration forte & fréquente marque un engorgement considérable dans les poumons, réel ou imaginaire.

118. L'Histoire de la Médecine nous apprend que ceux en qui la respiration étoit ainsi suffoquée, en ont été soulagés par des saignées réitérées, par une excrétion abondante de pus ou de sang, ou par le moyen de la paracentese; ce qui prouve que la matiere morbifique obstruante étoit considérable.

119. Lorsque les forces ne suffisent point pour évacuer cette matiere, ou pour la résoudre, & que le malade meurt, on trouve dans les poumons un squirre, un abcès ou du sang épanché, du pus, du sang, de la lymphe dans la poitrine, des anévrismes prodigieux dans les arteres, les ventricules & les oreillettes, qui marquent un engorgement considérable (8), & l'on a pour témoins de ce que j'avance les Auteurs cités dans le Sepulchreto, *cap. de Dispnœâ.*

120. Il est vrai que la nature fait souvent de pareils efforts, quoiqu'on

ne trouve point de pareil engorgement dans la poitrine; mais dans ce cas, ces efforts ſont paſſagers comme dans l'éphialte, la terreur panique, l'affection hyſtérique, l'orthopnée ; ou bien on trouve le larynx obſtrué par quelque corps qui y eſt caché, comme dans l'eſquinancie, ou rétréci par quelque choſe qui le preſſe par dehors, ce qui revient au même qu'un engorgement; ou bien les muſcles de la poitrine ſont engorgés de ſang, ou le ventricule qui eſt trop plein, fait remonter le diaphragme & les poumons, comme dans l'éphialte; ou bien enfin une imagination dépravée repréſente ces efforts comme néceſſaires; d'où il réſulte un engorgement imaginaire ou une conſtriction ſpaſmodique du larynx; car on doit ſe ſouvenir qu'une imagination dépravée ne ſéduit pas moins la nature que l'entendement, & les jette quelquefois dans l'erreur.

121. C'eſt ce qu'on remarque tous les jours dans l'éphialte. Lorſqu'un homme ſonge qu'un démon ou qu'une bête imaginaire l'étrangle, ou qu'un chat eſt couché ſur ſa poitrine, il eſt réellement ſuffoqué, & il fait les mê-

mes efforts que si ses poumons étoient réellement engorgés, ou que si on lui serroit effectivement le cou avec une corde ; mais tout cela s'évanouit avec le sommeil, ces phantomes ou ces idées imaginaires disparoissent avec lui, il ne craint plus d'être suffoqué par les démons ; & comme c'étoit la crainte d'être étouffé qui excitoit les efforts qu'il faisoit pour surmonter ces obstacles, & pour en délivrer la poitrine, elle n'a pas plutôt cessé, qu'ils cessent aussi.

122. La nature n'est pas plus responsable de ces choses, que la liberté des actions de ceux que leur imagination séduit. Un homme qui a un vertige, croit chanceler à droite & tomber lorsqu'il passe sur un pont élevé ; la crainte de ce danger imaginaire fait qu'il se panche sur la gauche, & qu'il se précipite effectivement dans la riviere ; & c'est ainsi que séduits par notre imagination nous tombons, comme on dit, dans *Scylla* pour vouloir éviter *Charybde*. On ne peut pas dire cependant que l'homme se nuise volontairement & de propos délibéré : quelque funeste que soit l'événement, notre intention est toujours bonne, & de même il peut

arriver que les efforts de la nature ayent un but salutaire & que l'issue en soit fatale. Cependant si l'on en croit *Celse*, la médecine ne peut rien sans eux; aussi *Baglivi* nous avertit-il que les maladies causées par les soins & les soucis qui occupent les ames nobles, & qui sont très-fréquentes chez les Grands, de même que les maladies aiguës des vieillards en qui la nature languit, sont extrêmement difficiles à guérir.

123. Ceux qui s'efforcent de déduire méchaniquement la force & la fréquence de la respiration, de l'engorgement des poumons, supposent que la poitrine a toujours la même force pour respirer, ce qui est démenti par l'expérience; en effet elle est beaucoup plus forte dans un asthmatique que dans un homme sain qui dort, quoique la faculté soit plus foible. Ils supposent encore que les poumons étant engorgés, ils se contractent avec plus de force, ce qui est faux; car l'élasticité n'est pas la cause du mouvement de la poitrine; & de plus lorsqu'un corps élastique est extrêmement engorgé, & plie sous un poids, il ne se rétablit

point, mais il s'efforce seulement de le faire, sans pouvoir en venir à bout; d'ailleurs une force qui est en équilibre avec une autre, ne produit aucun effet; or l'élasticité est contrebalancée par l'engorgement, vu qu'on le suppose distendu par la même force; enfin ils ont recours comme nous à un aiguillon ou à la force de l'imagination, & par conséquent à un principe doué de sentiment, comme nous l'avons fait dans l'éphialte & autres affections semblables.

124. PROPOS. XVIII. Une respiration petite & fréquente est un mauvais présage dans les maladies, à moins que la violence de la douleur ne la rende telle.

125. Toute maladie aiguë, au rapport de *Sydenham*, qui a suivi *Galien* & les autres Peres de la Médecine, est un combat de la nature avec la matiere morbifique. Ce combat finit par la santé, toutes les fois que la nature a assez de forces pour surmonter la résistance & détruire la qualité nuisible de cette matiere morbifique. Lors au-contraire que les forces de la nature sont inférieures à celles de la matiere morbifi-

que, qu'elle continue & qu'elle augmente ſes efforts, elle s'épuiſe, & la maladie a une iſſue funeſte.

126. Or je prétends qu'une reſpiration petite & fréquente prouve & la réſiſtance de la matiere morbifique & l'affoibliſſement de la faculté; & en effet la fréquence de la reſpiration prouve qu'on a beſoin de beaucoup de forces pour reſpirer, de même que ſa petiteſſe prouve l'affoibliſſement de la faculté; or lorſque la faculté eſt affoiblie & que la dépenſe des forces continue, plus tôt elles s'épuiſent, & plus la mort eſt prochaine; ce qu'il falloit prouver.

127. Comme bien des gens pourroient s'imaginer qu'une reſpiration fréquente & petite exige une moindre dépenſe de forces, je crois devoir les avertir que cette ſorte de reſpiration ſuppoſe un engorgement conſidérable & opiniâtre, (126) & que cela étant il faut beaucoup de force pour reſpirer, lors même que la poitrine a peu de mouvement, comme je l'expliquerai dans les propoſitions ſuivantes.

128. PROPOS. XIX. L'augmentation de la capacité de la poitrine dans l'inſ-

piration qui vient de l'élévation des côtes, ou de leur éloignement du médiastin, est beaucoup moindre que celle que cause la descente du diaphragme.

129. Dans l'inspiration moyenne qui se fait en dormant lorsque le corps est en santé, on inspire environ 40 pouces cubiques d'air, & 220 lorsqu'elle est très-forte (3). Dans l'inspiration moyenne le diametre de la poitrine est à celui qu'il a lorsqu'elle est forte, comme 124 lignes à 128; leurs quarrés sont entr'eux à peu près comme 15 à 16. Mais 220 est à 40 comme 11 à 2; comme donc la capacité moyenne de la poitrine est à la plus grande qu'il puisse avoir, à cause de l'augmentation de son diametre comme 11, 15 à 16, 2; il s'ensuit que l'augmentation de la poitrine dans ce cas par la descente du diaphragme est cinq fois plus grande que celle que cause l'élévation des côtes, vu que cette augmentation est en raison composée de la doublée du diametre de la poitrine, & de la simple de la hauteur ou de la descente du diaphragme.

130. Si l'on suppose maintenant que dans la plus petite de toutes les inspi-

rations, on hume un pouce cubique d'air; j'ai trouvé dans ce cas que le plus petit diametre de la poitrine étoit de 120 lignes; comme le quarré de ce petit diametre eſt au quarré du plus grand comme 14 à 15 à peu près, & que les volumes d'air inſpirés dans ce cas ſont comme 1 à 220, il s'enſuit que l'augmentation de la capacité de la poitrine dans la petite inſpiration, eſt à celle qu'elle acquiert dans la plus grande comme 1 à 220, & que l'augmentation eu égard au diametre, eſt à cette même augmentation eu égard à la hauteur, comme 1 à 205; ce qu'il falloit prouver.

131. Je me ſouviens d'avoir meſuré le volume d'un poumon vuide que j'avois plongé dans l'eau, & enſuite celui du même poumon rempli d'eau juſqu'au larynx, & j'ai trouvé le volume du dernier plus de dix fois plus grand que celui du premier.

132. On voit par là que lorſque l'inſpiration eſt très-forte, le poumon peut ſe gonfler à un point conſidérable, quoique ſon volume augmente très-peu à cauſe de l'écartement des côtes; d'où il ſuit que cette augmenta-

tion est due principalement à la descente du diaphragme.

133. PROPOS. XX. La respiration se fait plus aisément dans ceux qui sont assis, que dans ceux qui sont debout, & dans ceux qui plient les jambes en dormant, que dans ceux qui les étendent.

134. La capacité du bas-ventre est plus grande dans ceux qui sont assis que dans ceux qui sont debout, parce que les muscles droits se lâchent dans les premiers, & se tendent dans les seconds, & qu'ils se ployent plus aisément en avant par l'air qu'on inspire, ou par la descente du diaphragme; d'où il suit que la capacité du bas-ventre, quoiqu'ayant même circonférence, devient sphéroïde de cylindrique qu'elle étoit; & tout le monde sait que la sphere est celui de tous les solides de même circonférence qui a le plus de capacité. De là vient que les malades qui ont peine à respirer, aiment à rester assis, tant pour se délasser, que pour respirer plus aisément. De là vient encore qu'étant couchés, nous plions les jambes pour respirer plus à notre aise; car lorsque les jambes sont pliées,

pliées, les muſcles droits s'arcquent plus aiſément en dehors.

135. L'engorgement d'un viſcere n'eſt autre choſe que ſon gonflement, lequel eſt cauſé par un fluide qui s'amaſſe dans ſes vaiſſeaux, & qui réſiſte aux forces ordinaires qui le preſſent. Si les vaiſſeaux ſont ouverts à l'ordinaire, il ne peut réſiſter que parce que ſa peſanteur ſpécifique eſt plus grande, (la fluidité ne fait rien ici), ou parce qu'il eſt plus viſqueux; ce qui eſt cauſe qu'il a de la peine à ſe diviſer en petites lames, pour pouvoir circuler dans les vaiſſeaux, ou qu'il s'attache à leurs parois.

136. Les fluides dont la peſanteur ſpécifique n'eſt pas la même, réſiſtent aux forces qui agiſſent ſur eux proportionnellement à leur denſité, ou à leur peſanteur ſpécifique, & les vîteſſes que ces forces leur communiquent, ſont en raiſon ſous-doublée de leurs denſités. Par exemple, ſi on remplit un ſoufflet tantôt d'air & tantôt d'eau, & qu'on le preſſe avec la même force, la vîteſſe de l'air ſera à celle de l'eau, à-peu-près comme 1 à 27, parce que l'air eſt 676 fois plus léger que l'eau.

137. PROPOS. XXI. Si l'on ſuppoſe donc qu'au lieu d'air il y ait dans les bronches de l'eau auſſi viſqueuſe que lui, mais 676 fois plus denſe, il faudra 676 fois plus de force pour reſpirer auſſi fortement & auſſi fréquemment que lorſqu'on reſpire l'air.

138. Et comme il faut autant de travail pour ſurmonter la même réſiſtance dans un temps, que pour en vaincre une double dans deux, ſi la poitrine eſt remplie d'eau, la même force, qui rendra la reſpiration deux fois plus forte, la rendra auſſi deux fois plus longue ou plus tardive.

139. Si la même force excite une reſpiration dans le même temps, cette reſpiration ſera deux fois plus petite, & ſi ſa grandeur & ſa fréquence varient, la force néceſſaire pour l'effectuer, dans le cas où les bronches contiennent de l'eau au lieu d'air, ſera à celle qui l'effectue, dans le cas où elle eſt purement aérienne, en raiſon compoſée de la ſimple de la denſité de l'eau à celle de l'air, de la doublée de la grandeur, & de la ſimple de la fréquence.

140. Cette force eſt infiniment plus

grande que l'ordinaire, dans ceux qui tombent dans l'eau & qui l'inspirent, & cependant ils remuent pendant quelque temps la poitrine plus promptement & plus fréquemment, de sorte qu'il n'est pas étonnant que leurs forces s'épuisent & qu'ils se noyent.

141. Les fluides dont la viscosité est différente, résistent aux forces qui les pressent, à raison de leur viscosité.

Un fluide *visqueux* est celui qui, avec la même densité, résiste davantage à la séparation de ses parties; par exemple, le sang est plus visqueux que l'eau, & la lymphe plus que l'urine, &c.

142. PROPOS. XXII. L'engorgement des vaisseaux ou des bronches, occasionné par des fluides de différente viscosité, retarde ou diminue la respiration proportionnellement à cette viscosité.

143. Afin donc que les poumons se meuvent avec la même vîtesse, lorsqu'ils sont engorgés par un fluide deux ou trois fois plus visqueux, il faut une force double ou triple.

144. Si le fluide qui cause l'engorgement est tout à la fois plus dense & plus visqueux que celui que contien-

nent ordinairement les vaisseaux, la respiration sera plus difficile, en raison de la densité & de la viscosité ensemble.

145. Si l'on remplit un soufflet d'eau, & qu'on l'agite avec la même vîtesse, & le même nombre de fois que lorsqu'il ne contenoit que de l'air, il s'ensuivra de ce qu'on vient de dire, que celui qui le fait agir, emploie une force 676 fois plus grande que dans le premier cas.

146. Si donc le poumon, nonobstant la densité de l'engorgement, respire aussi vîte & aussi fréquemment que dans l'état de santé, il faut nécessairement que la force qui le fait mouvoir augmente, toutes les fois que la densité du fluide qui l'engorge, est plus grande que celle du fluide qui le remplit, lorsque le corps se porte bien.

147. On voit donc que quand même les poumons des asthmatiques ne se mouvroient pas plus vîte & plus fréquemment que ceux des personnes saines, les forces qu'il faut pour les faire agir ne laisseroient pas que d'être excessives; & la même chose a lieu par rapport à ceux dont la cavité de la

poitrine est remplie de pus, de lymphe, de sang, au lieu d'air.

148. Si le fluide est en même temps plus visqueux que le sang, comme nous ne pouvons respirer que les poumons ne se dilatent & se contractent, & que les vaisseaux dont ils sont composés, ont d'autant plus de peine à fléchir, que les fluides qu'ils contiennent sont plus visqueux, il est évident que la difficulté de respirer sera d'autant plus grande, que le fluide sera plus visqueux.

149. Si la densité & la viscosité du sang qui causent l'engorgement, sont, par exemple, deux fois plus grandes que dans l'état de santé, & que la respiration soit la même qu'à l'ordinaire, quant à la grandeur & à la fréquence, la force sera six fois plus grande; savoir, quadruple à raison de la densité double, & double à raison de la viscosité double.

150. Si la viscosité & la densité sont deux fois plus grandes, & que la respiration le soit aussi, il faudra une force 36 fois plus grande pour la faire agir.

151. Comme une grande partie de

la respiration se fait par la montée & par la descente du diaphragme, (*Prop. XIX.*) on peut considérer la poitrine comme une pompe à laquelle le diaphragme sert de piston, & par conséquent lui appliquer ce que nous avons dit de la pompe.

152. Si le piston, toutes choses étant d'ailleurs égales, se meut avec différentes vîtesses, la force requise pour le faire agir, est en raison doublée de la vîtesse. Si donc le diaphragme se meut deux ou trois fois plus vîte, la force sera quatre fois, neuf fois plus grande que la premiere.

153. PROPOS. XXIII. La respiration qui est plus petite & plus rare que dans l'état de santé, lorsqu'il n'y a point d'engorgement, exige une moindre dépense de forces; mais lorsque le corps est extrêmement affoibli, elle peut fatiguer davantage que lorsque la faculté est entiere.

154. Si vous vuidez la moitié d'un réservoir, qui est presque entiérement épuisé, vous aurez plus de peine à le saigner que s'il étoit tout-à-fait plein; & cependant la moitié qui reste, est peut-être la dixieme & la centieme

partie plus petite que ce que sa moitié contient lorsqu'il est plein.

155. De même, si les forces étant presque entiérement épuisées, la respiration ne devient pas plus petite & plus rare à proportion, les forces s'épuisent encore plus, & cet épuisement est suivi de la mort. Lors, au contraire, que la respiration devient plus petite & plus rare, alors la force qu'on acquiert tous les jours par le repos & la nourriture, peut réparer cette perte, entretenir long-temps la vie, ou la rendre.

156. Il n'est donc pas étonnant si, lorsque le corps est épuisé de vieillesse, la nature rend la respiration plus petite & plus tardive, afin de conserver les forces, lors sur-tout que la froideur du poumon, de même que celle du sang, & la lenteur de la circulation, (28 & 37.) rend la respiration moins nécessaire.

157. PROPOS. XXIV. C'est un bon signe dans les fievres aiguës lorsque la respiration est plus grande & plus fréquente; mais c'en est un mauvais, lorsqu'elle devient plus fréquente & plus petite.

158. La respiration grande & fréquente dans les maladies aiguës, dit *Galien*, marque une nécessité urgente, & beaucoup de force dans la faculté; mais tant que la faculté est assez robuste pour n'avoir pas besoin de ménager ses forces, c'est une preuve que ses forces sont supérieures à celles de la matiere mobifique, & par conséquent c'est un bon augure (127).

159. Lors, au contraire, qu'elle est plus fréquente & plus petite, comme elle n'est telle que dans le déclin de la fievre, qui est le temps où les forces sont déjà épuisées, & que d'ailleurs c'est un signe que la nature connoît sa foiblesse, c'est-à-dire, que l'homme a une perception confuse de sa débilité, comme les plus grandes forces ne sont point suffisantes, pour surmonter la matiere morbifique, il est à craindre que celles qui sont plus petites, ne suffisent point dans la suite, & par conséquent c'est un mauvais augure.

160. Il y a deux façons de combattre la matiere morbifique, l'une mécanique & l'autre physique. La nature & le Médecin *corrigent* cette matiere trop visqueuse, ou l'*évacuent*. On la

corrige avec des potions délayantes que la ſoif & l'art preſcrivent; par la chaleur, que la fievre ou les remedes augmentent; cette action eſt phyſique. Elle ſe corrige mécaniquement par l'attrition réitérée des vaiſſeaux, à l'aide des mouvemens de la poitrine, de l'exercice, des frictions, qu'on employoit autrefois dans les fievres intermittentes.

161. L'évacuation de la matiere morbifique ſe fait par la force de la nature & de l'art, par des hémorragies, les ſueurs & les autres évacuations; par où l'on voit que quand même les forces mécaniques de la reſpiration & du pouls, qui doivent corriger ou évacuer la matiere morbifique, diminueroient, on ne doit pas abſolument déſeſpérer du ſalut du malade, parce que l'action phyſique, propre à tous les fluides, peut augmenter dans la ſuite, & que la matiere peut ſucceſſivement ſe réſoudre, s'adoucir, & ſe diſpoſer à une criſe parfaite; mais comme cette voie n'eſt ni ſûre ni prompte, elle ne met pas le malade à couvert du danger.

162. PROPOS. XXV. Dans l'hydro-

pisie de poitrine & dans l'empyeme, la respiration est plus facile lorsqu'on est assis que lorsqu'on est couché.

163. La facilité de respirer dépend de celle que l'on a d'augmenter la cavité de la poitrine, & de recevoir une plus grande quantité d'air. Lorsqu'il se fait un épanchement d'eau, de pus, de sang dans la cavité de la poitrine, ces matieres diminuent sa capacité, aussi-bien que le volume de l'air qui devroit y entrer, ce qui rend la respiration extrêmement difficile & pénible. La capacité de la poitrine diminue davantage dans ceux qui sont couchés que dans ceux qui sont debout; dans ces derniers, le poids de l'eau facilite la descente du diaphragme, parce que la colonne est plus haute, au lieu que dans les premiers la colonne est moins haute, & ne contribue en rien à la dilatation de la poitrine.

164. Lorsque l'hydropisie n'est que d'un côté, on trouve plus de soulagement à rester couché sur le côté malade que sur celui qui est sain, parce que dans la premiere posture, le poids de l'eau est soutenu par les cloisons osseuses & musculeuses de la poitrine, & n'incom-

mode point, au lieu que dans la seconde, elle pese sur le médiastin, & empêche la dilatation du côté sain.

165. Si cet épanchement d'eau se fait dans le péricarde, comme la poitrine se bombe en devant, elle pese plus sur le diaphragme que sur les poumons, & cette position facilite la respiration.

166. PROPOS. XXVI. Dans les maladies inflammatoires accompagnées de douleurs de poitrine ou de bas-ventre, la respiration est fréquente & petite.

167. Dans les maladies inflammatoires qui sont accompagnées de douleurs de poitrine ou de bas-ventre, il se forme une tumeur dans quelque partie, comme dans la pleurésie, l'hépatite, la gastritide, &c. laquelle occupe l'espace que les poumons occuperoient en se dilatant, ce qui rend la respiration difficile. D'ailleurs, comme il y a fievre aiguë, que la chaleur augmente dans les poumons, & qu'ils sont engorgés, non-seulement la respiration devient plus difficile, & l'on est obligé de l'augmenter ou de la réitérer; mais on doit se borner à la fréquence, tant pour ménager les forces, comme dans le cours de toute fievre aiguë, qu'à cause

de la douleur qui se fait sentir au commencement; & quoique la nature soit extrêmement forte, comme la partie douloureuse se distend davantage lorsque la respiration est grande, que lorsqu'elle est petite, on est forcé de la réprimer; ce qui s'accorde avec l'observation.

168. *Galien* a très-bien observé que dans les douleurs de poitrine accompagnées d'une augmentation de chaleur dans les poumons, la respiration devient plus dense, c'est-à-dire plus fréquente, mais qu'elle est en même temps plus petite. La crainte de la douleur fait que la nature dilate moins la poitrine, & dans ce cas les désirs du cœur ne sont point satisfaits, je veux dire, qu'on ne respire pas assez d'air pour tempérer l'ardeur des poumons; il faut donc y suppléer en rendant la respiration plus fréquente. *Galen. de dyspnœa, lib. 1. art. 7.*

169. PROPOS. XXVII. Dans les maladies aiguës, lorsque la respiration devient moins fréquente & plus forte qu'à l'ordinaire, c'est un signe de délire. *Galen. ibid. art. 12.*

170. Le délire fébrile est causé par

l'engorgement des vaisseaux du cerveau, il excite dans l'ame des idées qui n'ont aucun rapport avec les objets extérieurs, & ces idées l'occupent d'autant plus, que ceux qui sont dans le délire n'apperçoivent point les objets qui les environnent. Occupés de ces idées fantastiques, ils sont moins en état d'appercevoir l'état de leur corps, à l'exception de ce qui se passe dans le cerveau, ils sentent moins, par exemple, le besoin qu'ils ont de respirer, de pisser, de boire, ils négligent ces besoins, & ne les satisfont que lorsqu'ils deviennent extrêmement pressans. Il en est d'eux, dit *Galien*, comme de ceux qui méditent en se promenant, & qui s'occupent de leurs idées; ils marchent à pas comptés, ils s'arrêtent quelquefois sans s'en appercevoir; de même ceux qui sont dans le délire, ne sentant point le besoin qu'ils ont de respirer, retiennent leur respiration, jusqu'à ce qu'ils soient obligés de l'augmenter pour diminuer l'engorgement, qui devient plus considérable, & alors ils respirent avec d'autant plus de force, qu'ils ont été plus long-temps sans respirer.

171. Si donc dans les maladies fébriles, la respiration qui doit être plus fréquente que dans l'état de santé, n'est point telle, & qu'il n'y ait d'autre raison de ce retardement que l'attention que l'ame donne aux idées que l'engorgement du cerveau excite en elle ; comme ces idées, de même que l'engorgement causent souvent le délire, des convulsions & d'autres maux semblables, *Galien* a raison de dire après *Hippocrate*, qu'une respiration moins fréquente & plus forte dans les maladies aiguës, annonce le délire ou les convulsions.

172. PROPOS. XXVIII. Lorsque les machines sont en bon état, il faut moins de force pour leur faire produire de grands effets, que lorsqu'elles sont dérangées.

173. Entre les effets des machines, il y en a qui sont utiles, & d'autres qui sont inutiles pour obtenir la fin que l'on se propose. Par exemple, le mouvement de la poitrine devient plus fréquent ou plus fort dans la dyspnée, afin qu'on puisse respirer une plus grande quantité d'air dans un temps donné, & cet effet est utile. Mais s'il faut vaincre des résistances pour obtenir cet

effet, de quelque nécessité que cela puisse être, comme il devient inutile pour augmenter la quantité d'air (car il vaut beaucoup mieux respirer la même quantité d'air sans résistance), on dit que l'effet est inutile.

174. Plus la machine a de résistances à vaincre pour produire son effet, moins ses parties concourent à la fin qu'on se propose, ou moins elle est parfaite.

175. Et comme plus les résistances sont grandes, plus il faut employer de forces pour produire un effet utile, plus elle est imparfaite; moins l'effet est considérable, & plus il faut de force pour le produire.

176. Par exemple, lorsque l'engorgement occupe la moitié du poumon, on ne respire à chaque fois que la moitié de l'air qu'on devroit respirer, & pour respirer la même quantité qu'à l'ordinaire, il faut une force quadruple, parce qu'il faut imprimer à l'air une vîtesse double, & cependant l'effet utile n'est pas plus grand que si la machine de la poitrine étoit parfaite, & qu'il fallût quatre fois moins de force.

177. Il s'ensuit donc que lorsque la

machine, par exemple, le cœur, la poitrine ſont dans un état parfait, les effets ſont les plus grands qu'ils puiſſent être, eu égard aux forces employées, & que c'eſt tout le contraire dans l'état morbifique.

178. Le chagrin eſt produit par la perception intuitive de notre imperfection (40); d'où il ſuit que nous devons être chagrins toutes les fois que quelque partie de notre corps eſt imparfaite, & que nous nous appercevons de cette imperfection.

179. La *difficulté* d'une action n'eſt autre choſe que le chagrin que nous cauſe la connoiſſance de cette imperfection, ou celle de l'impuiſſance où nous ſommes de ſurmonter les réſiſtances qui s'y oppoſent.

180. Il s'enſuit donc qu'une action n'eſt point difficile par elle-même, mais ſeulement eu égard à notre faculté, & qu'elle eſt d'autant plus difficile, que nos forces ſont moindres; l'action plus vigoureuſe, & les réſiſtances plus grandes.

181. La difficulté de la reſpiration eſt en raiſon composée, 1°. de la ſen-

ſibilité de l'ame ; 2°. de la foibleſſe de ſa faculté motrice ; 3°. de la grandeur de la reſpiration, ou de la quantité d'air qu'on eſt obligé de reſpirer pour vaincre une réſiſtance plus forte qu'à l'ordinaire.

182. Plus notre ſenſibilité eſt grande, plus nous ſommes chagrins & inquiets lorſque nous ſommes obligés d'agir pour vaincre les réſiſtances que nous rencontrons, plus le chagrin fait d'impreſſion ſur nous ; au contraire, les perſonnes peſantes, aſſoupies, qui ont le délire, ſont moins ſenſibles au chagrin, s'apperçoivent moins des difficultés qu'ils rencontrent. (Propoſ. XXVIII.) Les perſonnes qui ont beaucoup de ſenſibilité, ſont plus vives, plus précipitées, plus inconſtantes dans leurs actions, elles interrompent leurs efforts, elles les varient, & agiſſent ſans attention, d'où vient qu'elles ſont bientôt épuiſées ; ce qui a fait dire à *Hippocrate* que rien n'eſt plus avantageux dans les maladies que la conſtance.

183. Plus la faculté motrice eſt foible, plus la difficulté augmente ; car comme toute action exige des forces

proportionnées, que la faculté ne peut en employer davantage sans mettre la vie en danger; (car la vie dépend d'une quantité déterminée de forces), & que nous sentons confusément que nos forces ne suffisent point pour agir, nous en sommes chagrins, & cela à proportion que nous nous sentons plus foibles.

184. Nous avons d'autant plus besoin d'inspirer une grande quantité d'air, que l'engorgement & l'ardeur des poumons sont plus considérables, parce que nous sommes menacés d'une suffocation ou d'une stagnation de sang mortelle. Et comme plus l'engorgement est considérable, plus il faut de forces pour inspirer la même quantité d'air, & qu'il en faut encore plus pour en humer une plus grande (93), ce qui nous expose à mourir, de là vient que notre chagrin augmente.

185. Enfin plus les résistances que nous avons à vaincre sont grandes, & plus nous employons de forces en pure perte pour obtenir l'effet que nous désirons; car nous ne désirons de les vaincre que dans la vue d'une plus grande utilité; savoir, pour respirer plus d'air,

& comme on n'y réussit que lorsque les forces employées à mouvoir la poitrine l'emportent sur celles qui sont employées à vaincre les résistances, l'effet est beaucoup moindre, ce qui est un signe d'imperfection, & c'est la connoissance que nous avons de cette imperfection qui nous chagrine.

186. Ce qu'on vient de dire peut servir à expliquer ce qu'*Hippocrate* dit dans les *Coaques de la difficulté de respirer*, *chap.* 9. « Une respiration petite » & fréquente marque le travail & l'in- » flammation des parties qui servent à » la respiration; celle qui est grande » & rare, annonce le spasme ou le dé- » lire (171, 174), l'haleine froide est » mortelle. La respiration qui est forte » au dehors & petite au dedans, est » très-mauvaise, & annonce une mort » prochaine, de même que *le râlement* » *dans ceux qui sont à l'agonie*. Il en est » de même de celle qui est tardive, » prompte, obscure, redoublée en de- » dans, comme est celle de ceux qui » inspirent deux fois ». Il parle de la respiration, qui dans les fievres aigues, est inégale, tardive dans l'inspiration,

& prompte dans l'expiration, obscure, ou insensible à deux reprises, ou sanglottante : « au contraire une respiration libre dans les fievres aiguës, de » même que dans celles dont la crise » se fait au bout de quarante jours, » annonce la guérison du malade ou la » procure.

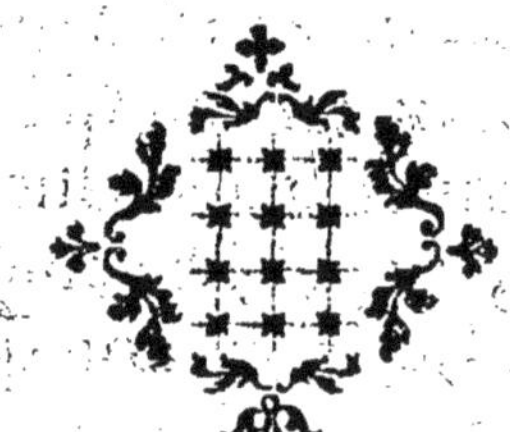

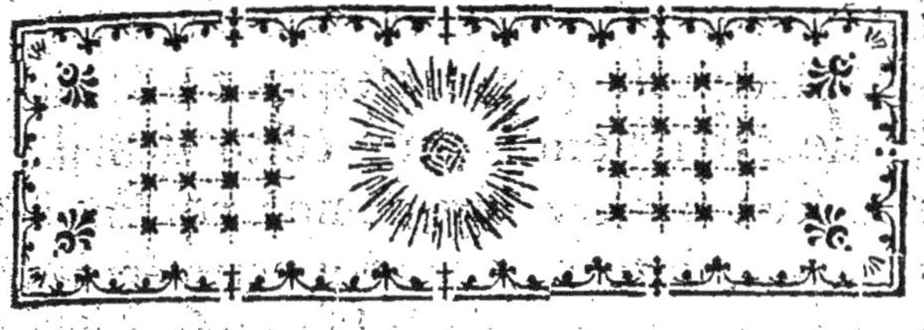

CLASSE CINQUIEME.

ESSOUFLEMENS.

Essouflemens, *Morbi dyspnæici.*

L'ESSOUFLEMENT, appellé *anhelitus* par Ettmuller, & *anhelatio* par Pline, est une respiration fréquente & difficile, ou une agitation de la poitrine, réitérée plusieurs fois dans un temps donné. Ceux qui montent un escalier ou qui courent, sont sujets à être essouflés; lorsque nous nous portons bien & que nous sommes en repos, nous inspirons vingt fois dans une minute; & lorsque nous courons, nous respirons quarante fois dans le même espace de temps.

La respiration d'un homme essouflé est nécessairement difficile ou laborieuse; car comme elle exige une augmentation des forces motrices, & qu'elle épuiſe par conſéquent, & que l'ame appréhende que cette dépenſe des forces trop long-temps continuée ou contrainte n'occaſionne un épuiſement, elle en reçoit de l'incommodité: cette incommodité que l'ame éprouve de la part des réſiſtances opposées au mouvement qu'elle déſire ou de la connoiſſance qu'elle a de ſa néceſſité & de l'impuiſſance où ſont les forces de l'exécuter, eſt ce qu'on appelle *mouvement difficile*; d'où il ſuit que l'eſſouflement auquel la volonté n'a point de part, doit être difficile.

La difficulté de reſpirer augmente plus à proportion que la fréquence. Par exemple, ſi la reſpiration devient deux ou trois fois plus fréquente, la difficulté augmentera au-delà du double & du triple; car elle eſt proportionnée à la dépenſe des forces, en ſuppoſant toutes choſes d'ailleurs égales; mais la dépenſe des forces croît en raiſon du quarré de la vîteſſe du mouvement. Comme donc la reſpiration, ſa grandeur reſtant la même, ne peut devenir deux fois plus fréquente, que la vîteſſe du mouvement n'augmente du double ou que les muſcles qui ſervent à la reſpiration ne parcourent deux fois le même eſpace en ſe contractant, il faut néceſſairement que les forces ſoient quatre fois plus grandes. Si la reſpiration devient trois fois plus fréquente, il faudra neuf fois plus de forces, & par conſéquent la difficulté augmentera.

La difficulté en ſuppoſant un égal emploi de forces, eſt d'autant plus grande, que l'ame a une connoiſſance plus intime de ſa propre foibleſſe, ou du danger, ſoit réel ou imaginaire dont elle eſt menacée. Comme tout ce qui eſt difficile eſt incommode, & que cette incommodité ſe fait ſentir à l'ame, à proportion de la connoiſſance qu'elle a de ſa foibleſſe, du beſoin qu'elle a d'agir, & qu'elle eſt plus craintive, il eſt évident que ces cauſes doivent augmenter la difficulté de reſpirer. C'eſt de ce dernier principe que dépend la dyſpnée hyſtérique & hypocondriaque; ou celle qu'excitent les paſſions de l'ame, lorſqu'il ſurvient la moindre réſiſtance dans les organes de la reſpiration. Par exemple, lorſque nous nous imaginons en dormant qu'un chat, un malin eſprit s'eſt jeté ſur notre poitrine pour nous étouffer, ou que nous sommes accablés par un corps très-pesant, nous avons une peine infinie à respirer, mais cette difficulté cesse dès que nous sommes éveillés, parce que c'est la crainte seule qui l'occasionne.

La respiration prompte (*velox*) est celle dans laquelle la poitrine parcourt un espace considérable en se dilatant ou se contractant dans un temps donné, ou dans laquelle sa dilatation & sa contraction sont plus grandes dans un moindre intervalle de temps. Elle exige une dépense de forces d'autant plus grande que l'espace parcouru est plus grand, & le temps employé à le parcourir plus petit, de sorte que sa difficulté augmente en raison du quarré de la vîtesse.

Si donc la respiration augmente quant à la fréquence, ou au nombre des respirations dans un temps donné, aussi-bien que par rapport à la vîtesse de chaque inspiration ou expiration, la dépense des forces aussi-bien que la difficulté, augmenteront à proportion; & c'est à quoi il faut avoir égard, pour sentir l'angoisse & la détresse des asthmatiques, qui étant obligés de respirer plus

plus vîte & plus ſouvent, lorſqu'on ferme les portes d'un appartement, qu'on allume du feu, que leurs couvertures ſont trop peſantes, ou que la cavité de la poitrine diminue par la mauvaiſe ſituation où ils ſe trouvent, ſont dans une crainte continuelle de perdre la vie.

Cette crainte eſt ſi grande dans les aſthmatiques, que de peur de reſpirer trop fort, ils n'oſent parler à haute voix, & ne s'énoncent que par monoſyllabes; car pour exprimer les différens ſons de la voix, il faut imprimer plus de vîteſſe à l'air & aux organes de la reſpiration; de même que pour parler plus vîte il faut reſpirer plus ſouvent que lorſqu'on laiſſe un intervalle entre les mots. Leur voix eſt rauque, à cauſe du relâchement des fibres vocales, lequel contribue à la dilatation de la glotte, & à faciliter le paſſage de l'air dans la reſpiration, ſans qu'il ſoit beſoin que ſa vîteſſe augmente; ce qui ne peut ſe faire que la force des muſcles qui ſervent à la reſpiration n'augmente auſſi; & c'eſt ce qui fait que la voix baiſſe. Ce relâchement rend auſſi la voix rauque, parce que les fibres vocales, ainſi relâchées, ne ſauroient rendre un ſon uniforme, mais diſſonant; or une voix baſſe & diſſonante eſt néceſſairement rauque.

Les aſthmatiques n'oſent ni cracher, ni ſe moucher, ni avaler, parce que tous ces mouvemens exigent que la reſpiration augmente; & elle n'eſt déjà que trop augmentée par la force de la puiſſance motrice; outre qu'il eſt à craindre qu'en augmentant les forces, la faculté ne s'épuiſe, & que cet épuiſement ne ſoit ſuivi de la mort; & de là vient qu'ils ne crachent, qu'ils ne ſe mouchent & qu'ils n'avalent, que parce qu'ils ſont obligés à le faire pour éviter un plus grand mal, encore le font-ils avec beaucoup de précaution.

Si l'on verſe dans la trachée artere d'un cadavre, autant d'eau que le poumon peut en contenir, il faudra vuider pluſieurs cruches d'eau, avant qu'elle regorge; mais cette quantité varie ſelon la ſituation que l'on fait prendre au cadavre. Lorſque le cadavre eſt aſſis, il en faut moins que lorſqu'il eſt debout, parce que le diaphragme ne deſcend pas autant dans cette derniere ſituation que dans l'autre.

Si l'on vuide le bas-ventre, que l'on mette le cadavre debout, & qu'on lui remplisse la poitrine d'eau, le diaphragme, qui étoit auparavant de niveau avec les deux mamelons, se distendra non-seulement jusqu'à l'épigastre & aux dernieres côtes, mais il formera des deux côtés deux grosses poches demi-sphériques, & descendra au-dessous du nombril. Si l'on fait une ligature à la trachée artere, & que l'on couche le cadavre horizontalement, le diaphragme descendra moins bas, mais la trachée artere sera plus distendue, & par conséquent plus comprimée.

Il suit de cette expérience, que la capacité de la poitrine augmente beaucoup plus par la descente du diaphragme, que par l'écartement des côtes, & que cette dépression du diaphragme soulage infiniment plus les asthmatiques, qu'aucune autre cause que ce puisse être, par où l'on voit la nécessité dont il est de tenir le corps, ou du moins la poitrine, dans une situation verticale; car dans cette situation, les visceres du bas-ventre descendent par leur propre poids, & le bas-ventre se bombe davantage; ce qui fait que le diaphragme a beaucoup plus de facilité à descendre. De là vient en partie que les asthmatiques ne peuvent rester au lit, & sont obligés de dormir pendant plusieurs jours, & même des mois entiers sur leur séant, & que tant que leurs forces leur permettent de rester debout, ils se levent, & ne se couchent que lorsque le besoin les y oblige, observant de tenir leur tronc dans une situation verticale.

Les poumons se trouvant suspendus dans cette situation, ne sont pas plus pressés d'un côté que de l'autre par leur pesanteur, ce qui fait qu'ils se dilatent plus aisément, & reçoivent une plus grande quantité d'air. Lorsque le malade incline la poitrine, un des lobes du poumon pese sur l'autre, & augmente la difficulté de respirer. Cette difficulté devient encore plus grande, lorsque la poitrine est panchée en arriere, parce que dans cette situation horizontale, le poumon pese non-seulement sur le dos, mais, ce qui est encore plus incommode, le bas-ventre pese sur le diaphragme, les visceres s'écoulent de côté & d'autre, & pesent obliquement sur ce viscere. Dans cette ſituation, le diaphragme devient un plan incliné, ſur lequel porte une partie du poids.

On voit par là d'où vient que lorſque les aſthmatiques ont envie de dormir, & qu'ils ſont obligés de s'appuyer, ils ſe panchent en devant, & que lorſqu'ils dorment ſur un fauteuil devant une table, ils appuient leur tête deſſus; c'eſt que dans cette ſituation, non-ſeulement le bas-ventre ſe porte en bas par ſon propre poids, mais les poumons peſent encore ſur le diaphragme, & le forcent à deſcendre; outre que le corps étant ainſi appuyé, les poumons ont beaucoup plus d'eſpace. On obſervera à ce ſujet, que la nature, ſans le ſecours d'aucune inſtruction, ſatisfait avec une dextérité inconcevable, à deux indications auſſi oppoſées que l'eſt la néceſſité de ſe coucher pour dormir, & celle de reſter debout pour pouvoir reſpirer plus commodément; de ſorte que le Mécanicien & l'Anatomiſte le plus habile ne ſauroit imaginer une ſituation plus commode pour obtenir ces deux fins. De même, quoiqu'un Charpentier ignore les découvertes que les

Mathématiciens ont faites au ſujet du centre de percuſſion, il ne laiſſe pas de ſaiſir ſa hache dans l'endroit du manche, où la main a le plus de force pour aſſener ſon coup, & cela par un inſtinct naturel, & par une expérience confuſe qui le conduit comme par la main. Un chien qui veut ouvrir une porte, ne la pouſſe point du côté où ſont les gonds, mais par l'extrémité oppoſée, afin que la longueur du levier ſeconde ſes efforts & facilite leur effet, comme s'il avoit étudié la mécanique.

On voit encore par ce qui précede, d'où vient qu'un aſthmatique ſe tient en repos autant qu'il peut, lors même qu'il eſt éveillé. Comme il ne peut marcher ni changer de place, que le ſang qui ſort des muſcles par leur contraction, ne ſe porte avec plus de rapidité dans le ventricule droit du cœur, & de là dans les poumons, & qu'il ne diſtende leurs vaiſſeaux, qu'il ne diminue l'eſpace que l'air doit occuper, & qu'il ne perde une partie de ſa force, l'aſthmatique, qui a beſoin de reſpirer une plus grande quantité d'air froid, & de ménager ſes forces, s'abstient de tous les mouvemens qui ne sont point absolument nécessaires.

On a pu voir dans la théorie de cette classe le besoin qu'ont les asthmatiques, & tous ceux qui ont la courte haleine, de respirer une plus grande quantité d'air, & combien ils en sont avides. Cette avidité vient de la perception confuse qu'ils ont de la nécessité dont il est pour l'entretien de la faculté vitale, & de la crainte que le cœur ne s'affoiblisse, comme cela paroît par la foiblesse & l'intermittence du pouls, par le refroidissement des extrémités, qui est inséparable de l'accès de l'asthme, lorsqu'il est fort & qu'il dure quelque temps; à quoi l'on peut ajouter que les battemens du cœur sont moins fréquens, & la respiration fréquente & élevée. Je connois des Scholastiques qui attribuent cette foiblesse du pouls à la petite quantité de sang qui passe du poumon dans le cœur; mais je ne crois pas avec eux, que cela vienne du rétrécissement des vaisseaux sanguins du poumon; car si cela étoit, il en résulteroit une fievre & une péripneumonie, & non point un asthme. Cette foiblesse du cœur vient de ce que la nature, étant occupée à mouvoir les poumons, n'employe pour mouvoir le cœur, qu'autant de force qu'il en faut pour entretenir la vie; car comme la faculté se trouve épuisée, si elle en employoit davantage, il ne lui en resteroit pas assez pour faire agir les poumons, & la mort ne tarderoit pas à venir, vu que le sang ne peut circuler dans les poumons, qu'autant que la respiration subsiste, & il faut beaucoup de force pour l'entretenir dans les asthmatiques. Il arrive dans ce cas la même chose que lorsque les vaisseaux sanguins sont obstrués; la nature augmente les forces du cœur, & diminue celles des membres, pour en faire un meilleur usage, & fournir aux besoins les plus pressans. Lors donc que les bronches sont obstruées, & que la respiration devient difficile, la nature supprime non-seulement les mouvemens des membres qui sont inutiles, elle ralentit encore le mouvement du cœur, ne lui en laisse qu'autant qu'il en faut, & employe tout ce qui lui reste de forces pour lever les obstacles des bronches; de sorte que l'asthme est une fievre des poumons, de même que la fievre est un asthme du cœur, si je puis me servir de cette expression.

Pour se convaincre que c'est l'ame qui dirige & exécute ces mouvemens, il ne faut que considérer les effets des narcotiques, & les observations qu'on a faites sur l'asthme hystérique. Les asthmatiques, ainsi que *Floyer* & les expériences nous l'apprennent, reçoivent beaucoup de soulagement des narcotiques, lorsqu'on sait les ménager comme il faut; si bien que tel qui haletoit auparavant, respire aussi paisiblement que lorsqu'il se portoit bien, parce que les sensations étant assoupies, la nature s'apperçoit moins de la nécessité d'accélérer la respiration, & suspend son ouvrage. Tout au contraire, une femme hystérique qui est éveillée, & qui s'effraye du moindre embarras qu'elle sent dans ses poumons, agite sa poitrine à la moindre fumée, ou à la premiere odeur forte qu'elle sent, pour chasser cet obstacle, & respire avec tant de force, qu'elle paroît étouffer; & cela dépend tellement de l'ame, qu'il suffit d'une passion pour lui causer cet accident. *Van*

Helmont abſerve que les femmes hyſtériques ſont ſouvent attaquées d'un aſthme lorſqu'on les inſulte, ou qu'on leur tient quelque propos offenſant; ce qui prouve que l'aſthme ne préſuppoſe pas toujours un principe matériel, ni une pituite viſqueuſe dans les poumons, comme les Humoriſtes le prétendent; d'ailleurs, *Helmont*, *Horſtius*, *Floyer*, n'ont jamais découvert dans les aſthmatiques & les épileptiques qu'ils ont ouverts, aucun vice ni dans les humeurs ni dans les organes, ce qui prouve que ces deux maladies ne ſont ſouvent occaſionnées que par un mouvement déréglé.

J'ai expliqué fort au long dans la théorie de cette claſſe, ce qui oblige l'ame à augmenter & à accélérer la reſpiration dans les eſſouflemens paſſagers, & à la rendre fréquente & petite dans les chroniques. C'eſt qu'elle eſt plus ménagere de ſes forces lorſque la faculté eſt affoiblie, & qu'elle les diſpenſe avec plus de prodigalité lorſqu'elle eſt dans ſon entier, outre qu'elle s'efforce de fournir autant qu'elle le peut & qu'il en eſt beſoin, une plus grande quantité d'air frais, froid &

élastique. Cette quantité d'air doit être proportionnée à la chaleur du poumon, & la respiration doit être d'autant plus fréquente, qu'il entre à chaque fois une moindre quantité d'air dans le poumon, ou qu'il a moins d'élasticité.

Soit que les petits globules élastiques de l'air se mêlent avec le sang, comme le prétend *Borelli*, soit, ce qui est plus vraisemblable, que les poumons pompent le fluide électrique, qui sert comme de nourriture au fluide nerveux; soit enfin que l'air qui dilate les poumons, pousse le sang dans le ventricule droit du cœur, & entretienne sa circulation, la nature s'empresse également à augmenter & à réitérer la circulation selon le besoin, comme si elle avoit un sentiment confus de sa nécessité, ainsi que j'en suis persuadé, & que *Galien* l'a très-bien démontré. Il n'y a personne qui n'ait éprouvé mille fois dans sa vie, combien le retardement, la suppression & la diminution de la respiration occasionnent d'anxiétés; elles augmentent lorsque l'obstacle subsiste au-delà de quelques secondes, & elles deviennent à la fin insupportables, comme on peut en faire l'essai ſur un animal, & l'empêchant de reſpirer pendant quelques ſecondes; car il ſe débat de toutes ſes forces pour lever cet obſtacle, ce qu'aucune machine inanimée ne ſauroit faire; & il n'y a point d'homme, quelque peu inſtruit qu'il ſoit de la mécanique, qui puiſſe en rendre raiſon par les lois ſeules du mouvement, ſans recourir à un principe doué de ſentiment & de mouvement.

Je ne prétends point au reſte attribuer les accidens inſéparables des maladies conſtantes aux ſeuls efforts de l'ame, ſi ce n'eſt dans les maladies hyſtériques & autres ſemblables; car ces efforts de la nature ſuppoſent preſque toujours un principe matériel & un vice dans les organes ou dans les fluides; mais il ne s'enſuit pas de là, comme les Mécaniciens le prétendent, qu'on ne doive avoir aucun égard au principe ſenſitif dont j'ai parlé, ni qu'il faille ſimplement ſe borner à corriger l'état des fluides & des ſolides, vu qu'on ne ſauroit y parvenir ſans le concours de ce même principe. Il eſt vrai que la nature ſeule remédie ſouvent aux maladies, mais cela n'empêche pas que l'art ne doive venir à ſon ſecours.

Comme la fievre eſt un ouvrage de la nature, & un effort qu'elle fait pour chaſſer les matieres morbifiques des voies de la circulation, de même l'eſſouflement eſt un effort de ce même principe vital, pour lever les obſtacles qui s'oppoſent à la reſpiration, & à l'entrée de l'air dans les poumons; & comme il n'y a rien de plus pernicieux qu'une fievre qui ceſſe dans le temps que la matiere morbifique a beſoin d'être évacuée par la perſpiration & par les ſueurs, comme dans les maladies peſtilentielles & gangreneuſes; de même rien n'eſt plus funeſte que l'aſpnée ou le repos des organes de la reſpiration, lorſque la circulation du ſang languit dans les poumons, & que l'inſpiration d'un air vivifiant eſt néceſſaire, & il eſt inoui qu'un malade dont la reſpiration ceſſe, qui tombe en ſyncope & qui paſſe pour mort, en revienne, y en ayant à peine un ſur cent qui échappe, parce que la reſpiration n'eſt pas moins un ſigne qu'une cauſe partielle de la vie, & qu'il n'y a point d'animaux qui puiſſent s'en paſſer, ſi l'on en excepte les amphibies.

On obſervera cependant que la reſpiration peut ſubſiſter ſans que le Médecin s'en apperçoive, ainſi que *Pitcairn* l'a démontré il y a long-temps; car nous nous appercevons de la reſpiration par l'eſpace que la poitrine parcourt en ſe dilatant & en ſe contractant dans un temps donné; & cet eſpace eſt au volume d'air inſpiré en raiſon ſous-triplée, de maniere que ſi cet eſpace devient double ou triple, le volume d'air inſpiré devient huit fois, vingt-ſept fois plus grand; de ſorte que ce volume peut augmenter ou diminuer conſidérablement, ou du moins à un point ſuffiſant, & l'eſpace, qui eſt l'indice de la reſpiration, diminuer au point qu'il ne tombe point ſous les ſens. D'ailleurs, comme nous n'appercevons point le mouvement de l'aiguille d'une montre, parce qu'elle met beaucoup de temps à parcourir un très-petit eſpace, de même ſi l'inſpiration ou l'expiration devient plus tardive, quand même elle ſeroit auſſi ample que dans l'état de ſanté, nous ne nous appercevrons point qu'elle ſe faſſe.

Suppoſons qu'un homme, dont la poitrine ſe dilatoit & ſe contractoit avec une entiere liberté, tombe tout-à-coup dans une extase ou dans une catalepsie; l'ame étant tout-à-coup détournée par la trop forte attention qu'elle donne à un autre objet, le pouls & la respiration, se ralentiront au point qu'on ne les appercevra presque pas. On ne doit pas être surpris que la vie subsiste avec une respiration aussi foible; car le sang étant dans ces cas comme froid & figé, il circule lentement, & n'a point de chaleur dans le poumon, & cela étant, l'animal n'a presque pas besoin de respirer. Par exemple, ceux qui tombent dans l'eau & que le froid saisit, perdent la respiration, & ne laissent pas de vivre quelque temps, & à proportion que la chaleur revient, & que la circulation recommence, ils respirent plus vîte & plus souvent, comme il arrive à ceux qui crient & qui courent.

De là vient, comme *Floyer* l'a éprouvé, que les substances rafraîchissantes soulagent les asthmatiques, & que les chaudes leur nuisent; car tout ce qui échauffe le sang & qui accélere son cours, oblige à respirer une plus grande quantité de nouvel air; mais il est difficile d'augmenter & d'accélerer la respiration au-delà d'un certain point, comme on l'a vu dans la théorie de cette classe, où il faut pour cet effet un plus grand emploi de forces, ce qui épuise la faculté & expose le malade à une mort prochaine, ce que la nature abhorre, & c'est ce qui occasionne l'angoisse & la langueur inséparable de cet état. Il est bon cependant d'observer que les substances rafraîchissantes qui épaississent le sang, sont nuisibles aux asthmatiques, & que si elles sont utiles d'un côté, elles nuisent de l'autre, en épaississant le sang & ralentissant son cours; c'est pourquoi il y a deux indications à remplir; l'une, de tempérer l'ardeur du sang, qui augmente la dyspnée, comme cela arrive dans les fievres & dans les maladies inflammatoires aiguës; & l'autre, d'entretenir & même d'augmenter sa fluidité, ainsi que *Floyer* l'a appris par sa propre expérience.

Ceux-là n'entendent rien au traitement de l'asthme, qui, guidés par une fausse théorie, travaillent à augmenter l'élasticité des vaisseaux des poumons par des toniques, ou à atténuer les phlegmes visqueux par des remedes chauds & incisifs, dans le temps qu'il faut quelquefois diminuer la force de la faculté & des solides, calmer l'ardeur du sang, & refréner l'impétuosité du fluide nerveux par des narcotiques. Il est heureux pour les malades que la nature en sache plus que certains Médecins, & qu'elle se charge elle-même de leur guérison. Ces Médecins ne sont jamais plus heureux dans la pratique, que lorsqu'ils se conduisent en empyriques & qu'ils oublient leur théorie, ou qu'à force d'errer, ils l'assujettissent à la pratique, semblables à ceux qui n'ajustent point la muraille à la regle, mais la regle à la muraille, quoiqu'elle ne soit faite que pour en diriger la construction.

La vraie théorie est celle qui est fondée sur des observations réitérées & exactes, & sur les raisonnemens solides qu'on en tire en forme de corollaires, ainsi que le pratiquent les Mathématiciens, qui se servent des observations pour rectifier ce qu'il y a de défectueux dans la théorie de l'Astronomie, de l'Hydraulique & de la Mécanique. La fausse est celle qui n'est fondée ni sur l'expérience ni sur le raiſonnement, telle qu'étoit dans la Phyſique celle de *Deſcartes*, qui a été admiſe dans les Ecoles. Il y a peu de maladies dont nous poſſédions la théorie, & cependant nous ſommes aſſez téméraires pour vouloir les expliquer toutes, de crainte d'avouer notre ignorance devant les malades & les demi-ſavans. Il ſeroit infiniment plus glorieux à un honnête-homme de confeſſer ſon erreur & ſon ignorance, & de ſuivre l'exemple de *van Helmont*, qui s'exprime en ces termes, en parlant de l'aſthme. « Je reconnois, dit-il, d'a-» voir pallié les maladies, de n'en » avoir guéri aucune, & d'avoir trom-» pé tous ceux qui ont ajouté foi à » mon ignorance; de ſorte que je ſuis » étonné que tant de grands hommes » qui ſe diſtinguent de nos jours dans » les Ecoles, n'ayent point encore » renoncé aux préjugés de ceux qui » les ont précédés.

La Théorie des anciens Médecins, par exemple, de *Galien*, de *Sennert*, de *Riviere*, par rapport à ces maladies, eſt plus ſimple, plus ſolide, & s'accorde mieux avec les principes de la Mécanique que celle des modernes.

Lorſqu'ils voyoient une accélération dans les mouvemens de la poitrine, qu'ils y remarquoient plus de force, & qu'ils s'appercevoient que les malades étoient ſoulagés par l'expectoration, & par l'inſpiration d'un air froid, ils regardoient cela comme autant d'efforts de la nature, qui tendoient à une bonne fin. *Galien* conſidere trois choſes dans la reſpiration, la *faculté motrice*, qu'il ne diſtingue point de la volonté, mais qu'il prétend être d'une néceſſité abſolue; *l'utilité*, ou la néceſſité de reſpirer pour conſerver la vie; troiſiémement enfin, la *diſpoſition* des inſtrumens ou des organes.

Tout mouvement, dit-il, eſt produit par la faculté animale, ſa vivacité ſuppoſe que cette faculté eſt entiere & robuſte, & qu'elle agit en vue de quelque utilité, pourvu que la diſpoſition des inſtrumens n'y apporte aucun obſtacle. Lorſqu'il eſt utile que la reſpiration s'accélere, & que la faculté eſt affoiblie, elle ſe contente de la rendre plus fréquente, ſur-tout ſi les organes ſont affectés de quelque douleur, parce que la faculté obtient le but qu'elle ſe propoſe en rendant la reſpiration plus dense, & que la douleur augmente moins que dans le cas où elle est plus forte, & elle supplée à ce qui manque à la grandeur de la respiration en la rendant plus fréquente. *Voyez* sa doctrine dans le livre de la dyspnée & du pouls, où il explique clairement d'où vient que dans la douleur de poitrine la respiration est fréquente & petite ; dans le délire & l'aliénation d'esprit, rare, grande & irréguliere. *Floyer* ayant consulté pour la guérison d'un asthme qui l'affligeoit depuis vingt ans les Auteurs anciens & modernes, adopta enfin la pratique des premiers, ce qui prouve que la réforme que les disciples de *Descartes* ont voulu introduire dans la Médecine, loin de hâter ses progrès, n'a fait que les retarder.

Ceux qui déduisent les classes des maladies de leur siege anatomique, attribuent toutes celles de cette classe, comme l'asthme, la dyspnée, &c. aux poumons. Mais il n'y a qu'une théorie fondée sur la vérité qui puisse assigner à chaque maladie le siege qui lui est propre, & quoique les symptomes soient les mêmes dans les maladies du même genre, il n'eſt pas sûr que les eſpeces du même genre ayent le même ſiege, comme cela paroît par l'exemple de l'aſthme. Tous, par exemple, attribuent l'aſthme humide au poumon, comme ſiege du principe morbifique; d'autres placent le ſiege de l'aſthme ſpaſmodique & hyſtérique dans les muſcles même du thorax, qu'ils ſuppoſent convulſés & irrités; *Willis* attribue l'aſthme ſtomachique à l'eſtomac, & d'autres établiſſent le cerveau pour ſiege de l'aſthme nocturne ou de l'éphialte. Il eſt arrivé pluſieurs fois qu'on a pris pour un aſthme pulmonaire des maladies, dont après l'ouverture du cadavre, le principe s'eſt trouvé ou dans la cavité de la poitrine, ou du médiaſtin, ou dans la ſtructure du coffre de la poitrine, & par conſéquent hors du poumon. Rien n'eſt donc plus difficile que de déterminer le ſiege des maladies avant que d'ouvrir les cadavres, & par conſéquent il y a de la témérité de juger des maladies par le ſiege qu'elles occupent.

Comme la reſpiration ou la contraction des muſcles de la poitrine eſt fréquente & accélérée dans les eſſouflemens, & qu'elle est involontaire ou forcée, il est évident que ces maladies different des spasmodiques, en ce qu'elles affectent les organes de la respiration, & non point ceux qui servent au mouvement local des membres, & par conséquent qu'elles ne different point essentiellement des convulsives, & que l'indication de la classe est la même, je veux dire un effort de la nature. Si ces efforts sont effrénés & inutiles, comme dans les essouflemens hystériques occasionnés par les passions de l'ame, il faut les calmer par le moyen des narcotiques, au cas que l'espérance & les secours moraux ne suffisent point. Si ces mouvemens languissent, & qu'on les juge nécessaires pour corriger ou chasser la matiere morbifique, il faut les exciter & les entretenir par les secours diététiques & pharmaceutiques. S'ils sont inutiles, comme dans les cas où ils sont occasionnés par la gibbosité ou la mauvaise conformation de la poitrine, il faut les calmer par le moyen des émolliens, des anodins; s'ils sont tout à la fois effrénés & nuisibles, il faut employer la saignée, la diete & les narcotiques; s'ils sont modérés &

utiles, il faut les seconder; & rien n'est plus utile pour cet effet que les remedes propres à résoudre la matiere morbifique, à la délayer si elle est visqueuse, entr'autres les béchiques atténuans & adoucissans.

ORDRE PREMIER.

ANHELATIONES SPASMODICÆ.

En François, *Souffles convulsifs.* *Passiones spiritualium partium*, Gordon; *Expirationis vitia*, Ettmuller. *Lésions de l'expiration*; *Essouflemens convulsifs.*

CE sont des maladies, ou plutôt des symptomes légers, passagers, mais réitérés, dont la plus grande partie consiste dans des expirations sonores & spasmodiques; car le hoquet seul fait du bruit pendant l'inspiration. Ces maladies tiennent des spasmodiques & des essouflemens; & la plupart, comme la toux, le bâillement, le ronflement, l'éternument accompagnent les autres maladies, & par conséquent n'en sont point des symptomes essentiels.

Duret, dans ses Annotations sur *Hollier*, *de asthmate & de tussi*, a donné une théorie de cette classe vraiment mécanique & fondée sur la doctrine d'*Hippocrate*, laquelle, quoique simple, l'emporte sur l'Etiologie des Modernes.

I. *EPHIALTES ; Cochemar.*

Ce mot est Grec, & composé de deux autres *epi* & *allomai*, je saute dessus, parce que ceux qui sont attaqués de cette maladie s'imaginent qu'un animal leur saute sur la poitrine pour les étouffer.

Thémison l'appelle *pnigalion*, à cause de la suffocation dont elle est accompagnée, & *pnigamon* ; Cælius Aurelianus, *épibole*, je presse dessus, parce que les malades s'imaginent avoir sur eux un poids qui les étouffe. *Dioscoride*, *pnigmon upo ephialton* ; Pline, *ludibria Fauni*, parce que les Romains l'attribuoient aux Faunes. Les Modernes croient qu'elle est causée par certains esprits mal-faisans qui errent la nuit; les Anciens l'attribuoient à des Démons lascifs

laſcifs qu'ils appelloient incubes & ſuccubes, d'où vient qu'on donne les mêmes noms à cette maladie. Les François l'appellent *incube;* les Lyonnois, *chauchevieille;* Galien & d'autres, *épilepſie nocturne*, *aſthme nocturne*, *&c.*

C'eſt un genre de maladie périodique qui attaque les perſonnes qui dorment, & dont le principal ſymptome eſt une dyſpnée pendant laquelle on s'imagine avoir ſur la poitrine un corps qui étouffe.

Cette maladie attaque principalement ceux qui dorment ſur le dos; elle ſe manifeſte par une reſpiration plaintive, gémiſſante & inquiete, & le malade n'eſt pas plutôt éveillé, que ſon ſonge & ſa maladie diſparoiſſent.

L'ame veille, dit *Hippocrate*, pendant que nous dormons, & s'acquitte de toutes les fonctions corporelles, comme cela paroît dans l'éphialte; car, comme l'ame, avertie en dormant de l'acrimonie de la ſemence qui eſt dans les véſicules, joint à cette ſenſation les idées acceſſoires qui l'accompagnent ordinairement & emploie les moyens néceſſaires pour ſatisfaire ſa paſſion, de même, lorſqu'il ſe trouve dans les organes de la respiration quelque obstacle qui la gêne, séduite par son imagination, elle joint à cette sensation l'idée d'un démon mal-faisant, d'un chat ou d'un chien qui l'étouffe en se mettant sur sa poitrine, ou d'une vieille sorciere qui l'étrangle, & cette idée l'effraie si fort, qu'il s'agite, sue, crie autant que le sommeil dans lequel il est plongé peut le lui permettre; mais il n'est pas plutôt éveillé qu'il reconnoît son erreur, & tous ces accidens s'évanouissent.

Dans le cas dont parle *Hippocrate*, le songe est déterminé par l'obstacle qui gêne le mouvement de la poitrine; mais il est certain que la suffocation est quelquefois causée par le songe qui a précédé. Je me souviens qu'étant jeune j'ai songé plusieurs fois qu'un chat montoit sur mon lit, mais je ne me sentois suffoqué que lorsque je m'imaginois qu'il s'étoit jeté de mes pieds sur ma poitrine; par où l'on voit que c'étoit le songe qui causoit ma suffocation, & que celle-ci n'influoit en rien sur mon songe, comme on le croit pour l'ordinaire; & il suit de cette observation, qu'encore qu'il n'y ait aucun vice dans la poitrine, l'imagination seule peut causer une dyspnée considérable accompagnée de fievre, de sueur & d'angoisses beaucoup plus violentes, que si la cause qui affecte notre imagination agissoit réellement sur nous.

1. *Ephialte pléthorique; Ephialtes plethorica*, Craanen. P.

Il est causé par une pléthore émue, par la chaleur du lit, la pesanteur des couvertures, lors sur-tout qu'il regne un vent du midi, & il attaque ceux qui dorment sur le dos, sur-tout si la pléthore augmente par la bonne chere, & par la suppression des flux de sang auxquels on est sujet. Dans ces circonstances, le sang venant à se porter au cerveau, occasionne des songes qui sont accompagnés dans les uns de terreurs paniques, dans d'autres d'un écoulement de semence, dans d'autres du cochemar, sur-tout si les poumons se trouvent déjà affoiblis, & que le sang ait peine à circuler.

On peut le prévenir par la saignée, la sobriété, en s'abstenant de souper, & en dormant sur le côté, la tête un peu élevée.

2. *Ephialte stomachique; Ephialtes sto-*

machica, Riviere, appellé par quelques-uns *Epilepsie nocturne*. P.

Cette espece est causée par le ventricule, qui se trouvant rempli d'alimens qui n'ont pas eu le temps de se digérer, pese sur le diaphragme, aussi-bien que par l'engorgement du cerveau, occasionné par un chyle épais & abondant qui épaissit le sang. Ceux qui s'éveillent dans l'accès, ont la langue sale, des rapports, des nausées & des pesanteurs de tête. Les personnes crapuleuses qui se couchent aussi-tôt après avoir mangé, y sont fort sujettes, lors sur-tout qu'elles dorment sur le dos, la tête de niveau avec le corps. Les enfans y sont plus sujets que les adultes, & ceux qui mangent beaucoup, plus que les autres. A l'égard des songes, ils varient suivant les mœurs des malades. Ceux que les servantes entretiennent de contes de lutins, de lemures, de faunes, & d'autres contes de vieilles, s'imaginent en être maltraités en dormant; ceux qui craignent les chiens, les chats & autres animaux mal-faisans pendant le jour, s'imaginent en être attaqués pendant la nuit.

La cure exige l'émétique, les cathartiques, la sobriété, l'abstinence du souper, du vin, des viandes noires, des liqueurs spiritueuses. Au cas que la digestion languisse, on emploira les stomachiques amers, le quinquina, le rhapontic, l'aloès.

Cette espece provient de l'ivresse, de la bonne chere, & sur-tout des débauches nocturnes, d'où vient qu'elle est plus fréquente que les autres. Les songes & les sieges des symptomes varient selon le caractere des malades. Les libertins rêvent aux femmes, les gens de guerre, comme le soldat dont parle *Tymée*, qu'un ennemi les égorge; un de mes amis s'imaginoit qu'il montoit un escalier, & qu'il étoit pressé entre deux murailles. L'accès est passager, & ne demande qu'une cure prophylactique.

3. *Ephialte causé par un hydrocéphale; Ephialtes ex hydrocephalo*, Lotichii, *obs. lib.* 4. *observ.* 3. Bonet, *Sepulchret. tom.* 1. *pag.* 180. *observ.* 1. Lower. *de corde, cap.* 1. C. P.

Un jeune homme mélancolique, sujet aux vertiges & qui avoit la vue basse, mourut après avoir eu plusieurs terreurs nocturnes, & diverses attaques de cochemar. On l'ouvrit, & on lui trouva le cerveau parsemé de veines noirâtres, couvert de sanie, & le sinus gauche rempli de mucosité. Le malade penchoit toujours la tête du côté gauche. *Bonet* rapporte deux autres observations d'éphialtiques dont les sinus du cerveau étoient remplis d'eau; & c'est ce qui a donné lieu à l'opinion que l'éphialte a son siege dans le quatrieme sinus du cerveau, & que cette sérosité s'écoulant lorsqu'on a la tête basse, occasionne cette maladie. Je suis persuadé que cette cause est extrêmement rare, rien n'étant plus ordinaire que de trouver de la sérosité dans les sinus du cerveau, lorsqu'on tarde à ouvrir le cadavre, & plus on tarde, plus cette sérosité est abondante. On parle d'un Académicien d'Oxford qui étoit affligé d'une hydropisie de poitrine & du cochemar, & dans ce cas il est plus aisé d'avoir les signes de cette espece. Les hydragogues, les setons, les diurétiques, sont les remedes qui lui conviennent. *Lower* se trompe lorsqu'il croit que les éphialtiques ont toujours un hydrocéphale.

4. *Ephialte vermineux; Ephialtes verminosa*, Ettmuller, *de incubo*. P.

Cette espece a son siege dans le ventricule même, & l'enfant dont l'estomac est rempli de vers peut aisément songer qu'il a dans l'épigastre quelque chose qui l'épouvante. La frayeur que cause une pareille imagination, excite un vrai éphialte, & l'on voit tous les jours des gens à qui une frayeur subite cause une suffocation.

L'indication curative est manifeste.

5. *Ephialtes tertianaria*, Forestus, *lib.* 10. *obs.* 52. P.

La frayeur & certain symptome extraordinaire qui tenoit de l'incube & de l'épilepsie, revenoit tous les soirs, & duroit depuis neuf heures jusqu'à onze. Une jeune fille de neuf ans avoit tous les trois jours une espece d'accès de fievre; son ventre & sa poitrine se resserroient, elle respiroit avec peine, elle avoit les yeux ouverts & toujours tournés du même côté, elle saisissoit tout ce qu'elle trouvoit sous sa main pour respirer plus aisément, elle répondoit aux questions qu'on lui faisoit, & elle paroissoit être dans son bon sens, elle ne pouvoit dormir, elle soupiroit sans cesse, son ventre s'enfloit, elle avoit une grande oppression de poitrine, elle respiroit avec peine, elle prenoit souvent son haleine, elle étoit oppressée, & elle ne pouvoit parler.

6. *Ephialte hypocondriaque; Ephialtes hypocondriaca*, Ettmuller, *de aëris inspiratione.* Voyez *Schenckius*, Incube des personnes éveillées; *Incubus vigilantium*, Rhodius, *centur. 1. observ. 54.* P. L.

On prétend que l'éphialte est familier aux hypocondriaques & aux mélancoliques, & je mets ce ce nombre un certain Prêtre qui s'imaginoit fermement qu'une vieille femme de sa connoissance alloit le trouver toutes les nuits, & le pressoit dans ses bras jusqu'à l'étouffer. Vous trouverez dans *Forestus*, *lib. 10.* une histoire approchante & fort curieuse. Les émétiques sont très-contraires à cette espece; lors sur-tout qu'elle est compliquée de vapeurs, de flatuosités & de la sécheresse des intestins. Ces flatuosités peuvent comprimer le diaphragme; & si le cerveau est disposé au délire, si le sujet est craintif & d'un esprit foible, lui causer un délire, qui commence la nuit, & dure plusieurs jours. Les remedes qui conviennent à cette espece, sont les anti-épileptiques, sur-tout la graine de pivoine, le cinabre & la semence d'anis.

Cette espece ne présente pas toujours des idées fâcheuses. *Raimond Fortis* dit avoir traité une jeune fille qui s'imaginoit en dormant avoir un commerce charnel avec son amant, & qui se réveilloit avec un sentiment de pesanteur dans la poitrine, sans voix, sans respiration, le visage couvert de sueur, & une grande pesanteur de tête. *Craanen* rapporte un cas tout semblable, & on peut en voir d'autres dans *Heurnius*, *Forestus*, &c.

Un nommé *Silimachus* rapporte que quantité de personnes moururent autrefois à Rome de cette passion, qui s'étoit répandue comme une contagion. *Cælius Aurelianus* rapporte la même chose de l'incube, qu'il met au nombre des maladies chroniques; mais cette espece n'est point assez constatée.

II. STERNUTATIO; *Eternument.*

On le définit une expiration violente, sonore & subite, dans laquelle l'air, après avoir pénétré dans l'intérieur des narines, en sort tout-à-coup avec violence, avec un mouvement convulsif de la tête & du tronc. La nature l'emploie pour débarrasser les narines & chasser ce qui irrite la membrane pituitaire ; mais lorsqu'il est trop grand & trop fréquent, il constitue une maladie à laquelle on donne le nom d'*éternument.*

Il y a plusieurs variétés d'*éternument.* 1°. *L'éternument catarrhal*, lequel est causé par le froid & par le défaut de perspiration dans l'intérieur des narines. 2°. L'éternument occasionné par les boutons de la rougeole qui viennent dans le nez. 3°. L'éternument causé par les ptarmiques violens, tel que le suc d'élaterium, que les paysans ont quelquefois l'imprudence de tirer par le nez pour se guérir de la jaunisse, ce qui leur attire des saignemens de nez violens, & les fait éternuer au point de leur causer la mort. Il y a un éternument causé par des pustules âcres & phagédéniques qui viennent dans le nez, & qui est de très-mauvaise espece. 4°. Il y aussi un éternument causé par des vers qui s'engendrent dans les sinus frontaux, & qui les en fait sortir, de même que les autres corps étrangers qui s'y trouvent. 5°. Il y a un éternument spontané, dont nous ignorons souvent le principe dans la pratique, comme cela paroît par les exemples rapportés par *Hildanus*, *Amatus Lusitanus*, &c. 6°. Tel est encore l'éternument périodique dont il est parlé dans la Bibliotheque pratique de *Manget*, & dans les Ephémérides des Curieux de la Nature. 7°. Il régna autrefois un éternument épidémique si violent, que la plupart des gens en mouroient, & c'est de là qu'est venue la coutume de saluer ceux qui éternuent. 8°. L'*éternument critique*. *Hippocrate* & *Riviere* prétedent qu'il est salutaire dans les fievres malignes, & d'un bon augure dans les cas désespérés. *Hippocrate* prétend que c'est un bon signe lorsqu'une femme hystérique, ou qui a de la peine à accoucher éternue; il arrive cependant, lorsqu'il est trop fréquent, qu'il la fait accoucher avant terme, & qu'il est suivi d'hémorragie, & même d'un saignement de nez. L'éternument ne vaut rien dans les maladies inflammatoires de la poitrine, parce qu'il augmente les douleurs. Celui qu'excitent les ptarmiques n'eſt d'aucune utilité dans les affections ſoporeuſes, quoiqu'on ſoit dans l'uſage de les employer.

Cure. Dans quelque maladie que ce puiſſe être, il faut, autant que l'on peut, commence par détruire le principe, & enſuite réprimer les efforts de la nature, au cas qu'ils ſoient trop violens, comme dans le cas préſent, ou les détourner ailleurs. La ſaignée eſt utile pour calmer la violence de l'éternument. Les vapeurs de l'eau & du lait tiedes, les linimens faits avec du beurre, la vapeur des décoctions émollientes, faites avec les ſemences mucilagineuſes, la racine de guimauve, produiſent auſſi de très-bons effets. Il convient auſſi que le malade mette du plomb calciné dans ſes narines, pour abſorber les humeurs âcres qui peuvent s'y trouver.

Rien n'eſt meilleur encore pour calmer les efforts effrénés de la nature, que de flairer de l'opium, de tirer ſa teinture par le nez, & d'en avaler une doſe ſuffiſante. Dans l'éternument périodique, il faut avoir recours au quinquina, au karabé, & aux autres antiſpaſmodiques.

Pour détourner la nature de ces efforts, rien n'eſt meilleur que les véſicatoires, du vieux levain ſaupoudré avec du karabé appliqué ſur la nuque du cou, les ligatures & les frictions des extrémités, une nouvelle fâcheuſe. Si l'on juge par les vapeurs acides qui montent au nez qu'il y ait des matieres vermineuſes dans les premieres voies, on ne peut mieux faire que d'employer les anthelminthiques.

III. *Oscedo*, *Bâillement ;* en Grec, *Kaſmodia ;* & dans pluſieurs Auteurs, *Oſcitatio.*

On le définit : Une ouverture involontaire & réitérée de la bouche. Il conſiſte dans une inſpiration naturelle, lente & long-temps continuée, accompagnée de l'ouverture convulſive de la bouche, & ſouvent de pandiculation & de tiraillement dans le corps & dans les membres, & ſuivie pour l'ordinaire d'une expiration courte & ſonore.

Le Comte *Buchner*, en 1758, *Michel Alberti*, en 1737, & *Fréd. Walther*, en 1738, ont écrit fort au long ſur le bâillement.

Il est précédé de pesanteur dans le corps, de lassitude, d'une langueur, ou d'une inertie de poitrine, de la stupeur de l'esprit, d'ennui, d'assoupissement, d'un engourdissement dans tout le corps, & de paresse; & tous ces symptomes cessent au moyen d'une inspiration lente, profonde & long-temps continuée, ou du bâillement.

Au moyen de l'inspiration ample & profonde qui accompagne le bâillement, toutes les vésicules pulmonaires se dilatent, la circulation du sang dans les poumons s'accélere, les visceres du bas-ventre sont comprimés, les yeux larmoient, la salive coule en abondance, l'ouie s'émousse, on sent une espece de bourdonnement dans la tête, le conduit d'Eustache se dilate, la parole se perd, la perspiration augmente, l'ame éprouve une espece de volupté, & l'homme devient plus dispos & plus alerte.

Ce qu'il y a d'étonnant, est qu'après avoir commencé à bâiller volontairement & par maniere de jeu, ce mouvement devient dans la suite involontaire, forcé & convulsif, & force ceux qui nous voient bâiller, à bâiler à leur tour, malgré qu'ils en ayent. C'est là une preuve que la nature ne fait qu'exécuter ce que la volonté a commencé, & qu'il est au pouvoir de celle-ci de le retarder & même de le prévenir. Une passion suffit même pour le supprimer tout-à-fait ; & il paroît par là que les mouvemens convulsifs dépendent beaucoup des facultés de l'ame.

1. *Oscedo partûs*, Roederer. *dissert. de oscitatione in enixu*, *1759*. P.

Ce symptome est funeste dans les femmes qui accouchent, & annonce un carus mortel.

2. Bâillement fébrile ; *Oscedo febrilis*.

Les bâillemens réitérés annoncent l'accès des fievres intermittentes, & sont les avant-coureurs des fievres catarrhales & exanthémateuses. Il régna autrefois à Rome une éternument épidémique & mortel, qui étoit quelquefois suivi d'un bâillement également funeste, ce qui a donné lieu à ce que rapporte *Polydore Virgile*, à la coutume qu'on a de faire le signe de la croix sur sa bouche lorsqu'on bâille. Le bâillement est dangereux dans les hémorrhagies, & *Bruchner* prétend d'après

Schroder, qu'il annonce toujours des convulsions mortelles. Les remedes qui lui conviennent sont les antispasmodiques & le quinquina.

3. Bâillement stomachique; *Oscedo stomachica*. P.

Les grands repas sont ordinairement suivis d'assoupissement & de bâillemens, & ceux-ci précedent souvent la cardialgie & la colique. Il se trouve cependant beaucoup de personnes sujettes aux indigestions & au dégoût, dont l'estomac se trouve soulagé lorsqu'elles bâillent. Les anciens ont cru que le bâillement étoit occasionné par des vapeurs qui distendent le ventricule de l'œsophage; & l'on peut voir par là à combien d'erreurs l'expérience seule est sujette. *Paulin* a vu un bâillement & une épilepsie occasionnée par les vers de l'estomac, & par des saburres vermineuses, que les vermifuges ont guéries. Les enfans nouveaux nés bâillent fréquemment, & ce bâillement leur est salutaire. Cette espece provient d'un vice de l'estomac, & demande des stomachiques & des cathartiques.

4. Bâillement hystérique; *Oscedo hysterica*. P.

Les vapeurs sont presque toujours précédées de bâillemens fréquens. *Hoechstetter* & *Riedlin* ont connu plusieurs jeunes filles dont les ordinaires avoient été supprimés, qui avoient tous les jours à certaine heure marquée un bâillement si violent, qu'il leur causoit des maux de tête & les rendoit malades; il y en eut une entr'autres dont la mâchoire se luxa. Les femmes enceintes sont très-sujettes au bâillement, tant à cause de la suppression de leurs menstrues, qu'à cause de la foiblesse de leur estomac, & de la disposition qu'elles ont aux vapeurs. Dans cette espece, il faut avoir recours aux anti-hystériques, & pendant la grossesse, à la saignée.

IV. *Le Hoquet*; en Latin, *Singultus*; en Grec, *Lygmon* & *Lyngon*; en Anglois, *Hic-cock*; en Italien, *Singhiozzo*.

Le hoquet consiste dans une respiration précipitée, sonore & convulsive.

Cause. Effort de la nature tendant à chasser, à l'aide des dépressions réitérées du diaphragme, ce qui l'incommode au voisinage de l'orifice supérieur de l'estomac; les Galénistes prétendent que la cause du hoquet est un effort de la faculté expultrice du ventricule.

Le principe prochain du hoquet est tout ce qui irrite, gêne, incommode l'estomac, principalement son orifice supérieur, de même que l'extrémité de l'œsophage & le diaphragme, soit que ces parties soient affectées de douleur, soit qu'elles en soient exemptes; l'habitude contribue aussi beaucoup à produire le hoquet, de sorte que de volontaire qu'il étoit d'abord, il devient ensuite naturel & forcé; il ne faut pas plus d'irritation pour l'exciter que pour faire naître la pandiculation ou le bâillement; l'imagination seule suffit souvent pour le produire ou le renouveller, comme elle fait à l'égard des nausées; il suit de là que l'étiologie du hoquet est encore fort obscure.

1. *Hoquet passager; singultus accidentalis, singultus transitorius*, Fred. Hoffmann. Med. Rat. *de singultu*. B. P.

C'est celui qui est occasionnée (*a*) par un défaut de mastication, par des alimens avalés avec trop d'avidité, sur-tout s'ils ne sont pas délayés par une boisson suffisante ; (*b*) par une boisson trop froide, (*c*) par un air froid, *Ill. Tralles, usus opii salubris & noxius, &c. de singultu* ; (*d*) par l'odeur de l'esprit de vitriol ; Hecquet, *de singultu, cap.* 15 ; (*e*) par les pleurs ; *Haller elem. physiol. tom.* 3 ; (*f*) par le rire ; (*g*) par la toux, &c.

Cette espece qui doit son origine à des causes légeres & passageres, se dissipe ou d'elle-même, ou en suspendant pendant quelque temps la respiration, en avalant de l'eau lentement & d'un seul trait, en excitant une douleur dans quelque partie du corps, en procurant l'éternument. Les affections de l'ame, telles que la frayeur, la colere, l'admiration, la honte, &c. excitées tout-à-coup, peuvent aussi dissiper cette espece de hoquet.

2. *Hoquet des gloutons ; Singultus ab alimentis.* B. P.

Cette espece est produite par des alimens (*a*) pris en trop grande quantité, *Frederic Hoffmann. l. c. Gorter, Praxis. med. syst. de singultu* ; (*b*) trop âcres, *Hoffmann. Tralles, Gorter l. c.* (*c*) actuellement froids, *Timæus lib. III.*

cap. 5. Riviere, *de morb. infreq. obs.* 1.
(*d*) arrêtées dans l'œsophage, *Hollerius schol. de singultu*, *Tabor. p.* 240.

Les gloutons, les jeunes gens voraces, les enfans à la mamelle qui se gorgent de lait, sont sujets à la premiere variété, qui est occasionnée plutôt par la quantité que par la qualité des alimens : c'est au contraire la qualité trop âcre des alimens, & non leur quantité qui produit la seconde variété ; le hoquet peut cependant être l'effet de ces deux principes réunis. *Gatinaria* a observé des hoquets accasionnés par l'usage des oignons, de l'ail, du gingembre ; l'eau froide, les pulpes des fruits aqueux, les sucs de citron, de groseilles, &c. délayés dans l'eau, produisent la troisieme variété, sur-tout si on en augmente le froid par l'addition de la glace ; ces principes sont d'autant plus nuisibles qu'ils sont doués d'un plus grand degré de froid, & qu'ils agissent sur un corps fort échauffé par quelque cause que ce soit ; le hoquet qui en résulte est quelquefois très-violent & de très-longue durée ; celui dont parle *Timæus*, fut très-opiniâtre ; *Riviere* fait aussi mention d'un pareil hoquet qui fut très-violent pendant pluſieurs mois; *Hollerius* cite un exemple de la quatrieme variété: « Une jeune fille, dit-il, ayant » mangé une trop grande quantité de » poumon de bœuf, ſentit une peſanteur conſidérable à l'eſtomac, eut » des nauſées & vomit; un morceau » de poumon, s'étant arrêté dans l'œſophage, il lui ſurvint un hoquet » continuel & douloureux qui l'empêchoit d'avaler; on parvint, par le » moyen des ventouſes & d'autres remedes, à faire ſortir le corps étranger, & le hoquet diſparut.

La premiere & la ſeconde variété ſe diſſipent pour l'ordinaire d'elles-mêmes, ou par le ſeul ſecours de la nature, qui s'efforce de ſe délivrer de ce qui l'incommode; ſi cependant elles duroient trop long-temps, les ſecours indiqués dans la variété (*a*) ſont l'eau tiede bue abondamment, le vomiſſement excité par le moyen des doigts introduits dans la bouche, les lavemens irritans, de fortes inſpirations & expirations qu'on excite en courant, en ſautant, en montant à cheval, en criant; l'éternument artificiel; enfin de doux cathartiques, de légers émétiques; ajoutez à ces remedes, les épithemes spiritueux & aromatiqnes, de même que les stomachiques, qui aiguillonnent par leurs parties aromatiques les fibres de l'estomac. Les remedes indiqués dans la variété (*b*) sont l'eau tiede, les décoctions d'orge, l'eau de poulet, le petit-lait, l'huile d'amandes douces, les lavemens émolliens, enfin les purgatifs les plus doux & les anodins. Les secours indiqués dans la variété (*c*) sont une boisson tiede & aromatique; les bains chauds, le vin, les épithemes échauffans; les confections dans lesquelles entre l'opium, telles que la thériaque, le mithridate, le diascordium, &c. La variété (*d*) exige qu'on pousse dans l'estomac ou qu'on fasse sortir par le vomissement le corps étranger arrêté dans l'œsophage. Voyez dans *Platner & dans les autres Auteurs de Chirurgie & principalement dans les Mémoires de l'Académie Royale de Chirurgie*, *t. 1.* les différens moyens soit mécaniques, soit physiques, qu'on emploie pour attirer en dehors ou pour faire tomber dans l'estomac les corps étrangers arrêtés dans l'œsophage; on peut aussi employer, pour cet effet, les remedes qui appliqués sur l'épigastre font naître le vomissement ; les anodins n'ont guere lieu dans la premiere & derniere variété, si ce n'est peut-être pour appaiser les mouvemens convulsifs qui peuvent subsister, quoique la matiere morbifique soit détruite, ou pour dissiper l'orage que peut exciter le vomitif. *Hoffmann* associe, dans ce cas, les anodins aux purgatifs, mais l'illustre *Tralles* prétend qu'il est plus à propos de faire précéder les purgatifs.

3. *Hoquet causé par la cacochylie; Singultus à cacochylia.* B. P.

Cette espece est produite par une matiere (*a*) gluante & visqueuse. *Ephemer. Ferdinand. hist. med.* 43 ; *Hoffmann. l. c. & observ.* 5 ; (*b*) douée de beaucoup d'acrimonie, *Tralles l. c. Gorter l. c.* (*c*) ou par la suppression d'une fievre tierce ; le hoquet est dans ce cas périodique, ainsi que la fievre.

La premiere & la seconde variété de l'espece précédente ne different de celle-ci, dans laquelle elles se changent souvent, que par un moindre degré d'intensité de la cause morbifique. Les saburres nichées dans les premieres voies donnent naissance à plusieurs especes de hoquet, tels que le hoquet cachectique, le hoquet fébrile, le vermineux, le venteux, le hoquet produit par une diarrhée ou une dyssenterie arrêtée trop tôt, &c. on reconnoît l'espece dont il s'agit ici par les signes qui annoncent la présence d'une saburre épaisse, gluante ou fort âcre, bilieuse, acide, salée; point de fievre; rien qui annonce la cachexie ou la présence des vers; aucun des symptomes qui accompagnent les autres especes de hoquet produit par la cacochylie. La cure est la même que celle des variétés (*a*) & (*b*) de l'espece précédente.

La troisieme variété est périodique, au lieu que les deux premieres n'observent aucun période; *Hoffmann* fait mention d'un hoquet survenu à la suite d'une fievre tierce qu'on avoit dissipée par l'usage précoce du quinquina, avant que les premieres voies fussent suffisamment évacuées; ce hoquet qui n'étoit accompagné ni suivi d'aucune pyrexie, observoit exactement le type de la fievre tierce; on le fit cesser, en évacuant par des lavemens & par un purgatif approprié, les saburres qui en étoient le principe.

4.

4. *Hoquet vermineux ; Singultus à vermibus*, Ramazzini, *Const. epid. p.* 127. Tralles, *l. c. p.* 108, Gorter, *l. c.* B. P.

Cette espece est occasionnée par des vers qui irritent l'estomac & les intestins où ils sont nichés. On trouve dans tous les auteurs les signes qui annoncent la présence des vers dans les premieres voies ; la cure exige principalement l'usage des antivermineux, dont on doit faire un choix convenable, ainsi que des purgatifs qui sont aussi très-utiles, ayant égard à la nature des symptomes qui accompagnent le hoquet, au tempérament du malade, à la sensibilité & au degré de chaleur des premieres voies, &c.

5. *Hoquet venteux ; Singultus à flatibus*, Sennert. *med. pract. lib.* 3. *de singultu* ; Riviere, *de singultu*, *l. c. p.* 112. Tralles, *l. c. p.* 112. B. P.

Le hoquet venteux se manifeste par la sortie des vents, & présente deux variétés ; la premiere est compliquée de saburre dans les premieres voies, & a beaucoup de rapport avec le hoquet produit par la cacochylie ; il faut dans ce cas commencer par évacuer la saburre, qui engendre les vents & donne lieu au hoquet, & avoir recours ensuite aux remedes sédatifs; la seconde variété, qui a beaucoup de rapport avec le hoquet produit par la mobilité des nerfs, n'est compliquée d'aucune saburre, étant l'effet des contractions spasmodiques des premieres voies. *Remedes:* linimens extérieurs; application de ventouses, de linges chauds; thériaque, opium, ambre, musc, &c. douce compression du bas-ventre.

6. *Hoquet produit par des médicamens; Singultus à medicamentis.* A. P.

Les médicamens qui donnent lieu au hoquet, sont (*a*) les vomitifs, *Frid. Hoffmann. de singultu, Cl.* Haller, *elem. Physiol. tom. 3. de singultu;* (*b*) les cathartiques, *Hoffmann, l. c.* Haller, *ex Portefaix, ibid. pag. 18. 19.* (*c*) les remedes âcres, irritans, *Baglivi, Op. pag.* 252. Sydenham, *tom. 1. pag.* 43. (*d*) les remedes trop rafraîchissans, *Schenckius, de singultûs curatione, obs. 1. hist. morb. Uratislav, 1700. pag. 197.*

Les remedes drastiques, soit vomitifs, soit purgatifs, capables d'irriter, de ronger, d'enflammer les premieres voies, donnent souvent lieu au hoquet. Les substances grasses, huileuses, mucilagineuses, émulsives; le lait, le petit lait, la crême; les tisanes & les bouillons de poulet, de veau, &c. en un mot, tout ce qui peut adoucir, énerver l'activité du remede drastique, & diminuer la sensibilité de l'estomac & des intestins, ce sont là les meilleurs remedes qu'on puisse employer dans ce cas; si malgré ces secours les mouvemens convulsifs continuent ou deviennent plus violens, & menacent la vie du malade, on aura recours aux anodins. On observera qu'il faut employer ces secours à propos, avant que l'inflammation se soit établie dans l'estomac & dans les intestins; on travaillera ensuite à restaurer les forces du malade affoibli par les évacuations copieuses qu'a occasionnées le remede drastique. *Voyez* le *hoquet* causé par l'*inanition*.

Lomnius & *Helvichius* ont observé que le hoquet étoit souvent l'effet de l'usage immodéré des juleps rafraîchissans dans les maladies fébriles. Le vin & les remedes carminatifs dissipent ce hoquet.

L'antimoine diaphorétique, pris intérieurement, a souvent fait naître le hoquet, au rapport de *Baglivi*; *Sydenham* l'a observé plusieurs fois dans le nombre des symptomes produits par un remede trop irritant, qui agit avec violence sur l'estomac & les parties voisines; la semence d'anis & les autres remedes qu'on vante comme spécifiques, ne furent d'aucun secours; mais le diascordium pris à une forte dose, dissipa l'orage.

L'illustre Tralles fait mention d'un hoquet produit par un vomissement violent & opiniâtre; ce hoquet, qui souvent est d'un très-mauvais augure, suivant *Hippocrate*, a beaucoup de rapport avec la premiere variété. La cure est précisément la même que celle du vomissement dont il est l'effet.

7. *Hoquet causé par des poisons; Singultus à venenis.* A. P.

Le hoquet peut être occasionné par des poisons (*a*) pris intérieurement, *Mead de venenis. tent.* 4. Haller, *b. c. ex* Bruningio; Timæus, *lib.* 7. *cas.* 4 *&* 7. Barbette, *prax. med. lib.* 4. *cap.* 2. ou (*b*) insinués dans le corps par le moyen d'une plaie, *Hoffmann. l. c.* Sennert, *de vipera & scorpione.*

Bruningius a observé un hoquet occasionné par le suc fétide de lambrusque, pris intérieurement; la ciguë, l'euphorbe, l'huile de vitriol, ont aussi produit le même effet, au rapport de *Mead*, de *Timæus*, de *Barbette*; quant à la cure, qui a beaucoup de rapport avec celle de l'espece précédente, consultez les Auteurs cités, & sur-tout l'*illustre Mead.*

Le hoquet entre dans le nombreux cortege des symptomes, produits par les plaies venimeuses de la vipere, du scorpion, &c. On trouvera la cure de cette espece amplement détaillée *dans l'excellent ouvrage de Mead sur les poisons, & dans notre dissertation sur les animaux venimeux de la France.*

8. *Hoquet occasionné par l'inanition; Singultus ab inanitione, Cl.* Tralles, *l. c.* A. P.

Tel est celui qui est causé (*a*) par un vomissement excessif, *Hippocrate*, *sect.* 7. *aph.* 3. (*b*) par un flux de ventre trop abondant, *idem sect.* 5. *aphor.* 4. (*c*) par une hémorragie immodérée, *idem sect.* 5. *aphor.* 3. Hoffmann. *l. c.* (*d*) par l'excès de Vénus, *Tralles*, *l. c. &c.*

Tralles prétend avec raison, qu'on ne trouve pas toujours dans les Auteurs une explication satisfaisante de cette espece de hoquet. *Riviere* est surpris que *Tralles* n'en ait pas trouvé la vraie cause dans le cours irrégulier du fluide nerveux dans les muscles, irrégularité à laquelle l'inanition donne lieu, suivant *Riviere*; qu'il me soit permis de m'éloigner du sentiment de ce grand homme, dont la théorie sur le hoquet produit par l'inanition, n'est pas plus heureuse que beaucoup d'autres. Le hoquet, dont il s'agit, est l'effet du dernier effort que fait la nature, ne sachant plus de quel côté se tourner. Les anciens croyoient que cette convulsion s'opéroit de la même maniere que le cuir desséché se racornit; ils disoient en conséquence que l'inanition occasionnoit dans les nerfs une rétraction d'où naît la convulsion; théorie aussi ridicule qu'elle est ancienne. Il est certain que toute convulsion est l'effet de la violence, avec laquelle le fluide nerveux se porte dans les parties. La théorie qui attribue le hoquet dont il s'agit, à la pression inégale des vaisseaux du cerveau, n'est pas moins fausse ni moins répugnante aux lois de l'hydrodynamique.

Cette espece, dont quelques variétés ont beaucoup de rapport avec les premieres variétés de la sixieme & de la septieme espece, est occasionnée par des évacuations excessives qui la précedent & la caractérisent, telles sont le vomissement spontané ou excité par l'art, la diarrhée, la dyssenterie, la passion céliaque, la maladie noire, les hémorragies provenant de causes internes ou externes, l'effusion de la semence par le coït, la pollution, &c. *Sydenham* avoue ingénument qu'il mit inutilement en œuvre tous les ressorts de son esprit pour découvrir la vraie cause de ce hoquet, qu'il employa en vain pour le dissiper, la semence d'anis, & les autres remedes qu'on regarde comme spécifiques, & que, ce qui lui réussit le mieux, fut le diascordium prescrit à forte dose, c'est-à-dire, à la dose de deux drachmes; *Riviere* prescrivit aussi avec succès deux grains d'opium, pour faire cesser un pareil hoquet.

Le traitement de cette espece de hoquet exige beaucoup d'art & de prudence; il faut d'abord détruire la cause de l'inanition, si elle subsiste encore, par le moyen des remedes appropriés au traitement du vomissement, de la diarrhée, de l'hémorragie, &c. On aura recours ensuite aux restaurans & aux analeptiques, ainsi qu'à l'opium, qu'on peut employer en qualité d'astringent, s'il est à propos de supprimer l'évacuation ; on doit sur-tout y avoir recours lorsque l'évacuation est si excessive, qu'elle menace la vie du malade. Voyez *Fred. Hoffmann*, §. 17. & 7.

9. *Hoquet fébrile ; Singultus febrilis*. A. P.

Les fievres accompagnées de hoquet sont ou (*a*) continues, *Gourraigne, de feb. cap.* 2. ou (*b*) rémittentes, *Hoffmann*, *l. c.* & *obs.* 6. Gorter, *l. c.* & *de feb. typho* ; ou (*c*) intermittentes, *Tralles*, *l. c.* Gorter, *l. c.*

Le hoquet symptomatique, accompagne un grand nombre de fievres continues, soit légeres, soit graves, que les anciens appelloient *fievres singultueuses*, (*febres singultuosas*) ; ce hoquet revient quelquefois par intervalles; d'autres fois il est continu, avec des redoublemens pendant tout le cours de la fievre; on l'observe non-seulement dans les fievres aiguës, telles que les fievres putrides, ardentes, malignes, mais aussi dans celles qui sont beaucoup moins dangereuses, comme les synoques, & même les éphémeres produites par la saburre des premieres voies. Ce symptome a aussi lieu dans les fievres intermittentes, survenant quelquefois dans l'intervalle des accès, & alors il est occasionné par les saburres des premieres voies; d'autres fois paroissant dans le temps du froid fébrile, ou pendant le cours du paroxysme, quoique les premieres voies soient exemptes de saburre, ou en aient été purgées; ce symptome est dans ce cas, tantôt léger, tantôt violent & urgent. Je ne finirois pas si je voulois rapporter ici les différentes histoires de hoquet, observé dans les fievres, & dont les Auteurs font mention. Lorsque la fievre est légere, avec des signes de saburre dans les premieres voies, on distingue le hoquet qui l'accompagne, de celui qu'on nomme cacochylique, par la présence de la fievre qui n'a pas lieu dans celui-ci; lors, au contraire, que la fievre est violente, dangereuse, continue ou rémittente, ou du nombre des fievres d'accès pernicieuses; il est aisé alors de distinguer le hoquet dont il s'agit, par la présence de la fievre aiguë, & des symptomes effrayans qui l'accompagnent. Le hoquet fébrile differe du hoquet inflammatoire, en ce qu'il n'est accompagné d'aucune inflammation locale; il differe du hoquet critique, & de celui qui est produit par la rentrée d'une matiere âcre, par les signes que nous exposerons dans la onzieme & la douzieme espece. *Prosper Alpinus* avertit que le hoquet est toujours à craindre dans les fievres; il est en effet d'un très-mauvais augure dans celles qui sont graves & d'un mauvais caractere; mais on remédie aisément à celui qu'on observe dans les fievres légeres continues, rémittentes ou intermittentes, soit qu'il ait lieu dans les intervalles des accès, ou pendant les paroxysmes; on ne redoute pas même le hoquet dans les fievres d'accès d'un mauvais caractere, quand on connoît bien l'efficacité de la méthode employée par *Torti*, pour dissiper les symptomes effrayans dont les fievres d'accès sont quelquefois accompagnées.

Nous préſentons ſous deux points de vue la cure des hoquets fébriles, qu'il ſeroit inutile de détailler plus au long; 1°. ces ſortes de hoquets participent toujours plus ou moins de la nature de ceux qui ſont produits par des matieres âcres; & lorſque la maladie eſt violente, ils font craindre tôt ou tard l'inflammation, & enfin la gangrene de la partie affectée; 2°. les moyens de les diſſiper, ſont les mêmes que ceux qu'on employe pour détruire les fievres dont ils ſont ſymptomes. La méthode curative que *l'ill. Tralles* propoſe contre le hoquet qui ſurvient dans le commencement des fievres épidémiques douées d'un mauvais caractere, mérite l'attention des Praticiens; lorſque ce ſymptome ſurvient dans l'état d'une fievre maligne, *Tralles* veut qu'on s'abſtienne alors des remedes anodins, quoiqu'il n'ignore pas qu'on les ait employés avec ſuccès en pareil cas, & que tous les Praticiens s'accordent à les preſcrire, lorſque les autres remedes ſont inutiles. Il ne me convient pas de contredire un auſſi grand homme; j'ai cependant peine à croire que l'uſage des anodins ne puiſſe pas avoir lieu dans aucun cas des fievres dont nous parlons ; l'histoire que je vais rapporter semble prouver le contraire : le Gardien des Récollets de Montpellier étoit attaqué d'une fievre tierce continue très-grave, & d'un très-mauvais caractere ; chacun des paroxysmes le jetoit dans un assoupissement carotique, qui ressembloit beaucoup à l'apoplexie ; les saignées, l'émétique & les catartiques énergiques soulagerent un peu la tête du malade. Il lui survint le cinquieme jour de la maladie, deux symptomes effrayans ; savoir, une jaunisse très-intense, & un hoquet opiniâtre, qu'on dissipa enfin par le moyen de l'eau de poulet, des adoucissans, des lavemens, des purgatifs doux, & du remede de *Riviere*, composé du syrop de limon & du sel d'absinthe, auquel on ajouta du diascordium & de l'eau de lis. On observa que de tous les remedes employés pour détruire ce hoquet formidable, celui qui réussit le mieux, fut la potion dans laquelle entroit le diascordium ; aussi en continua-t-on l'usage par cueillerées pendant plusieurs jours de suite. Le hoquet qui survient dans le froid des fievres intermittentes, n'exige pas une cure différente de celle du froid fébrile; s'il se présente dans une fievre d'accès comme un symptome formidable & urgent, il faut aussi-tôt que les premieres voies ont été suffisamment évacuées, employer la méthode de *Werlhof* ou de *Torti*, laquelle consiste à prescrire le quinquina promptement & à forte dose; on dissipe par ce moyen & la fievre & le hoquet; si ce symptome est si violent, qu'il menace le malade d'une mort prochaine, il faut, sans s'embarrasser des saburres des premieres voies, avoir promptement recours au quinquina pris à forte dose. On fera attention de ne pas arrêter trop tôt une fievre d'accès ordinaire, sans avoir au préalable suffisamment évacué les premieres voies, dans la crainte de faire naître le hoquet périodique, dont nous avons fait mention dans la troisieme espece.

10. *Hoquet causé par l'inflammation de quelque partie; Singultus ab inflammatione*, Hoffmann, *l. c.* Tralles, *l. c.* A. P.

Les parties dont l'inflammation donne quelquefois lieu au hoquet, sont (*a*) l'œsophage, *Gorter*, *l. c.* (*b*) le diaphragme, *Barrere*, *obs. anat. p. 178.* (*c*) le ventricule, *Forestus*, *lib. 18. obs. 12.* (*d*) les inteſtins, *idem ibid.* (*e*) le foie, *Hippoc. sect. 7. aphor. 17. Celse*, *l. 2. c. 7.* (*f*) les reins, *Bonet*, *sepulchret. de singultu*, *obs. 3.* (*g*) la veſſie urinaire, *idem obs. 8.* (*h*) la matrice, *Gorræus*, *definit. med.* (*i*) le cerveau & ſes membranes, *Hoffmann*, *l. c. Heurnius in aphor. Hippocr. 3. sect. 7.*

Le hoquet inflammatoire a beaucoup de rapport avec l'eſpece précédente; toutes les fois qu'on l'obſerve, on doit, par un pronoſtic ſage & prudent, mettre à couvert ſa réputation; c'eſt le conſeil d'*Hoffmann*: on connoît cette eſpece par les ſignes génériques du hoquet & par ceux qui annoncent une inflammation dans quelques-unes des parties ci-deſſus mentionnées. Voyez *la troiſieme claſſe des maladies*. Si nous voulions expoſer la cure qui convient à chaque variété, nous aurions à parcourir preſque tous les genres des maladies inflammatoires; il ſuffit de faire obſerver ici que le hoquet dont il s'agit, n'exige point une cure différente de celle qui convient à la maladie inflammatoire dont il est l'effet; on doit donc le combattre par l'usage des antiphlogistiques appropriés au genre & à l'espece de l'inflammation; l'illustre *Tralles* prétend qu'on ne doit jamais faire usage des anodins dans les inflammations des visceres; je laisse aux Praticiens à décider, si ces remedes employés avec les précautions convenables, ne peuvent pas avoir lieu dans certaines circonstances.

11. *Hoquet critique; Singultus criticus*, Tulpius, *obs. med. l.* 4. *c.* 25. Hoffmann, *l. c.* A. P.

Il survient quelquefois dans le déclin d'une fievre continue, un hoquet remarquable par sa fréquence & sa longueur, lequel est occasionné par une bile âcre, & par des aphtes qui irritent l'orifice de l'estomac; ce hoquet moins dangereux qu'effrayant, dure souvent douze jours; un nommé *Isaac* éprouva vers la fin d'une fievre continue, un hoquet qui le tourmentoit nuit & jour, au point qu'il n'osoit ni boire, ni manger, ni même parler ou se mouvoir; il n'en fut délivré qu'au bout de douze jours, par l'évacuation d'une bile extrêmement âcre qui étoit fortement adhérente aux membranes de l'estomac ; on a observé plusieurs fois ce symptome en pareil cas. On distingue ce hoquet des autres especes en ce qu'il survient dans le déclin des fievres & vers les jours critiques, lorsqu'il paroît déjà des signes salutaires de coction, sur-tout dans les urines : on doit regarder ce hoquet comme un signe avant-coureur de vomissement ou de diarrhée, & lorsque l'une ou l'autre de ces évacuations a lieu vers le douzieme jour, il cesse tout-à-fait par le moyen de l'expulsion qui se fait par haut ou par bas, de la matiere âcre qui irritoit l'estomac, *Tulpius.*

12. *Hoquet occasionné par une métastase ; Singultus à metastasi.* P.

Ce hoquet est l'effet de l'irritation qu'excite sur le diaphragme ou sur l'estomac, une matiere âcre, (*a*) érysipélateuse, *Hoffman l. c.* (*b*) miliaire, *Portefaix apud Haller. elem. phys. l. c.* (*c*) pourprée, *Tralles l. c. p.* 100. (*d*) arthritique, *Velsch. Hecatost. II. obs.* 54. (*e*) rhumatismale ; cette matiere se dépose sur le diaphragme ou sur l'estomac, 1°. lorsqu'au lieu d'être portée à l'extérieur du corps, elle reste entiérement ou en partie dans l'intérieur, soit que les forces vitales ne suffisent pas pour son expulsion, soit que son transport, qui commence à se faire, soit intercepté par l'effet d'un mauvais traitement; 2°. lorsque cette matiere déjà déposée à l'extérieur, rentre tout-à-coup, soit d'elle-même, soit par quelque faute du malade ou du Médecin, & se jette ensuite sur les parties intérieures.

Quant à la cure, elle exige qu'on fasse attention à la maladie principale, & qu'on fasse ensorte d'attirer la matiere âcre vers les endroits où elle doit se déposer; on emploie, pour cet effet, les opiats, les diaphorétiques, & même les remedes capables d'animer les forces vitales, lorsqu'il y a peu ou point de fievre; on ramollira les parties sur lesquelles on veut attirer la matiere morbifique, par le moyen des topiques émolliens, des fomentations tiedes, des bains tiedes, &c. ou on les irritera à l'aide des vésicatoires.

13. *Hoquet, causé par un flux de ventre; Singultus ab alvi fluxu*, Hoffmann *l. c. Cautelæ*, §. *11.* & *obs. 11.* Tralles *l. c.* A. P.

Le hoquet survient souvent à la suite d'une diarrhée ou d'une dyssenterie que l'on a arrêtée trop tôt par l'usage des narcotiques, des astringens ou d'autres remedes; on doit l'attribuer aux saburres retenues imprudemment dans les premieres voies, & dont il falloit au contraire faciliter l'excrétion. *Hoffmann* avertit que cette espece de hoquet est très-dangereuse, & qu'elle exige un prompt secours : les substances huileuses, les tisanes de poulet, de maigre de veau, le petit lait, les lavemens émolliens, les doux cathartiques, en un mot tout ce qui peut adoucir l'acrimonie des humeurs & rétablir le flux de ventre, remplit l'indication que présente cette espece de hoquet.

14. *Hoquet occasionné par la suppression du flux menstruel; Singultus à menostasi*, Tralles, *l. c. p. 107*. Hoffmann *l. c. obs. 1*. Schurigius Parthenol. *p. 21*. N. P.

Si le sang menstruel ne s'écoule pas dans le temps fixé par la nature à son évacuation, ou qu'ayant déjà coulé, il ne reparoisse pas dans les périodes ordinaires, par quelque cause que ce soit; si enfin son flux actuel s'arrête subitement, soit de lui-même, soit par l'effet de quelque cause extérieure, il en résulte souvent un hoquet, auquel donne lieu l'engorgement produit dans l'estomac ou dans le diaphragme, par le sang qui auroit dû s'écouler; il conste par des observations réitérées, que la suppression du flux hémorroïdal a souvent fait naître un pareil hoquet à des sujets en qui cette évacuation étoit autrefois réguliere : cette espece revient ordinairement par périodes plus ou moins longues. La principale indication consiste à procurer ou à rappeller le flux menstruel : on prescrit pour cet effet, les saignées de pied, les pédiluves, la décoction des plantes emménagogues dont on reçoit la vapeur dans le vagin, les demi-bains, les bains entiers, les frictions faites avec un morceau de drap de laine sur le pubis, les cuisses, le périné; les lavemens, les eaux minérales, les remedes propres à faire couler les menstrues, principalement la racine d'hellebore noire & l'aloès : on emploira une méthode curative analogue pour rétablir le flux hémorroïdal, lorsqu'il est retardé ou supprimé.

Il suit de ce qu'on vient de dire, que la suppression de toute espece d'hémorragie devenue habituelle peut donner lieu au hoquet, & que la principale indication consiste à rappeller l'écoulement supprimé ; on doit en dire autant des évacuations séreuses, quand elles sont devenues habituelles. *Vandermonde* rapporte à ce sujet un exemple singulier (*Journal de Médecine, Juillet 1769.*) il s'agit d'un hoquet périodique produit par la suppression des menstrues, ainsi que par la cessation d'une évacuation de sérosités, lesquelles provenant de l'estomac sortoient abondamment par la bouche. Ce hoquet rebelle à tous les remedes qu'on lui opposa, ne cessa que par le retour du flux séreux.

15. *Hoquet causé par une ischurie ; Singultus ab ischuriâ*, D. Gloxin, *Dissert. de ischuriâ, Monspelii 1761*. A. P.

Le hoquet survient souvent dans plusieurs especes d'ischuries, soit vraies, soit fausses ; il est évident qu'il ne reconnoît d'autre cause matérielle que l'urine dont l'écoulement est arrêté. La terminaison de ce hoquet varie suivant l'espece d'ischurie dont le pronostic est le même que celui du hoquet qui l'accompagne. M. *Gloxin* a examiné attentivement chacun des principes qui donnent naissance à l'ischurie, & il a assigné pour chacun les remedes les plus propres à le dissiper.

16. *Hoquet causé par une transpiration arrêtée ; Singultus ab adiapneustiâ*, Hoffmann. *l. c. Thes.* §. *11. & meth. med.* §. 4. Riviere, *cent. 3. observ.* 42. Car. Raygerus *M. n. c. dec. 1. ann. 6.* B. P.

Le hoquet survient souvent à la suite d'une transpiration arrêtée, quand l'humeur à transpirer se jette sur l'estomac ou sur le diaphragme, ce qui peut arriver, lorsqu'on s'expose à un air froid, lorsqu'on marche nuds pieds sur un pavé froid, lorsqu'on tient, contre sa coutume, la poitrine trop long-temps découverte ; l'immersion dans l'eau froide, le temps de gelée, le vent du nord lorsqu'il est violent, &c. produisent aussi le même effet ; nous avons vu plus haut que les boissons froides en étoient souvent l'occasion ; plusieurs Médecins attestent, que dans les fievres aiguës & exanthémateuses, l'arrêt de la transpiration ou des sueurs par quelque cause que ce soit, donne souvent lieu au hoquet.

Cure. Il faut relâcher les fibres resserrées par le froid, & rappeller les humeurs du centre à la circonférence; on remplit cette double indication par le moyen des remedes usités contre le hoquet produit par des boissons froides. *Voyez* la variété (*c*) de la seconde espece.

17. *Hoquet causé par une douleur* (*a*) *de colique*, Hoffmann *l. c.* Tralles *l. c.* (*b*) *Iliaque*, Hippocr. *sect. 7. aph.* 10. (*c*) *Dyssentérique*, Tralles *l. c.* (*d*) *Dysurique*, Bonet. *Sepulchret. de urinis, diss. ard.* D. P.

Cette espece est l'effet d'une violente douleur qui a son siege dans des parties voisines de l'estomac ou du diaphragme, ou même dans des parties éloignées de ces visceres, mais qui ont avec eux, par le moyen des nerfs, un certain degré de sympathie : cette espece a beaucoup de rapport avec le hoquet inflammatoire; le principal signe qui la fait connoître & qui la distingue de toute autre espece, est la présence d'une maladie de douleur, simple ou compliquée de quelque évacuation.

Pour établir le diagnostic de cette espece de hoquet, il faut faire attention à la cauſe qui produit la douleur, laquelle ſeule préſente l'indication curative, qui conſiſte à combattre la maladie principale; quant au traitement qui convient aux différentes eſpeces de colique, de dyſſenterie, de paſſion iliaque, de dyſurie, qu'on conſulte à ce ſujet les écrits des Auteurs.

18. *Hoquet occaſionné par l'étranglement ou l'irritation d'une hernie; Singultus ab herniâ ſtrangulatâ vel irritatâ.* A. P.

L'étranglement des hernies des inteſtins, de l'épiploon, de la veſſie, donne lieu au hoquet, ainſi qu'à pluſieurs autres ſymptomes que je paſſe ſous ſilence; tous ces effets peuvent auſſi être produits par la ſeule irritation d'une hernie inteſtinale ou de celle de la veſſie. Les ſignes qui font connoître la préſence des hernies ci-deſſus mentionnées, joints aux ſignes qui annoncent leur étranglement & leur irritation, diſtinguent l'eſpece de hoquet dont il s'agit. On trouve (*Claſſe 1. Ord. 6.*) le caractere générique de l'entérocele, de l'épiplocele, du cyſtocele, de même que le diagnoſtic & le pronoſtic de l'étranglement & de l'irritation de ces hernies. La méthode curative qui convient à ces accidens, est la seule qui puisse faire cesser le hoquet dont il s'agit.

19. *Hoquet produit par une plaie; Singultus à vulnere.* A. P.

Les plaies qui donnent naissance au hoquet, sont celles (*a*) du diaphragme, *Bonet, Sepulchr. de sing.* Col de Vilars, *tom. 3. p. 277.* (*b*) de l'estomac, *Bonet ibid.* Sennert, *med. pract. l. 3. de vulner. ventriculi*, Col de Vilars *ibid. p. 291.* Faudac, *des plaies, p. 503.* (*c*) des intestins, Col de Vilars *ibid. pag. 292.* (*d*) du colum, *transf. philos. vol. 49. p. 1. 36. 37.* Bonet, *sepulchret. ibid.*

Personne n'ignore que le hoquet est un des symptomes qui surviennent aux plaies des parties ci-dessus désignées; cette espece de hoquet est très-grave, son pronostic est fondé sur celui de la plaie; on trouve son diagnostic dans tous les livres de Chirurgie; sa cure est la même que celle de la maladie principale dont il est l'effet. *Voyez* les Auteurs de Chirurgie.

20. *Hoquet purulent; Singultus purulentus.* A. P.

Le hoquet est quelquefois occasionné par une matiere purulente provenant

nant (*a*) d'un ulcere d'eſtomac, *Riviere, obſerv. communic. 1.* Tralles, *l. c.* (*b*) d'un ulcere du diaphragme, *Tralles ibid.* (*c*) d'un ulcere des inteſtins, *Hercul. Saxonia de ſing. c. 4.* (*d*) d'un empyeme, *Brunnerus apud Borellum, de ſing.* ou enfin (*e*) d'un ulcere extérieur, *Tralles, l. c.*

Les ulceres du diaphragme, du ventricule & des inteſtins, donnent ſouvent lieu au hoquet, lequel peut auſſi être occaſionné par une matiere purulente formée dans d'autres parties intérieures, ou même à la ſuperficie du corps; mais qui, ayant été pompée par les vaiſſeaux abſorbans, ſe dépoſe ſur l'eſtomac ou ſur le diaphragme, ſoit qu'elle ſe répande dans la ſubſtance de ces viſceres, ſoit qu'elle s'arrête à leurs ſurfaces, ce qui revient au même; le diagnoſtic de cette eſpece de hoquet eſt fondé, 1°. ſur les ſignes qui annoncent la préſence d'un ulcere né dans l'eſtomac ou dans le diaphragme, à la ſuite d'un abcès ou d'une métaſtaſe; 2°. ſur les ſignes qui font connoître l'empyeme; 3°. ſur le caractere générique du hoquet; 4°. ajoutez à ces ſignes le deſſéchement d'un ulcere externe. Le pronostic de cette espece de hoquet est le plus souvent funeste ; sa cure est la même que celle de la maladie principale ; la Chirurgie fournit des moyens propres à triompher de la variété (*d*) ; on trouve dans les Auteurs de Médecine différens remedes contre le hoquet produit par un ulcere intérieur : ce que nous venons de dire & ce qu'on a lu dans la douzieme espece suffit pour indiquer la cure qui convient à la variété (*e*).

Le hoquet qu'*Hoffmann* attribue à une sérosité âcre épanchée dans la poitrine, a beaucoup de rapport avec la variété qui résulte de l'épanchement de pus dans cette même cavité ; ce hoquet observé par *Hoffmann* fut très-violent & mortel dans l'espace de treize jours.

21. *Hoquet produit par une gangrene* (*a*) *interne*, Hoffmann, *l. c. obs.* 3. 4. (*b*) *externe*, Hippocr. *de fracturis*, §. 12. 38. Tralles *l. c.* A. P.

Cette espece de hoquet est un signe certain de mort prochaine, soit qu'elle survienne dans les maladies aigues & inflammatoires, soit qu'elle ait lieu vers la fin des maladies dolorifiques, évacuatoires, étiques, telles que la cardialgie, la colique, la dyssenterie, le marasme, & d'autres maladies de mauvais caractere ; le hoquet annonce, dans tous ces cas, une catastrophe prochaine, la gangrene s'étant emparée des parties intérieures, comme le démontre l'ouverture des cadavres. Le hoquet qui survient à la suite d'une gangrene extérieure, n'est pas d'un meilleur augure, comme le prouve un grand nombre d'exemples, tels que 1°. une fievre maligne avec hoquet, laquelle, suivant l'observation d'*Hippocrate*, s'annonça à la suite d'un sphacele occasionné par une contusion du calcaneum, & par une fracture du fémur & du bras ; 2°. deux cas de fracture du tibia suivis de gangrene ; 3°. un phlegmon gangreneux survenu à un ulcere du pied : l'illustre *Tralles* observa, dans tous ces cas, un hoquet violent & incurable, excité par le virus gangreneux, lequel, pompé par les vaisseaux absorbans, s'étoit jeté sur le ventricule ou sur le diaphragme.

22. *Hoquet causé par des aphtes* (*a*) *naissantes & permanentes*, Tralles *l. c.* (*b*) *qui disparoissent, les croûtes tombant ou étant déja tombées*, Tulpius, *observ.*

med. lib. 4. c. 24. Sydenham. *sched. monit. de novæ febris ingressu.* A. P.

On connoît cette espece par les signes génériques du hoquet, & par la présence d'une fievre accompagnée d'aphtes : le hoquet survient dans différentes périodes de cette fievre, paroissant quelquefois dans le temps de son accroissement ou de son état (c'est le cas de la premiere variété), lorsque les aphtes commencent à naître à l'orifice supérieur de l'estomac & dans l'œsophage, d'où elles montent ensuite de là au gosier & dans la bouche, cette éruption attaque quelquefois en premier lieu la langue & la bouche pour passer ensuite par degrés au gosier & à l'œsophage; d'autres fois le hoquet ne survient que dans le déclin de la fievre, & c'est alors le cas de la seconde variété, qui est très-ennuyeuse & très-incommode.

La premiere variété est très-dangereuse, lors sur-tout que les aphtes montent de l'estomac au gosier; le danger est moindre, lorsque cette éruption descend au lieu de monter; la cure de cette variété est la même que celle des aphtes qui montent ou qui descendent, elle consiste dans l'usage des adoucissans & des émolliens les plus doux, capables de procurer la chute des croûtes, sans causer d'irritation aux parties qui en sont le siege & qui sont très-sensibles. *Tulpius* & *Sydenham* prétendent que la seconde variété est exempte de danger, à moins qu'elle ne soit mal traitée; survenant vers le déclin de la fievre, lorsque les croûtes sont tombées, cette variété est occasionnée par l'excoriation de la membrane interne de l'œsophage & de l'estomac, & par la sensibilité & la phlogose des endroits excoriés, presque tout ce qu'on avale alors redouble le hoquet. Les remedes indiqués sont des loks huileux & adoucissans, des boissons douces, auxquelles on ajoute du syrop de meconium, & qu'on prend fréquemment & en petite quantité à la fois. *Sydenham* prétend que cette maladie se dissipe enfin d'elle-même, à moins qu'on n'accable le malade de remedes inutiles, & c'est alors la faute du Médecin si le malade meurt; s'il arrive que les aphtes & le hoquet qui en résulte, soient rebelles & opiniâtres ; *Sydenham* est d'avis qu'on fasse prendre au malade du quinquina & du lait écrémé, prétendant que cette méthode est plus sure, que toute autre pour dissiper ces symptomes.

23. *Hoquet produit par l'excoriation de l'œsophage*, Gorter, *l. c.* ou *de l'estomac*, Forestus, *lib. 8. obs. 12.* Tralles *l. c.* A. P.

Lorsque la mucosité de l'œsophage se trouve enlevée par quelque substance âcre ou détersive qu'on a avalée, il en résulte un hoquet qu'on dissipe en avalant de l'huile, des boissons douces & mucilagineuses, *Gorter l. c.*

Lorsque la tunique veloutée de l'estomac ne se trouve point lubréfiée par cette mucosité, qui dans l'état de santé doit l'humecter, le seul contact des boissons, même purement aqueuses, peut faire naître la cardialgie & le hoquet. Les remedes drastiques, soit vomitifs, soit purgatifs, peuvent enlever à l'estomac cette mucosité, dont la privation peut aussi être l'effet de l'extrême vieillesse, comme il conste par l'exemple que cite *Forestus*, en parlant d'une femme âgée de quatre-vingts ans, laquelle fut sujette pendant six mois à un hoquet qui revenoit de temps en temps : les adoucissans & les incrassans furent les seuls remedes qui la soulagerent. L'illustre *Tralles* employa contre la seconde variété les substances émulsives, huileuses, mucilagineuses, gélatineuses, il n'eut recours à l'opium que dans les cas de nécessité.

24. *Hoquet occasionné par les affections du cerveau*, Tralles, *l. c. par les plaies de ce viscere*, Hoffmann *l. c.* (*a*) *par les plaies, les contusions de la tête*, Cl. Imbert, *thes. pro reg. cathed. vac.* (*b*) *par les fractures du crâne*, Gorter, *l. c.* (*c*) *par la commotion*, Imbert *l. c.* A. P.

On peut dire en général que le hoquet occasionné par les plaies ou les contusions du cerveau, par les fractures du crâne & par les commotions de toute la tête, est d'un très-mauvais augure. Le pronostic & la cure que la Chirurgie établit pour les affections ci-dessus mentionnées, conviennent parfaitement au hoquet qui en est l'effet. La principale indication consiste à procurer la révulsion des humeurs qui se portent à la tête. *Tralles* pense que les narcotiques sont ici plus nuisibles qu'utiles ; si le hoquet subsiste, quoique l'on en ait détruit les causes ci-dessus désignées, *Gorter* est d'avis qu'on emploie, pour le faire cesser, les remedes antispasmodiques.

Il est inutile de ranger sous un titre particulier le hoquet que l'on observe quelquefois dans les maladies de délire, telles que la mélancolie, la manie, le transport, &c. ni celui qui accompagne quelquefois les maladies convulsives, soit universelles, soit particulieres, telles que l'épilepsie, l'éclampsie, &c. j'observerai seulement qu'on a lieu de soupçonner que la cause du hoquet est la même que celles des maladies qu'il accompagne, & qu'on doit le combattre par les mêmes remedes que l'on emploie contre ces maladies.

25. *Hoquet nerveux; Singultus nervosus*, Hoffmann *l. c.* Tralles *l. c.* L. P.

Cette espece est familiere aux personnes foibles & délicates, aux hypocondriaques, à celles qui sont sujettes aux vents, aux femmes hystériques, &c. Les secours indiqués sont, 1°. ceux que nous avons proposés pour le hoquet accidentel; 2°. les opiats, les antispasmodiques. *Voyez* la seconde variété de la cinquieme espece; 3°. les remedes indiqués contre l'hypocondrerie & l'affection hystérique. L'on peut dire en général que les meilleurs remedes dont on puisse faire usage dans ces deux genres de maladies, sont les bouillons de poulet ou de veau, le petit lait, les antispasmodiques, tels que les racines de pivoine, de valérianne sauvage, les feuilles d'oranger, la poudre de guttete, &c. ajoutez à ces remedes les bains, l'usage des eaux minérales d'Eures, d'Alais, de Vals, le lait d'ânesse, &c.

26. *Hoquet virulent; Singultus virulentus.* C. P.

Les virus scorbutique & syphilitique, lorsqu'ils attaquent l'estomac ou le diaphragme, peuvent donner lieu au hoquet; c'est ce qu'attestent plusieurs Auteurs, entr'autres *Hoffmann l. c.* Tralles *l. c.* Astruc, *de morb. ven. lib. 3. cap. 4.* §. 9. le diagnostic de cette espece est fondé sur les signes qui annoncent la présence du scorbut ou de la vérole; consultez à ce sujet l'illustre *Lind, Traité du scorbut*, & le célebre *Astruc, de morb. vener.* Le pronostic, ainsi que la cure de cette espece de hoquet, est le même que celui de la maladie principale. On doit corriger le vice scorbutique des humeurs par des remedes appropriés que je passe sous silence, pour ne pas paroître compiler l'illustre *Lind* : le hoquet vénérien ne cede qu'au mercure, dont je préfere les frictions administrées suivant la méthode qu'on suit à Montpellier; je ne désapprouve pas cependant les méthodes de *van Swieten*, de *Keyser*, de *Levret*.

27. *Hoquet cachectique*; *Singultus cachecticus*, Bonet *med. sept. lib. 3. sect. 5. observ. 6.* Hoffmann *l. c.* Tralles *l. c.* C. P.

Voici ce que dit *Tralles* de cette espece : « Un amas de matieres glaireu-» ses & pituiteuses nichées dans les » plis du ventricule & des intestins, » fait quelquefois naître dans des su-» jets cachectiques un hoquet chroni-» que, continu ou périodique, accom-» pagné quelquefois de vomissement». *Hoffmann* s'exprime ainsi au sujet de cette même espece de hoquet : « Le » hoquet chronique & périodique atta-» que souvent les sujets cachectiques » dont le foie est vicié; il est l'effet » d'une bile devenue fort âcre, & qui » irrite les tuniques nerveuses de l'es-

» tomac & du duodenum; *Lentilius in*
» *Iatromn. p. 286.* fait mention d'un
» pareil hoquet qu'il observa dans un
» sujet cachectique, & qui subsista jus-
» qu'à ce que le vomissement survint.

La cure de cette espece de hoquet consiste dans l'usage des aromatiques, des stomachiques, des martiaux, des atténuans, des amers, des évacuans, des eaux minérales, & enfin des remedes propres à corriger l'acrimonie de la bile; les anodins seroient ici plus nuisibles qu'utiles.

28. *Hoquet mécanique produit (a) par un squirre du foie ou par l'adhérence de ce viscere au ventricule*, Bonet, *sepulchr. de sing. obs. 8. (b) par un squirre du pancréas, idem; (c) par l'épiploon entré dans la poitrine*, Thom. Bartholin, *cent. 6. observ. 55. ou considérablement augmenté de volume & tirant l'estomac en bas*, Vesal. Anat. *lib. 5. cap. 4. (d) par la luxation d'une vertebre du cou, du dos*; Bachmayer *de singultu*; Rhodius, *cent. 2. obs. 61. (e) par des os*, Hoffmann *l. c. (f) par la luxation, la fracture, la distorsion d'une côte*, Fernel, *lib. 6. cap. 3.* Albertus, *diss. de sing.* Tralles, *l. c. (g) par la*

O vj

dépression du cartilage xiphoïde, Fernel *l. c.* P.

Les exemples de cette espece de hoquet ne sont pas fréquens. On conçoit aisément que le foie, le pancréas, l'épiploon, & les autres visceres voisins de l'estomac, lorsqu'ils sont considérablement augmentés de volume, affectés de quelque tumeur, ou qu'ils ont contracté adhérence avec l'estomac, peuvent, par la pression qu'ils exercent sur ce viscere, donner naissance au hoquet; & en effet, les observations des Auteurs prouvent que ce symptome dépend quelquefois de ces principes. Il n'est pas toujours aisé de distinguer les variétés (*a*) (*b*) (*c*) qu'on ne peut quelquefois reconnoître que par l'ouverture des cadavres.

Cette espece de hoquet dure très-long-temps; on ne peut gueres lui opposer que des remedes palliatifs; on n'obtient presque jamais une guérison radicale.

Bachmayer rapporte, d'après *Hoffmann*, l'histoire d'un hoquet qui dura quatre ans, & qui étoit occasionné par la luxation d'une vertebre du col. *Rho-*

dius fait mention d'un pareil hoquet continu, & excité par la luxation de la onzieme vertebre du dos. Les luxations, les fractures, les distorſions des côtes inférieures, ont quelquefois auſſi donné naiſſance au hoquet; c'eſt ce qu'atteſtent *Fernel*, *Albert*, *Tralles* & *Hoffmann*. Ce cartilage xiphoïde luxé ou déprimé par quelque preſſion ou contuſion extérieure, a auſſi fait naître ce ſymptome, au rapport de *Fernel* & de *Segerus*. La cure de cette eſpece de hoquet doit être tirée des Auteurs de Chirurgie. Je ferai obſerver cependant que les ventouſes ſeches appliquées ſur la région du cartilage xiphoïde, ſont d'un très-grand ſecours dans la variété (*g*), tous les Praticiens en conviennent.

29. *Hoquet participant de l'épilepſie & de la manie; Singultus epileptico-maniacus*, Hecquet, naturaliſme des convulſions, *part.* 2. *pag.* 113.

Une fille âgée de vingt-trois ans étoit tourmentée d'un hoquet violent & continu, qui imitoit l'aboiement du chien; les convulſions du diaphragme & des inteſtins étoient ſi fortes, qu'à peine pouvoit-elle avaler du bouillon. Trois jours après ſon arrivée à l'hôpital, il survint un pareil hoquet à trois filles, auprès de qui elle étoit couchée; lorsque le hoquet cessoit dans la premiere, les trois autres en étoient attaquées pendant une demi-heure; & ce temps écoulé, elles étoient toutes quatre saisies à la fois de convulsions si violentes, que quatre hommes avoient peine à les contenir. Après un quart d'heure de pareilles convulsions, elles restoient toutes pendant un autre quart d'heure tranquilles, mais avec une respiration presque éteinte. Elles paroissoient ensuite pendant une demi-heure entiérement remises; après lequel temps la même scene reparoissoit; c'est-à-dire, que le hoquet, les convulsions, la tranquillité, revenoient de nouveau dans le même ordre & à de pareils intervalles. Ce qu'il y a de bien singulier dans cette histoire, c'est que la guérison du hoquet fit disparoître les maladies primitives, dont les trois dernieres filles étoient attaquées. Ces phénomenes ont été observés dans la nouvelle France, année 1698. Cette espece de hoquet a beaucoup de rapport avec le hoquet hystérique d'*Augenius*, *tom. 2. lib. 7. pag. 105.*

V. *Tussis*, *la Toux* ; appellée par les Grecs, *Bex* ; par les Italiens, *Tosse* ; par les Anglois, *Cough*.

La toux est le moindre des symptomes qui accompagnent quantité de maladies, comme la pleurésie, la péripneumonie, l'inflammation du foie, la paraphrénésie, l'esquinancie, l'empyeme, l'hydropisie de poitrine, l'angine, le coryza, le catarrhe, la phthisie, l'hémoptysie, l'ascite, le rachitis, les vapeurs, &c. *Nicolas Rosen*, premier Médecin du Roi de Suede, *dans sa Dissertation sur la toux*, indique les principales especes qui demandent une attention particuliere ; mais il confond les différences avec les especes. La toux humide est la même à la fin de la maladie au commencement de laquelle elle étoit seche ; mais ce ne sont pas deux différentes especes de toux. La toux idiopathique & la toux sympatique renferment plusieurs especes, & par conséquent elles ne peuvent servir à désigner les especes qui different entr'elles.

La toux, selon la définition de *Duret*, un des plus savans interpretes d'*Hippocrate*, « n'est autre chose qu'une agita-
» tion violente de la poitrine, pour
» se débarrasser de ce qui l'incommode.
» Cette agitation vient des efforts que
» fait la nature pour se délivrer de la
» matiere morbifique qui l'irrite; car
» toutes les parties ont une certaine
» faculté de s'agiter, pour se débarras-
» ser de ce qui les incommode; & la
» toux est par rapport à la poitrine,
» ce que l'éternument est au nez, &
» le hoquet est à l'estomac. La nature
» a donné la même faculté aux reins,
» à la vessie, à la rate, au foie, au dia-
» phragme ». *Duret, annotatio in Hollerium de tussi.*

1. *Toux catarrhale; Tussis catarrhalis,* Nicolas Rosen. *Dissert.* Frid. Hoffmann. *Spec.* 9. appellée par d'autres, Toux séreuse & muqueuse ; *Tussis serosa ac mucosa.* L. P.

On la connoît à la légéreté des symptomes, & en ce qu'elle est causée par le défaut de transpiration, ensuite du froid qu'on a pris, ce qui fait qu'elle est accompagnée d'enrouement, & précédée de coryza, d'éternument, de frisson, &c. S'il s'y joint une forte fievre, elle devient rhumatique, & elle ne dure pas plus de deux ou trois semaines.

Cure. Si elle est violente, il faut saigner le malade & lui prescrire une diete légere; mais il suffit pour l'ordinaire de se garantir du froid, de mettre un plastron de flanelle sur sa poitrine, de boire le matin quelque chose de chaud, de faire chauffer l'eau à ses repas, d'en boire entre les repas avec un peu de sucre, d'avaler en se couchant un jaune d'œuf, que l'on délaye dans de l'eau chaude avec du sucre, de creuser une pomme, de la remplir de miel, & de la manger après l'avoir fait cuire, ou de prendre pendant la nuit quelques grains de thériaque. Il y a dans cette espece une variété qui est violente, épidémique, & accompagnée de céphalalgie, de mal d'oreille & d'angine, &c. Voyez *Huxham, lib. 1. pag. 79. de aëre.* Voyez *le Catarrhe épidémique.*

2. *Tussis hysterica*, Nic. Rosen, *differt. de tusse.* Sydenham, *de hystericâ passione.* Toux hystérique.

Les personnes hystériques ne sont pas

les seules qui soient sujettes à une toux seche opiniâtre, que l'on guérit avec le lait, l'exercice & les narcotiques; elle attaque assez souvent les épileptiques dans l'intervalle des accès, sur quoi l'on peut consulter *Willis*, *dans sa Pathologie du cerveau.*

3. *Tussis sicca*, Nicolas Rosen, *Toux seche.*

On appelle proprement ainsi celle dans laquelle on ne crache point, ni au commencement, ni dans le cours de la maladie; & telle est la phthisie causée par le calcul des poumons. *Voyez* Borelli, *centur. 1. observ. 6.* Zacutus, *lib. 1. praxis admirandæ, observ. 95.* Telle est celle qui est causée par le squirre des poumons. *Voyez* Phthisie seche. Les toux convulsives des hystériques & des hypocondriaques sont seches, mais on les distingue par d'autres signes. On emploie avec succès l'extrait des têtes de coquelicot, depuis deux grains jusqu'à dix, vingt, &c. Ce remede est sédatif, & n'excite aucune stupeur. *Observ. de M.* Coulas.

4. *Tussis accidentalis; Toux légere & passagere.* B. P.

C'est celle qui dépend de principes

externes évidens ; comme d'une miette de pain, d'une goutte d'eau, qui tombent dans la trachée artere en riant, par un ris, un cris, par des acides, par une fumée âcre, par la poussiere qu'on avale ; & pour lors il est à craindre qu'elle ne dégénere en asthme ou en phthisie. *Bartholin* a vu une vache attaquée d'une toux continue, pour avoir été blessée au diaphragme.

Il est extrêmement difficile de déterminer les différentes especes de toux, & d'assigner à chacune le diagnostic & la cure qui lui convient ; il suffit d'indiquer les principales.

5. *Tussis simulata*, Benoît Stein, *dissert. de tussi stomachali ; Toux feinte ou simulée*. P.

C'est celle qui n'est causée par aucun vice des organes de la respiration, mais par une détermination libre de l'ame, par quelque motif moral. Telle est celle des Mendians, des Comédiens qui jouent le rôle d'un malade ou d'un vieillard, & de ceux qui ont une gonorrhée ; ces derniers cachent leur maladie sous le masque de la toux, pour pouvoir employer le régime & les remedes dont ils ont besoin ; d'où vient que quelques-uns donnent le nom de rhume à la gonorrhée.

6. *Tussis stomachalis* (*humida*), Benoît Stein, *dissert.* Toux stomachale (humide).

C'est celle dont le principe morbifique est dans l'estomac, & qui est accompagnée d'une expectoration abondante.

Voici les signes auxquels on la connoît : 1°. Elle est forte & fréquente, elle augmente après qu'on a mangé, elle est accompagnée d'une expectoration de matiere muqueuse & gluante, & même du vomissement. 2°. Le malade perd l'appétit, il a des nausées & des vomissemens. 3°. On sent une douleur gravative & poignante dans la fossette du cœur, & l'estomac s'enfle même assez souvent. 4°. Lorsqu'on ordonne au malade d'inspirer profondément, il ne tousse point après l'avoir fait, comme dans la toux de la poitrine. 5°. L'expectoration est médiocre lorsqu'on est à jeun, au lieu que dans celle de la poitrine elle est abondante lors même que l'estomac est vuide, si elle est humide. 6°. Elle est moins fréquente que celle de la poitrine & de l'estomac. 7°. Elle est plus récente ou moins opiniâtre que la compliquée.

Son principe est une saburre acide, alkaline, visqueuse, ou de telle autre nature qui s'est amassée dans l'estomac; on peut y joindre la cacochymie muqueuse, le tempérament pituiteux, la débilité de l'estomac & du poumon. Les enfans y sont plus sujets que les personnes âgées, parce qu'ils avalent leur salive.

Ses principes procatartiques sont le trop grand usage des substances farineuses qui n'ont point fermenté, du fromage, &c. un air humide & froid, sur-tout en automne, le défaut de transpiration, un refroidissement, une vie oiseuse, l'abus des substances mucilagineuses dans la toux pectorale.

Cette toux est toujours dangereuse, lors sur-tout qu'on la néglige, & que la fievre s'y joint. Elle jette souvent les enfans dans l'atrophie. Plus la mucosité est tenace, plus il faut d'effort pour l'expectorer, & ces efforts occasionnent des hémorragies, des convulsions, des hernies. Elle dégénere aisément en une toux stomachique pectorale, beaucoup plus difficile à guérir. Elle augmente par l'usage des substances émollientes, oléagineuses & mucilagineuses, & devient habituelle.

La Cure se réduit 1°. à évacuer les saburres de l'estomac; 2°. à résoudre la pituite tenace adhérente au ventricule; 3°. à rétablir le ton de ces visceres.

On satisfait à la premiere indication par des vomitifs légers, précédés d'un lavement, à moins que le malade n'ait la diarrhée; par exemple, quatre ou six grains d'ipécacuanha en poudre avec quelque peu de poudre de cinnamome, & deux grains de sel d'absinthe, que l'on fait infuser dans une cuillerée d'eau. Cette dose est pour un enfant de trois ans; ou six grains d'oxysaccharum émétique de Ludovici, dans de l'eau de canelle ou de buglose.

On satisfait à la seconde par les sels neutres, tels que l'arcanum duplicatum, le tartre vitriolé, le nitre d'antimoine, la terre foliée de tartre, le sel d'absinthe, de petite centaurée, de tamarisc, v. g. de racine de jonc odorant, & de pied de veau deux drachmes; d'iris de Florence, d'écorce d'orange, de chacun une drachme; de sel de tamarisc, d'yeux d'écrevisses, de tartre vitriolé, de chacun un scrupule; d'huile distillée de fenouil, quatre gouttes, mêlez. Faites-en une poudre, dont vous donnerez soir & matin au malade ce qu'il en peut tenir sur la pointe d'un couteau.

Après avoir résous les saburres, les remedes propres à l'évacuer, sont le mercure doux, le sel polychreste, le sel cathartique amer; les pilules de *Becher* & de *Stahl*, sont tout à la fois résolutives, laxatives & corroborantes.

Les stomachiques satisfont à la troisieme indication. On peut mettre de ce nombre le macis, l'absinthe, l'écorce de citron, l'élixir de propriété, la teinture martiale de vitriol de Ludovici, les liqueurs spiritueuses, communément appellées eau de canelle, huile de Vénus, &c. le baume du Pérou & autres semblables.

La diete exige que le malade s'abstienne de toute boisson froide, acide ou acescente. Sa boisson consistera dans une infusion de racine de chiendent, de scorsonere, de salsepareille, avec un peu d'anis & de canelle. Il aura soin de respirer un air pur & tempéré, d'entretenir son ventre libre, aussi bien que la transpiration.

7. *Tussis stomachalis* (*sicca*), Frider. Hoffmann. *tom. 4. part. 3. sect. 2. cap. 3. pag. 112. Hypochondriaca ejusdem obs. 5. & 11.* Toux stomacale seche.

Elle est causée par les saburres de l'estomac, & on la connoît 1°. en ce que la toux répond à la fossette du cœur; 2°. qu'elle est précédée d'indigestion, de gloutonnerie, d'une nourriture âcre, acide, de mauvaise qualité; 3°. le vomissement; 4°. l'âge enfantin; 5°. le soulagement que procurent les cathartiques. Il reste maintenant à savoir si la saburre agit en se mêlant avec le sang, si elle attaque les glandes bronchiales, si elle irrite la tunique de l'œsophage jusqu'au gosier; ou si la toux est un effort de la nature, pour débarrasser l'estomac des saburres dont il est surchargé. Lorsque cette toux continue long-temps, elle jette le malade dans l'atrophie.

Lindanus est le premier qui ait décrit la toux stomacale, & qui l'ait distinguée de la pectorale & de la gutturale, par le bruit sourd qu'elle fait. *Morgagni epist, 19. 58.* fait mention d'une pareille

pareille toux occasionnée par un squirre situé derriere l'estomac.

8. *Tussis gutturalis*, Rascatio Arabum. *Toux gutturale*. P.

C'est celle qui vient du gosier, lequel cherche à se débarrasser du phlegme & des viscosités qui l'incommodent. On a vu une toux causée par les calculs des amygdales. Celle de l'angine & de l'esquinancie est de la même espece; la catarrhale paroît quelquefois affecter le gosier : il est difficile de distinguer la phthisique de la gutturale, vu que le malade la rapporte souvent au gosier, ou à l'orifice du larynx. La plus grande partie des malades l'attribue à une pituite salée qui découle du cerveau. Le son de la toux gutturale est ordinairement plus aigu que celui de la pectorale; la stomacale est celle qui rend le son le plus grave, si l'on en excepte celle qui est compliquée d'un crachement de sang, qui ne se fait presque pas entendre.

9. *Tussis hepatica*, Albert. *de hœmorrhoidibus*, Venel, *quœstion. agonisticœ*, *pag. 27. 1759*. Toux hypocondriaque, *Nicolas Rosen*. P.

Cette toux est très-violente, & laisse des intervalles dans lesquels la respiration n'est nullement gênée. Elle commence sans aucune fievre.

Lorsqu'on la traite avec le laitage & des béchiques édulcorans comme la toux ordinaire; elle dégénere en un tabes hépatique, à cause de l'abcès qui se forme dans le foie, accompagnée d'une quotidienne continue.

On peut y remédier de bonne heure par des aloétiques, des bouillons apéritifs, des tisanes nitreuses.

Elle differe de l'inflammation du foie, en ce qu'elle est chronique & sans fievre aiguë. Elle paroît être causée par les efforts que fait la nature pour lever l'obstacle que l'obstruction du foie oppose à la respiration.

10. *Tussis ferina*, Frid. Hoffmanni, *spec.* 12. *Pertussis* Alleni, *Cocluche*. P. A. *Tussis clangosa*; en François, *coqueluche*.

C'est une toux souvent épidémique qui attaque les enfans par des accès, auxquels on donne le nom de *quintes*, & qui les étouffe presque pendant quelques secondes. Elle leur rend le visage livide; elle est accompagnée de vomissement, & d'une agitation violente dans tout le corps.

Dans les accès de cette toux, il survient une expectoration d'une pituite écumeuse, blanche, visqueuse, que les enfans avalent faute de savoir tousser. Elle est suivie d'inappétence, de lassitude, de foiblesse dans les membres, de maigreur, & souvent de la mort.

Si l'enfant est encore à la mamelle, sa nourrisse usera d'une tisane édulcorante de riz & de gruau, & s'abstiendra de vin & de toutes les viandes salées. L'enfant ne prendra d'autre nourriture que du lait; on le purgera de temps en temps avec un peu de manne dissoute dans le lait, à laquelle on joindra un peu d'huile d'amande douce. S'il est grand, ou d'un âge un peu avancé, on le saignera, on lui fera avaler le soir quelques grains de thériaque, on lui fera boire une infusion de thé ou de capillaire, & on le purgera une seconde fois. *Bourdelin* est d'avis qu'on leur donne l'émétique, lorsqu'ils sont d'un âge à pouvoir le supporter.

11. *Tussis convulsiva*, Theod. Forbes. *Dissert. Edimdourg. 1759.*

C'est une toux violente, précipitée,

accompagnée d'une inspiration aiguë & sonore, qui imite le chant du coq, & d'efforts pour vomir.

Les François l'appellent *coqueluche ;* les Anglois, *kink-cough ;* les Grecs, *bex theriodes ;* d'autres, *tussis ferina ;* toux férine. On donne à ses accès le nom de *quintes*. P. A.

Elle commence ordinairement par une petite fievre ; la toux augmente insensiblement avec un bruit qui imite le chant du coq ; & elle est enfin suivie d'une expectoration de matiere muqueuse. Elle est précédée d'un chatouillement dans le gosier, ou d'une suffocation. Pendant l'accès, les veines se gonflent, le battement des arteres augmente, le malade a des maux de tête, les yeux bouffis & larmoyans, les paupieres & le visage enflé, rouge ou livide. Le malade ne tarderoit pas à mourir d'une suffocation, s'il n'en étoit promptement garanti par une hémorragie de nez ou de bouche. Ceux qui vomissent se trouvent soulagés. Lorsque la toux est forte, & qu'il ne survient ni vomissement ni hémorragie, elle est suivie de convulsions ou d'apoplexie. Lorsqu'elle dure long-temps, elle jette le malade dans la phthisie.

Cette toux est épidémique, & on la croit contagieuse. Il n'y a personne qui ne l'ait une fois dans sa vie, mais les enfans y sont plus sujets que les autres.

On ignore le siege de son principe prochain.

Cure. On doit garantir le malade du froid & de l'humidité, suivre les voies que la nature indique, & par conséquent le saigner, & lui donner ensuite un léger vomitif. Sa boisson consistera en une infusion de pouliot & d'hysope. On le purgera deux fois la semaine avec la manne, le rhapontic & quelques grains de mercure doux. On lui donnera pour le faire vomir de l'oxymel scillitique, avec le syrop de guimauve.

On fera bouillir du tussilage, de la guimauve, du capillaire, de la graine de lin, & un peu de quinquina dans de l'eau, & on lui en fera boire.

Plusieurs conseillent les vésicatoires.

On vante beaucoup le lichen pyxidatus cuit dans du lait, le sucre de saturne à la dose de deux ou trois grains, une petite dose de quinquina. *Boyle* tient le suc de pouliot pour un spécifique.

12. *Tussis à dentitione* ; Toux causée par la pousse des dents.

Les vers se mettent quelquefois de la partie, comme il est aisé d'en juger par les démangeaisons du nez, l'odeur aigre de l'haleine ; souvent aussi elle est causée par le déchirement des gencives. Il ne faut pas la confondre avec la coqueluche dont on vient de parler.

13. *Tussis metallicolarum*, Frid. Hoffmann. *de tusse*, *art.* 9. Elle est inséparable de l'asthme métallique dont on peut voir l'article.

14. *Tussis gravidarum ; Toux des femmes enceintes*, Mauriceau, *lib.* 1. *chap.* 16. P.

Les femmes qui portent leurs enfans plus hauts que les autres, sont aussi plus sujettes à la toux & à la dyspnée, parce que la cavité de la poitrine est plus resserrée.

Ce principe est souvent compliqué d'autres principes suffisans pour causer la toux, tels qu'un refroidissement, qui intercepte la transpiration de la matiere âcre, dont la secrétion se fait dans les bronches & qui les irrite, la répercussion du sang de la circonférence dans l'intérieur de la poitrine, à quoi l'on peut joindre la distension de l'estomac, occasionnée par les alimens, les flatuosités; & ce sont là tout autant de principes qu'il faut distinguer & combattre séparément.

Cure. La malade doit user d'un bon régime, & s'abstenir de tout ce qui est salé, poivré ou acide, du vinaigre, des limons, des grenades, en un mot, de tout ce qui peut aigrir la toux. Elle usera de béchiques, d'adoucissans, tels que la réglisse, les raisins secs, les jujubes, l'orge mondé, &c. Elle prendra quelques lavemens pour entretenir son ventre libre.

Si ces moyens ne réussissent point, il faut la saigner, sans nul égard au terme où elle se trouve, la toux étant plus capable de la faire avorter que la saignée. Elle se tiendra au lit pour se garantir du froid, s'entortillant le cou de quelque chose de chaud.

Voici comment se fait le syrop de vin brûlé :

Prenez huit onces de bon vin, deux drachmes de canelle, six clous de girofle, quatre onces de sucre; faites bouillir le tout dans une écuelle, mettez-y le feu, jusqu'à ce qu'il soit réduit en consistance de syrop, on en donnera une cuillerée ou deux à la malade avant qu'elle s'endorme.

La malade aura soin de ne se point serrer le ventre ni la poitrine; elle s'abstiendra du coït, & prendra en se couchant quelque léger hypnoque, s'abstenant de ceux qui sont trop forts.

A. *Tussis gravidarum*, Morisot Deslandes, *in præfatione tractatûs* Nicol. Puzos, *Traité des accouchemens*, *pag.* 43. Fréd. Hoffmann, *obs.* 12.

Ce symptome formidable peut venir de plusieurs causes; 1°. d'une pléthore familiere aux femmes enceintes; 2°. de la sensibilité de la matrice, contre laquelle le fœtus trépigne; 3°. de ce qu'il est situé trop haut; 4°. de la suppression des fleurs blanches, & de ce qu'elles se sont jetées sur la poitrine. Dans tous ces cas, les laxatifs, les édulcorans, les béchiques sont nuisibles, ou du moins inutiles.

La saignée & le premier régime conviennent dans la premiere variété, de même que dans le troisieme cas, mais non point dans le quatrieme. Les Médecins s'attachent trop dans la toux & le vomissement des femmes enceintes, à la saignée & aux cathartiques; souvent même ils craignent d'employer les demi-bains, les toniques, les anti-spasmodiques, & à plus forte raison, les narcotiques, ce qui vient peut-être du mauvais emploi que quelques ignorans en ont fait. Voilà ce que dit *Deslandes*: J'ai connu une jeune fille enceinte & vérolée, qui prenoit les bains, mais qui tomboit en foiblesse à chaque fois qu'elle les prenoit, tandis que la femme du Chirurgien, qui étoit enceinte, & qui les prenoit pour un tout autre motif, ne s'en trouvoit point incommodée.

15. *Tussis hæmoptoica; Toux opiniâtre, avec des crachats sanguinolens, dans une femme foible & fort maigre,* Del Papa, *consulto 29.* P. C.

Une toux opiniâtre, lorsqu'elle est accompagnée de crachats sanguinolens, & que le sujet est maigre & affoibli, est souvent un avant-coureur de la phthisie; & on doit l'attribuer à l'acrimonie des humeurs, & sur-tout à celle du suc bronchial. L'observation nous apprend que les sucs digestifs sont tellement viciés par la fievre ou par le pus, lorsqu'il est déjà formé, que la digestion ne se fait plus, ce qui occasionne quelquefois une diarrhée dangereuse.

Dans ce cas, l'Auteur dont je viens de parler défend la saignée & la purgation, & veut que l'on donne au malade un lavement de lait ou d'eau d'orge, avec du sucre & un peu de sel. Pour arrêter le crachement de sang, il prescrit divers astringens, comme la terre sigillée, le corail rouge, le fungus de malthe; pour calmer la toux, des loks faits avec le sucre & l'amidon, le suc d'ortie & de lierre terrestre, avec un julep de roses seches, & le petit lait distillé, dans lequel on fait cuire de la renouée, du lierre terrestre, des feuilles de bugle, des écrevisses & des jujubes. Il prescrit aussi le lait d'ânesse le matin, & celui de vache le soir; pour boisson, de l'eau de nuocera, ou de l'eau panée avec un peu de canelle. On fait beaucoup de cas de la gelée de corne de cerf, & il est bon que le malade boive avant de se coucher quelque préparation de pavot.

16. *Tussis à polypo*, Samber, *Transact.*

Philos. n°. 398. ann. 1727. Toux causée par un polype. P. C.

Un homme de cinquante ans avoit une toux violente, dont il fut enfin délivré par une hémorrhagie qui lui fit rendre un polype qui étoit adhérent aux bronches; mais il tomba dans une phthisie qui le mit au tombeau.

Tulpius, *observ. 7. lib. 2.* a vu un homme qui rendit par la bouche ensuite d'une toux hémoptyque, un polype entiérement semblable à la veine pulmonaire rameuse. Nicols, *Transf. Philos. n°. 419. ann. 1731*, a vu rendre par l'expectoration une pareille concrétion polypeuse. On peut en voir la figure dans l'endroit cité.

17. *Tussis phthisica*, Morton, *de Phthisiologia*, *lib. 2. cap. 3.* vulgairement appellée *Toux de renard*, parce qu'elle conduit à la fosse.

Cette espece de toux est l'avant-coureur de la phthisie; les malades la confondent souvent avec la catarrhale, & l'attribuent à une pituite âcre qui descend du cerveau, & qui leur irrite le gosier. Elle differe de celle-ci, 1°. en ce que la toux phthisique est accompagnée d'un certain sentiment de peſanteur gravative dans la poitrine, laquelle eſt occaſionnée par la tumeur glanduleuſe, ou les tubercules des poumons. 2°. En ce que la toux phthiſique eſt accompagnée, du moment qu'elle commence, de la difficulté de reſpirer, & qu'elle eſt ſeche pendant quelques mois, & ce n'eſt que par accident qu'elle cauſe un crachement de mucoſité & de ſalive gutturale, & non point cette expectoration qui ſuccede au bout de quelques jours ou quelques ſemaines à la toux catarrhale, laquelle ſoulage le malade, & rend la reſpiration plus libre. 3°. La toux phthiſique eſt continue, elle s'aigrit par intervalle, & dure juſqu'à la mort, & elle ne ceſſe qu'au moment que la ſuppuration eſt faite, & que l'on rend les tubercules par la bouche. 4°. La toux phthiſique eſt douce lorſqu'elle commence, elle ne cauſe aucune irritation conſidérable, & revient de loin en loin, au lieu que la catarrhale ſe manifeſte avec beaucoup de violence, & ne ceſſe preſque jamais. 5°. La toux phthiſique eſt accompagnée de ſoif, d'inappétence & de vomiſſement après le repas, de même que la coqueluche des enfans. 6°.

La voix est rauque, grêle, glapissante, à cause de l'obstruction des poumons; car la trachée artere rend un son d'autant plus aigu, qu'elle est plus courte. 7°. La respiration est difficile, incommode & entrecoupée, après surtout qu'on a marché. 8°. A ces symptomes se joignent l'oppression de la poitrine, la pesanteur des hypocondres, la colere, la tristesse; de sorte que le malade devient insupportable à lui-même & à autrui. 9°. La pesanteur de poitrine augmente plus dans certaine situation que dans une autre; la toux s'aigrit selon que l'on se couche d'un côté ou de l'autre. 10°. La fievre survient enfin, elle augmente de jour à autre, le pouls devient plus fréquent, l'urine est rouge, le malade a des insomnies, le dégoût, il a les pieds & les mains brûlantes, & les joues extrêmement rouges. Cette fievre, dis-je, qui est douce & lente, devient sensible après les repas, elle est homotone, jusqu'à ce que la suppuration soit faite; & alors elle devient hectique, & redouble tous les soirs. 11°. Elle est enfin suivie du tabes, ou d'une consomption qui devient plus sensible dejour à autre, le corps s'exténue & la phthisie commence. La toux ne permet plus de douter de sa nature ; & à mesure que la maladie fait plus de progrès, le sujet se trouve phthisique confirmé.

18. *Tussis rheumatica*, Nicol. Rosen, *dissert. de tussi.* Fréd. Hoffmann, *spec. 11.* Toux rhumatique.

On donne le nom d'inflammatoire à celle qui est compliquée de la fievre, & qui est occasionnée par la phlogose des poumons.

Elle se manifeste par des frissonnemens, des mouvemens fébriles & une petite toux seche, qui augmentent le soir de même que le pouls & la chaleur. La dyspnée s'y joint, le pouls est vif & duriuscule, la douleur de poitrine s'aigrit par la toux, & on y sent des douleurs vagues. Le sang est phlogistique. Elle differe de la *catarrhale* par l'absence du coryza, de l'éternument & de l'angine ; de la *fébrile* simple, par les douleurs rhumatiques de la poitrine, & la *coëne* épaisse dont le sang est couvert, &c. Les remedes indiqués sont des saignées réitérées, les potions délayantes en guise de thé, faites avec le raisin sec, la réglisse, l'orge, les figues, les juleps de capillaire, de guimauve, &c. les bouillons faits avec les raves, le chou rouge, le poumon de veau ou de mouton, les sebestes, les dattes ou les jujubes, &c.

19. *Tussis arthritica*, Musgrave, *cap.* 12. *hist.* 1. Toux arthritique.

Elle provient d'une goutte répercutée, & à moins que la matiere arthritique ne rejette sur les pieds, elle devient dangereuse, & ne cede point aux béchiques.

20. *Tussis exanthematica*; Toux exanthématique, occasionnée par une *gale rentrée*, Fréd. Hoffmann, III. 111; par une *teigne rentrée*, idem ibid.

21. *Tussis verminosa*, Schenckii, *lib.* 2. *pag.* 249. Toux vermineuse.

Il conste par les observations de huit Auteurs cités par *Schenckius*, que la toux est quelquefois produite par différens insectes nichés dans le poumon. La plupart de ces insectes ne sont autre chose que des larves; l'air que nous inspirons porte quelquefois dans notre poitrine des semences, ou de petits œufs de mouches, lesquels venant à éclore dans les poumons, forment ces larves sans pieds, auxquelles les Médecins, qui méprisent l'histoire naturelle, donnent improprement le nom de vers. Cependant si l'on en croit quelques Auteurs, on a vu de vrais vers sortis de la poitrine. *Morgagni* atteste qu'il a trouvé dans le poumon un ver qui étoit blanc & fort long.

Benevent a employé la scille & le suc de marrube, pour détruire les vers des poumons.

On croit vulgairement que la toux des enfans est occasionnée par les vers des intestins, & l'on regarde le plus souvent cette toux seche, accompagnée de la rougeur passagere de l'une des joues, comme un signe de la présence des vers dans les intestins; nous attaquons cette toux par les cathartiques & les anthelmintiques.

22. *Tussis calculosa*, Schenckii, *obs. lib. 2. pag. 246.* Toux calculeuse, dont *Schenckius* rapporte vingt-quatre observations faites par différens Auteurs.

Les calculs pulmonaires sont plus ou moins volumineux; les uns ont la grosseur d'une lentille, d'autres celle d'une noisette; il y en a de crétacés, de muraux, la plupart sont aussi friables que les tophus des goutteux; il y en a aussi qui ressemblent par leur transparence à des grains de grêle, & qui sont le produit d'une mucosité endurcie. Les *éphem. des Cur. de la nat.* font mention de onze calculs observés dans les poumons. Je conserve depuis plus de dix ans un calcul qu'une fille née d'une mere pulmonique, rejeta en toussant. On remarquera que la plupart de ceux qui crachent en toussant de petites pierres, meurent enfin d'hémoptysie ou de pulmonie.

23. *Tussis xerolaryngea*; Sécheresse de la gorge, *Dictionnaire de santé*.

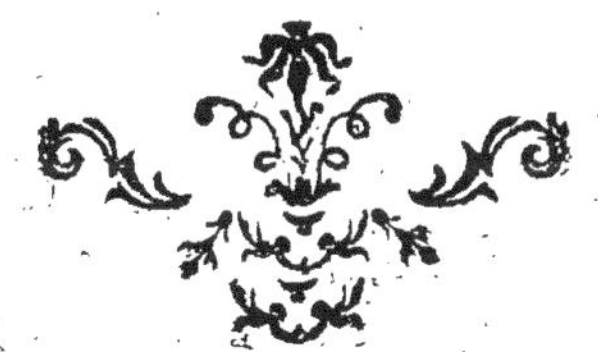

ORDRE SECOND.

ANHELATIONES OPPRESSIVÆ.

En François, Oppressions de poitrine, Essouflemens; *Inspirationis vitia*, Ettmuller; *Respirationis læsiones*, Manget; *Difficultas anhelitûs* Mercurialis.

CET ordre contient les maladies, dont la plus grande partie lese constamment la respiration, sur-tout l'inspiraton sans aucune fievre inflammatoire; d'où vient qu'on les distingue de la pleurésie, de la péripneumonie, de l'inflammation du foie, dont la phlegmasie est le principal symptome. La difficulté de respirer est la compagne inséparable de plusieurs maladies; par exemple, des fievres, des hydropisies, des spasmes; mais je renferme dans cette classe ces essouflemens qui sont le principal symptome de la maladie, & celui dont les malades se plaignent principalement.

VI. STERTOR, *Ronflement*, *Sterteur*, *Râlement*, appellé par les Languedociens, *le Râle*; par Hippocrate, *Renchos* & *Renxis*; par Slevogt, *Diſſert. de Roncho*, *Ronchus*; par les Anglois, *Rattling*.

C'eſt une reſpiration ſonore, ou accompagnée d'un ſon involontaire, ſouvent rauque, & quelquefois de ſifflement, tel qu'on l'obſerve dans la plupart de ceux qui dorment.

On peut l'imiter toutes les fois qu'on veut, en relâchant les cordes vocales, en battant avec l'air le voile du palais, de maniere qu'il excite un tremblement dans la luette.

Nous l'imitons pareillement lorſque nous nous gargariſons la gorge, & que nous agitons l'air qui eſt enfermé dans l'eau. *Gordon* appelle ce râlement *raſationem*.

Le *ronflement*, proprement dit, eſt celui qui ſe fait avec la bouche fermée, & dont le ſon eſt naſal, & dans lequel les joues s'enflent & s'affaiſſent alternativement, comme dans ceux qui rendent la fumée du tabac à deux différentes reprises. Le râlement, que les Languedociens appellent *râle*, est celui qui se fait avec la bouche ouverte, comme dans ceux qui sont à l'agonie. Le râlement des asthmatiques est tantôt grave & tantôt rauque, & accompagné de sifflement; mais on ignore encore la théorie de ces différens sons. Le ronflement apoplectique est accompagné d'une respiration élevée, mais rare, en quoi il differe de l'asthmatique, dans lequel la respiration est fréquente. Je ne déciderai point ici si le râlement des moribonds est causé par le tremblement sensible des fibres vocales. Lorsque deux cordes sont à l'unisson, elles rendent un son doux & fort agréable; autrement leur son est rude & dissonant. Les ronflemens, dont nous venons de parler, sont des symptomes accidentels des autres maladies.

Je doute que le ronflement soit quelquefois un symptome essentiel, à moins que ce ne soit celui qui afflige les enfans pendant plusieurs mois consécutifs, & que *Slevogt* appelle *ronchus.* Voyez Haller, *tom. 2. disputat. de morbis pectoris.*

1. *Stertor aſthmaticus ;* Râlement des aſthmatiques.

Cette eſpece accompagne l'orthophnée, & les paroxyſmes de l'aſthme.

2. *Stertor apoplecticus ;* Râlement des apoplectiques.

Cette eſpece termine l'apoplexie & l'agonie dans pluſieurs cas. On doit diſtinguer cette eſpece de celle qui eſt familiere à certaines perſonnes lorſqu'elles dorment, quoiqu'elles jouiſſent d'ailleurs d'une bonne ſanté ; il eſt inutile de s'étendre davantage ſur ces ſymptomes.

VII. *DYSPNŒA*, Dyſpnée, Courte haleine ; *Diſnia*, Gordoni Lilium ; en Latin, *Difficultas reſpirandi ; Sanguiſugum*, Gordoni, *de aſthmate ; Aſthma continuum*, Car. Piſonis & Floyeri ; *Pſeudo-aſthma*, Alexandri Benedicti, *lib. 3. cap. 33. Aſthma ſpurium*, Riverii, *pag. 99.*

C'eſt une maladie dont le principal ſymptome eſt une reſpiration fréquente, accompagnée d'une angoiſſe chronique, non intermittente, sans aucun signe d'hydropisie de poitrine ni d'empyeme.

Les fievres & les maladies inflammatoires sont accompagnées d'une respiration fréquente qui répond à la fréquence du pouls, mais qui n'en est pas le principal symptome. Dans *l'orthopnée*, l'angoisse est aiguë ; dans *l'asthme*, intermittente ; dans les hydropisies, comme l'ascite, la tympanite, le principal symptome est l'enflure du bas-ventre, de même que dans la phisconie & la grossesse. On voit par là en quoi la *dyspnée* differe des autres maladies ; mais il est difficile de la distinguer de l'hydropisie de poitrine & de l'empyeme. *Voyez* Hydropisie de poitrine.

Les Anciens emploient le nom de dyspnée dans le même sens que les Arabes celui d'asthme, pour désigner cette classe, ou la difficulté de respirer.

1. *Dyspnœa pituitosa* ; *Œdeme du poumon*. C.

On croit que cette espece est causée par une pituite ou une lymphe, qui engorge le poumon & le relâche.

Il est difficile de la distinguer de l'hydropisie de poitrine, à moins qu'on ne sente dans celle-ci une fluctuation lorsqu'on remue la poitrine du malade, ce qui est un signe qu'on n'apperçoit point dans la dyspnée. Au reste, le malade a le visage pâle, ses pieds s'enflent le soir, il rend quantité du mucosité par la bouche, il est d'un tempérament pituiteux, l'expectoration le soulage. La difficulté de respirer augmente lorsqu'il est couché horizontalement, & encore plus quand il se couche sur le dos. Elle est ordinairement précédée de maladies inflammatoires de poitrine, de catarrhes.

Cure. L'indication exige des apéritifs légers qui incisent le phlegme visqueux qui engorge le poumon, & des diurétiques qui évacuent la sérosité superflue. Les cathartiques ne font qu'augmenter la dyspnée, c'est pourquoi il faut s'en abstenir. On donnera au malade une drachme de gomme ammoniaque, avec huit grains de tartre vitriolé dans un peu de vin blanc : après que la gomme sera fondue, on lui en donnera tous les matins, & il boira par dessus trois onces de décoctions de baies de genievre, de feuilles de marrube, & de pulmonaire d'Italie ; le soir on emploira le tartre vitriolé avec l'eau d'hysope. Pour faciliter l'expectoration, on lui donnera une cuillerée de syrop de tabac, ou de blanc de baleine dissous dans de l'huile d'amande douce, ou broyé avec du sucre à la dose d'un scrupule. On lui fera prendre ensuite une drachme de pilules balsamiques, composées avec le baume du Pérou, l'extrait de fleurs de mille-pertuis, la gomme de gayac & le suc de réglisse, & il prendra par-dessus un bouillon, ou une soupe légere.

Le malade se nourrira alternativement de soupes & de bouillons. On brûlera dans sa chambre du storax, du benjoin, de l'encens, pour purifier l'air, &c.

2. *Dyspnœa à tuberculis*, Bonet, *sepulchret. obs.* 39, 40, *&c.* Dyspnée causée par des tubercules.

A scirrho pericardii, Diemerbroeck; par un squirre au péricarde.

A calculis pulmonum, Fabricius Hildanus, *cent.* 2. *obs.* 29; par les calculs du poumon.

Ab exsiccatis pulmonibus, Sennert. *prax. lib.* 2; par le desséchement du poumon.

Je donne au squirre du poumon le nom

nom de *tubercule*; car il y a de pareilles tumeurs qui ne viennent jamais à suppuration, & qu'on appelle tubercules cruds. Je me souviens d'avoir vu dans le cadavre d'un mendiant dyspnéique, qui n'avoit jamais craché du pus, mais qui étoit exténué, & qui étoit mort hectique, tout le poumon noir & squirreux. *Voyez* Phthisie seche. Cette maladie est familiere aux Saxons, qui abusent de l'esprit de froment. Il fait naître des squirres dans leurs poumons. Les Saxons appellent ces squirres *dumpen*. Haller, *Physiol. lib. 5. pag. 27.*

Si on ouvre la poitrine de ceux qui meurent d'une consomption produite insensiblement par une dyspnée invétérée; on ne découvre aucun ulcere dans les poumons, lesquels, au rapport de *Sennert*, *de pulmonis intemperie siccâ*, paroissent desséchés, comme s'il eussent été exposés à la fumée.

On connoît cette affection par la petitesse & la fréquence de la respiration, par la continuité de la toux, & par le crachement qui est peu abondant. Cette maladie, appellée *bersuchx* par *Paracelse*, & dont *Schenckius* fait mention, *epist.* 72, est familiere aux Orfevres & aux Chimistes, qui sont exposés à humer des vapeurs qui dessechent leurs poumons.

3. *Dyspnœa calculosa*, Bonet, *sepulchret. obs.* 44, 46, *&c.* Dyspnée calculeuse.

Comme les squirres affectent souvent les glandes bronchiales, de même il s'y forme quelquefois des calculs très-durs, inégaux, raboteux, de la grosseur d'une lentille, que l'on rend en toussant, & qui ne causent pas toujours la phthisie.

Lorsqu'on ouvre la poitrine de ceux qui meurent de consomption à la suite d'une dyspnée, on ne trouve aucun ulcere dans le poumon, mais il est desséché comme le feroit un morceau de viande fumée. *Sennert, de pulmonis intemperie siccâ.* Cette maladie se manifeste par une respiration courte & fréquente, par une soif continue, & par le défaut de salive. Les Orfevres & les Chimistes y sont sujets, à cause des vapeurs qu'ils hument, & qui leur dessechent le poumon. *Paracelse* appelle cette maladie *bersuchx*, & il en est parlé dans *Schenckius*, *epist.* 72.

Salmuth, *centur. 1. obs. 7.* rapporte qu'on a trouvé dans le poumon d'un dyspnéique de petites pierres friables, qu'on eût prises pour des morceaux de fromage vermoulu. J'ai chez moi des petits calculs gypseux, qu'un homme a rendu par la bouche. *Crucius* dit qu'on en trouva de pareils dans le poumon du Cardinal *Cajetan*. Vous trouverez quantité d'observations semblables dans *Bonet*, *sepulchret. observ. 46.* On peut mettre de ce nombre la dyspnée, causée par des concrétions métalliques dans le poumon, *ejusdem obs. 44.* Horstius, *lib. 7. obs 25.* Sennert.

Le laitage convient d'autant plus dans ces sortes de cas, qu'ils sont souvent compliqués de la consomption & de la phthisie. Le savon paroît excellent pour dissoudre les calculs; à l'égard des concrétions métalliques, *Manget* & *Horstius* vantent beaucoup le mercure doux.

4. *Dyspnœa ab hydatidibus*, Bonet, *sepulchret. obs. 33. 36.* Dyspnée causée par des hydatides. C.

On a de la peine à connoître cette espece avant l'ouverture des cadavres. La respiration est prompte, fréquente, difficile ; l'inspiration l'est davantage, & elle est accompagnée de soif, d'insomnie de la rougeur des joues, de la fievre hectique ; les crachats sont peu abondans, fuligineux & non purulens. A l'ouverture du cadavre, on a trouvé, suivant l'observation de *Lælius à Fonte*, *consult. 8.* le poumon rempli de vésicules, qui contenoient une sérosité jaunâtre. *Manget* a vu ces hydatides remplies d'une humeur épaisse, transparente comme du blanc d'œuf.

5. *Dyspnæa à steatomatis*, Bonet, *sepulchret. obs. 34. obs. 5. à carcinomate*, Jacotii, *in coacas ; à glandulis*, &c. *Voyez* Orthopnée causée par un lipome. C.

Les stéatomes different des tubercules squirreux du poumon, en ce que ces derniers affectent les glandes bronchiales dans les angles que forment les bronches, au lieu que les stéatomes viennent ailleurs, & ne sont point squirreux.

Les stéatomes qui crevent dans la cavité des bronches, & répandent leur suif, constituent la vomitique du poumon, dont je traiterai à l'article de la phthisie. Souvent les stéatomes ne fournissent aucun signe caractéristique de leur existence.

6. *Dyspnœa à vomicâ*, Bonet, *sepulchret. tom. 1. obs. 23. pag. 563.* Vomique du poumon ; *Vomica pulmonum*, Willis, Bellini, &c.

On appelle *vomique* un abcès enkisté dans le poumon, c'est-à-dire, un amas de pus enveloppé d'une membrane dans la substance de ce viscere ; il ne differe du stéatome que par la fluidité de la matiere ; & on l'appelle stéatome lorsqu'il affecte les parties externes. Elle differe de l'aposteme, en ce que la matiere de celui-ci est produite par l'inflammation, & est un véritable pus, au lieu que celle de la vomique & du stéatome, est une mucosité adipeuse que la chaleur a fondue, & qui ressemble à celle que l'on trouve souvent dans les hydatides des visceres. Lorsque le follicule glanduleux, ou la capsule du vaisseau lymphatique se dilate, ou que la cellule adipeuse se gonfle, augmente, il se forme une vomique dans le poumon, qui ne cause aucune fievre, ou s'il y en a une, elle est foible, lente, elle augmente tous les ans, & cause une dyspnée, accompagnée d'une petite toux seche, jusqu'à ce que le follicule venant à crever, le pus s'évacue par l'expectoration, & il survient une phthisie à laquelle on donne le nom de la vomique, ou bien il s'épanche dans la poitrine, ce qui forme un empyeme, où bien il pénetre entre les intervalles des côtes, & creve au dehors, ou s'amassant dans le poumon, il tue le malade tout d'un coup.

Les signes de la dyspnée, causée par une vomique, sont très-obscurs. Le malade languit, tousse, ne garde point le lit, il sent une douleur obscure dans la poitrine, sur-tout lorsqu'il s'efforce de tousser, quelquefois il rend sur la fin quelque peu de matiere fétide, sans fievre, ou elle est très-petite; il est triste, inquiet. Il y en a dans qui la vomique creve tous les ans; cet accident leur cause la fievre; & après que le pus est évacué, ils reprennent la santé dans les intervalles. Il y en a d'autres qui rendent tout-à-coup par la bouche plusieurs livres de sang & de pus; ceux-là deviennent phthisiques, mais ils guérissent lorsqu'ils rendent le kiste; & même sans le rendre, comme *Willis* l'a observé, & l'ai vu moi-même. Ceux qui donnent l'émétique au malade, ne craignent sans doute pas qu'il fasse crever la vomique, & qu'elle l'étouffe tout-à-coup, comme cela est arrivé à *Vaugelas* & à d'autres.

7. *Dyspnæa à phisconiâ. Voyez* Bonet, *sepulchret, titulo de dyspnæâ ob molem hepatis, ejusque protrusionem versus diaphragma, obs. 12. & 172. ob renis molem nimiam, obs. 141.*

A massâ carneâ crinitâ in abdomine, obs. 143. causée par une masse de chair velue dans le bas-ventre.

Ab omento crassiori, obs. 158. par l'épaississement de l'épiploon.

Ab insigni mesenterii tumore, obs. 156. par une grosse tumeur dans le mésentere. L.

8. *Dyspnæa à graviditate*, Bonet *sepulchret. obs.* Dyspnée causée par grossesse. L.

9. *Dyspnæa tympanitica*, Bonet, *sepulchret. obs. 147, 148, 150.* Dyspnée causée par la tympanite. C.

A flatu in intestinis, abdomine, &c. par des flatuosités dans les intestins, le bas-ventre, &c.

10. *Dyspnæa rachitica*, Bonet, *sepulchret. obs. 116.* Dyspnée rachitique.

A costarum extremis osseis, Plater. *pr. lib. cap.* 4. par les extrémités osseuses des côtes.

A sterni pravâ conformatione, Riolan, *Enchirid.* par la mauvaise conformation du sternum.

A cartilagine ensiformi, *osseâ*, *longâ*, Diemerbroeck, *lib.* 9. *cap.* 14. par l'ossification & la longueur du cartilage xyphoïde.

A gibbo latente, Hildan. *obs.* 74. *cent.* 6. Bonet, *sepulchret.* *obs.* 25. par une bosse cachée.

Ab ossificatâ plevrâ, Theod. Schenkius, par l'ossification de la plevre.

Ab ossificatis bronchiis, Deidier. *obs.* par l'ossification des bronches. L.

11. *Dyspnœa à corde*, Bonet, *sepulchret.* Dyspnée causée par le cœur.

A corde capitis magnitudinem adepto, Ballon. *epidem.* *lib.* 2. *pag.* 144. par le cœur, qui étoit devenu aussi gros que la tête.

A corde polypis farcto, Ballon. *ibid.* Willis, *tract. de hysteriâ*, Tulpius, *lib.* 1. *obs.* *cap.* 17. par des polypes au cœur.

A corde adiposo nimis amplo, Bonet, *sepulchret.* *obs.* 103. par le trop de graisse, & la trop grande grosseur du cœur.

A pericardio indurato, *incrassato*, *ejusd.* *obs.* 97, 99. par l'endurcissement & l'épaississement du péricarde.

Ab auricularum anevrismate, Horstius, *P. de Marchettis*, par l'anévrisme des oreillettes.

12. *Dyspnæa à pneumatiâ*, Riolan. Enchirid. *Hippocrate* appelle *pneumatie* un amas de flatuosités dans la poitrine; c'est la tympanite du thorax.

Ab emphysemate pulmonis, Bonet, *sepulchret. obs.* 132. par l'emphyseme du poumon. Voyez *asthma equinum* de Floyer, *appendic.*

13. *Dyspnæa à stomacho*, Bonet, *sepulchret. obs.* 141, 142, 143. Dyspnée stomacale.

Ab ægagropila in ventriculo, Charleton, *de lithiasi.*

Ab abscessu ventriculi, Pison, *de morbis à colluvie serosâ*, *lib.* 3. *cap.* 4. par un abcès dans l'estomac. D.

14. *Dyspnæa à liene*, Bonet, *sepulchret. obs.* 154. 155. Dyspnée causée par la rate.

Ab abscessu juxta lienem, par un abcès près de la rate.

A lienis mole adauctâ, *à liene duro*, *luxato*, &c. par la dureté, la luxation, & le trop gros volume de la rate.

Dyspnæa traumatica, Tulpius, *Dyspnée traumatique.*

A læso magno pectorali musculo, Mery, *Mémoires de l'Académie*, 1713, par la lésion du grand pectoral.

A contuso, icto thorace, par un coup, une contusion à la poitrine.

A vulnere pectus subeunte, & infuso cruore intra cavum thoracis. Voyez Heister, *des plaies du thorax*. Les Chirurgiens l'appellent *empyeme sanguin*.

16. *Dysnæa Galenica.* C'est celle que Galien essaya d'exciter dans les animaux au moyen de l'expérience que voici : il lia ou coupa les nerfs diaphragmatiques ; & la dyspnée survint aussi-tôt. Comme lorsque le diaphragme est ainsi affoibli, la respiration ne peut se faire que par les autres muscles, ceux-ci étant privés du secours des premiers, ont beaucoup plus de peine à faire leur fonction.

La même chose arrive quoique les nerfs soient entiers, lorsque le fluide nerveux n'est pas assez abondant, comme dans les personnes convalescentes. La difficulté d'agir augmente à proportion que la puissance motrice diminue, la résistance restant la même. De là vient que ceux qui relevent de maladie ont la respiration plus courte & plus fréquente.

17. *Dyspnæa à gastrocele; Dyspnée causée par l'hernie de l'estomac*, Vandermonde, *Novembre 1758, pag. 518*, Bonet, *Chirurg.* à Limoux. *Recueil. Acad. tom. 3. pag. 697.*

Une Religieuse avoit depuis quinze ans une dyspnée, qui augmentoit après ses repas, & qui souvent l'obligeoit à vomir les alimens qu'elle avoit pris.

Après qu'elle fut morte, on lui trouva l'estomac dans la cavité de la poitrine.

Un jeune homme but une grande quantité de biere trouble, qui lui fit rendre par la bouche quantité de matiere semblable à de la poix. On l'ouvrit après qu'il fut mort, on lui trouva l'estomac placé depuis sa naissance dans la cavité gauche de la poitrine, de sorte que le pylore étoit placé près des clavicules. Il est étonnant qu'il ait joui d'une respiration libre, & qu'il ne soit mort que par l'excès qu'il avoit fait, & qui l'étouffa sur le champ.

Voyez son Histoire dans Bartholin, *centur. 6. hist. anat. 55.*

Un Bourgeois de Montpellier, nommé *Rat*, étoit né avec l'estomac dans la cavité gauche de la poitrine. Il est vrai qu'il avoit quelque peine à respirer, mais cela ne l'empêcha pas de servir. Le poumon manquoit dans cet endroit. *Riviere*, *obs.* 67. *cent.* 3.

Une femme d'Alais avoit une pareille hernie d'estomac, cependant je l'ai vue bien portante.

18. *Dyspnæa scorbutica*, Sennert, *de signis scorbuti*, Eugalen. *obs.* 6, 7, 8, *&c.* Dyspnée scorbutique. C.

Le scorbut est principalement accompagné de dyspnée & d'anxiété dans la poitrine; il paroît même qu'il a son principe dans le bas-ventre, les malades y sentant des flatuosités qui font remonter le diaphragme. Cette anxiété est si grande qu'elle fait l'unique souci des malades, & qu'ils craignent de tomber en foiblesse; ils perdent la vue, & il paroît à tout moment qu'ils vont expirer. Cette dyspnée revient d'un moment à l'autre, & ensuite augmente ou laisse des intermissions; elle n'est accompagnée ni de toux, ni de sterteur, ni de sifflemens. Après un violent exercice, elle augmente jusqu'à causer des syncopes, & à faire perdre la vue aux malades, au point qu'ils ne connoissent plus personne.

Lindius ajoute qu'elle emporte quelquefois les malades tout-à-coup, sans leur causer aucune douleur de poitrine.

19. *Dyspnæa anevrismatica*, Morgagni, *epist. 18. 17*; Dyspnée causée par un anévrisme.

Cette espece étoit produite par un anévrisme de l'aorte, situé au-dessus du cœur; *Malpighi* & *Ramazzini* ne le connurent que par l'ouverture du cadavre, quoiqu'ils eussent très-bien traité la maladie. Le malade après avoir supporté pendant long-temps une toux seche, tomba dans une dyspnée, dont les paroxysmes étoient si violens, qu'il lui sembloit qu'on l'étrangloit; ces paroxysmes étoient sans fievre. Outre ces symptomes, le malade se plaignoit d'une difficulté extrême d'avaler, il disoit qu'il sentoit un air qui s'élevoit depuis les hypocondres jusqu'au gosier; on crut qu'il étoit hypocondriaque; il n'éprouvoit du soulagement qu'en inclinant la tête & la poitrine en avant; tous ces symptomes étoient l'effet d'un anévrisme qui pressoit l'œsophage. *Voyez* le *cardiogme* & la *palpitation*.

20. *Dyspnæa polyposa*, Clar. Dalbis, *Journ. de Méd. 1759*; Dyspnée occasionnée par un polype.

Cette espece est produite & entretenue par une concrétion polypeuse, située dans les bronches. L'Auteur a vu ce polype rejeté par la toux; il étoit rond & branchu. *Voyez* la toux.

21. *Dyspnæa plethorica*; Dyspnée pléthorique.

Une femme se sentoit depuis deux ans suffoquée à un point qu'il falloit chaque jour lui ouvrir la veine au moins trois fois; elle avoit déjà essuyé deux mille saignées, lorsqu'on envoya à Montpellier l'histoire de sa maladie. M. *Chaptal*, à qui on la communiqua, fut d'avis qu'on baignât souvent la malade dans un bain chaud, & qu'on lui fît des frictions, afin de rétablir la liberté de la transpiration dans la peau, qui paroissoit comme enduite d'un vernis; on prévint par ce moyen le retour de la pléthore, qui dépendoit du défaut de la transpiration; la malade fut guérie par ce seul remede dans l'espace de dix jours.

22. *Dyspnæa ab aortæ angustiâ*, Morgagni, *epist.* 19. 51.

Une fille peu réglée se sentoit suffoquée toutes les fois qu'elle se donnoit du mouvement; elle mourut enfin dans un accès de suffocation, accompagnée de convulsion. On trouva les parois de l'aorte fort épais au voisinage du cœur, ce qui rétrécissoit considérablement la cavité de cette artere, de sorte que les poumons pouvoient à peine se décharger du sang qui les remplissoit, lorsque la malade se donnoit du mouvement, le ventricule gauche ne pouvant pas, à beaucoup près, transmettre par l'aorte le sang dans la même proportion qu'il le recevoit des poumons.

VIII. *Asthma*, *Asthme*, *Pousse*; du verbe *aazo*, je respire; Celse & Seneque l'appellent *suspirium*.

Le principal symptome de l'asthme est une difficulté de respirer, chronique & périodique.

Il differe de la dyspnée & de l'orthopnée, en ce que la premiere est continue, & la seconde une maladie aiguë.

Les malades s'appellent en François *asthmatiques*, & les chevaux *poussifs*; en Anglois, *broken-winded.*

Le principe morbifique prochain de

l'asthme, est un obstacle périodique qui empêche la dilatation & la contraction du poumon, & qui ne nuit presque point à la circulation du sang. Les paroxysmes du principe morbifique consistent dans les efforts que fait la nature pour lever cet obstacle par une respiration plus forte, ou de le diminuer par le moyen de la toux, qui est souvent suivie d'une expectoration de matiere gluante; & ce sont ces efforts réunis de la nature, qui sont la cause de cette maladie. Comme les efforts de la nature sont foibles ou interrompus, & n'occasionnent point par conséquent une dépense de forces considérable, la maladie peut durer long-temps sans être aiguë. On peut regarder l'asthme comme une maladie longue plutôt que chronique, vu qu'il n'a rien de dangereux, du moins à l'ordinaire, & qu'il n'empêche pas les malades de parvenir à un âge fort avancé.

1. *Asthma humidum*, Riviere, *prax.* asthme ordinaire; *asthma flatulentum*, Jean Floyer. *Traité de l'asthme*; *asthma spitting or humidum*, du même; *asthma pneumonicum*, Willis; *humorale*, Baglivi; *asthme humide*. P. C.

Floyer, Médecin Anglois, fut affligé de l'asthme pendant trente ans, & nous a laissé un excellent traité sur cette maladie, qui m'a fourni la description que je vais en donner.

Prélude. L'accès est précédé d'une plénitude d'estomac, de rapports insipides, d'anxiétés dans les hypocondres, occasionnées vraisemblablement par les flatuosités qui distendent l'estomac. Le sang est extrêmement échauffé, au point que le malade ne peut supporter la chaleur du lit, ni le vin, ni le feu, ni le tabac; l'eau froide le soulage; s'il a un cautere, il y sent de la douleur, il s'échauffe, il saigne; il a des pesanteurs & de légeres douleurs de tête, il est assoupi, il bâille, il s'étend, il rend pendant la nuit quantité d'urine aqueuse, haute en couleur, qui dépose un sédiment après que l'accès a cessé. Ces symptomes sont accompagnés d'une pesanteur dans les membres, d'anxiétés, de fumées dans la tête, de la difficulté de respirer, d'une voix rauque, de la dépression du diaghragme, d'une inspiration laborieuse, d'une toux seche convulsive, suivie de l'expectoration de quelque peu de matiere visqueuse, dont la quantité augmente à la fin.

Attaque. Vers les deux heures du matin la poitrine se resserre, le diaphragme monte & paroît se roidir, il descend avec peine, mais la plus grande difficulté consiste à élever les côtes & à dilater la poitrine, sans le concours des muscles, des lombes & des omoplates. Le malade est obligé de se lever, l'inspiration est beaucoup plus difficile que l'expiration, elle est lente & tardive. Il a toutes les peines du monde à tousser, à cracher & à se moucher; il fait en expirant un bruit rauque, accompagné de ronflement; il a de la peine à se coucher sur le côté, ou s'il le fait, il sort de la partie du poumon qui s'y trouve, quantité de crachats; les flatuosités de l'estomac augmentent & gênent l'inspiration. Lorsque l'accès est violent, il est suivi d'un vomissement de bile. Le malade est extrêmement avide des liqueurs froides, le vin ne fait qu'augmenter les flatuosités; souvent l'accès revient pendant que le malade est à jeun, après une purgation ou une abstinence; s'il revient lorsque l'estomac est plein, il est plus fort &

dure plus long-temps. L'asthmatique s'échauffe jusqu'à suer, son pouls est vif & inégal; cette petite fievre augmente par l'usage du lait; il n'est pas plutôt levé, qu'il va plusieurs fois à la selle, & rend quantité de vents.

Dans le cours de l'accès, le pouls est foible & intermittent; le froid s'empare des extrémités, le visage devient livide, il survient des cardialgies & des palpitations, la déglutition devient difficile, sonore, le malade a quantité de rapports; ses levres s'alongent comme s'il vouloit sucer quelque chose, ses yeux se voûtent, & il pleure sans savoir pourquoi. Les yeux sont bordés d'un cercle livide, les membres languissent, il a des douleurs & des pesanteurs de tête, son imagination erre, & il s'endort; mais il ne peut dormir ni debout ni assis, il est obligé de s'appuyer sur l'un ou l'autre côté, & de baisser la tête sur sa poitrine. Un appartement trop étroit, le feu, la poussiere l'incommodent, les mauvaises odeurs lui nuisent, le vin, tout ce qui lui charge la poitrine, lui cause des accès éphémeres, qui cessent au bout de quelques heures, au moyen d'une expectoration de matiere visqueuse, & qui sont les mêmes que ceux qui prennent au commencement de la maladie, avant que ses périodes soient fixes. Ces accès reviennent pour l'ordinaire trois, quatre ou cinq fois par jour, après quoi le malade crache jusqu'à ce que l'accès revienne. *Floyer* en avoit soixante en hiver, & environ vingt-cinq en été; ceux-ci étoient plus forts, mais les autres duroient plus long-temps; plus ils étoient longs, & plus ils laissoient d'intervalle entr'eux. Ils augmentent tantôt dans une phase de la lune, tantôt dans une autre; il y a des gens qui les prennent lorsqu'il gele, & qu'il souffle un vent d'Orient.

La cure de l'asthme humide ou flatueux, suivant *Floyer*, doit être tout autre dans le paroxysme, qu'après le paroxysme.

1. Dans le paroxysme, on donnera un lavement au malade, & ensuite un léger vomitif composé d'une demi-once d'oxymel scillitique, d'huile d'amande douce, ou demi-drachme de graine de raifort; il débarrasse le ventricule, & arrête souvent l'accès de l'asthme, au lieu que les émétiques trop forts ne font

que l'augmenter. La saignée procure beaucoup de soulagement au malade, mais on doit l'employer dans les accès violents, & jamais dans les accès ordinaires, de peur que dans la suite du temps elle ne le fasse tomber dans l'hydropisie. Sa boisson doit être rafraîchissante & délayante, & consister ou dans de l'eau panée, ou dans de l'eau dans laquelle on fera dissoudre quelque peu de cristal minéral, de nitre, ou de sel ammoniac, ou dans de l'eau coupée avec un peu de vin; ou bien, elle se réduira à la limonade, au petit lait, à la tisane d'orge. Les Anglois ont coutume pour détourner la sérosité de faire des vésicatoires au dos & aux jambes des asthmatiques. Le malade prendra en se couchant une petite dose de sirop de pavot ou de landanum liquide; il ne prendra pour toute nourriture, du moins le premier jour, que des bouillons ou des crêmes, & il en usera même les deux jours suivans, au cas que l'asthme soit fort, après quoi il se nourrira de soupe, d'œufs bien vinaigrés, de pain & de vin trempé. Le lok sera composé d'huile d'amande douce & de sirop de pavot, de chacun une once ; d'oxymel scillitique, demi-once ; de sucre candi, deux drachmes ; il en prendra une cuillerée deux ou trois fois par jour. A l'égard du sirop, mêlez ensemble de sirop de guimauve, de velar, de marrube, de chacun deux onces ; d'oxymel scillitique & d'eau de brioine composée, de chacun une once ; de baume du Pérou, demi-drachme, dont il prendra une cuillerée en se levant. Rien ne soulage plus la poitrine que de boire beaucoup d'eau avec un peu de nitre & de sel ammoniac, & de prendre le soir une demi-cuillerée de vinaigre scillitique mêlé avec de l'huile d'amande douce.

Zecchius prétend que rien n'est meilleur dans le fort de l'accès que dix grains de safran & un grain de musc dans un verre de bon vin.

2. Pour prévenir les paroxysmes :

Si les accès sont fréquens, on donnera tous les mois au malade un vomitif, composé de vinaigre scillitique & d'huile, ou d'une décoction de graine de raifort, ou de chardon, sinon il n'en usera qu'une ou deux fois par an ; mais on ne doit pas oublier, lorsqu'il aura pris un émétique ou un purgatif, de lui donner le soir un paregorique. Il prendra un lavement toutes les semaines : on le purgera une ou deux fois après l'émétique, ou une fois dans la quinzaine, au cas que l'asthme ne revienne qu'une fois dans cet intervalle. Si l'asthme est catarrhal, on lui donnera une décoction sudorifique légere. Les diurétiques sont d'autant moins nécessaires dans l'asthme, que ceux qui en sont atteints, ont souvent de la disposition au diabetès. Pour corriger la cacochymie muqueuse & flatueuse, si le malade est jeune, il usera pour boisson de tisane d'orge, de petit lait. Le lait d'ânesse épaissit souvent les crachats. Il est rare que ceux qui boivent les eaux de Bath en reçoivent du soulagement. La meilleure nourriture dont le malade puisse user est la viande bouillie ou rôtie, & l'eau que l'on coupera avec un peu de vin pour les personnes âgées. Les hardes épaisses augmentent la chaleur, le froid épaissit les crachats, le chagrin rend les accès plus fréquens, mais l'exercice est salutaire. Les amers sont bons pour l'estomac, mais on doit choisir les plus légers. Plusieurs asthmatiques se trouvent bien de boire leur urine, mais elle est fort inférieure au sel ammoniac, dissous dans une grande quantité d'eau. Les chalybés, les vitrioliques & les astringens, de telle espece qu'ils puissent être, sont nuisibles aux asthmatiques. *Galien* vante beaucoup l'aloès dissous dans le vinaigre, & conseille avec raison de calmer le paroxysme, plutôt que d'entreprendre de guérir le mal. *Septal* est d'avis que l'on s'abstienne des émétiques, de peur de suffoquer le malade, aussi bien que des cathartiques & des lavemens. *Floyer* tenta tous les remedes imaginables sans pouvoir guérir.

L'asthme ordinaire, auquel on donne le nom d'humide dans les écoles, n'est point causé par la laxité du poumon, comme on le croit communément, & eu égard au tempérament du malade, on peut le diviser en pituiteux & en sanguin; mais il paroît par l'histoire de l'asthme de *Floyer*, que les substances chaudes & dessicatives en général sont nuisibles dans le pituiteux même.

2. *Asthma convulsivum* Willis, *de asthmate*, *cap.* 12. Baglivi *lib.* 2. *pag.* 203. *Asthma occultum siccum* Ettmuller. *pag.* 162.

162. Aretée *lib. 3. cap. 11.* d'après Fréd. Hoffmann. *Asthme convulsif.* P. C.

Voici en quoi il differe de l'humide. 1°. L'accès vient tout à coup. 2°. Il commence par une douleur ou une crampe dans quelque endroit de la poitrine, lors sur-tout qu'on y a reçu auparavant une blessure ou un coup. 3°. Les symptomes sont violens; mais il n'y a point de signe plus certain que la convulsion des autres parties qui l'accompagnent, ou qui précedent. *Willis* croit que sa matiere morbifique n'est point dans le poumon, mais dans les nerfs qui s'inserent dans les muscles de la poitrine, d'où il conclut qu'il n'est point pulmonaire.

Van Helmont appelle cette espece *caduc du poumon*, c'est-à-dire, suivant Baglivi, *épilepsie du poumon. Voyez* Helmont *de asthmate, n°. 14.* Voyez aussi la description qu'en donne *Aretée.* Voyez encore Crampe du diaphragme de *Lindanus.*

3. *Asthma hystericum* Baglivi, *lib. 2. pag. 202 & 204.* Asthme hystérique.

Cette espece affecte les femmes hystériques qui désesperent de leur guérison, & résiste aux remedes de l'asthme ordinaire. Elle est accompagnée d'un sentiment de froid & d'une espece de douleur dans le sommet de la tête. *Baglivi* l'a guérie avec du sel de Jupiter dans de l'eau de mélisse, & avec l'emplâtre matrical de *Mynsicht*, où il a fait entrer ce même sel, appliqué sur la région du nombril. On emploie aussi avec succès l'extrait de têtes de coquelicot à la dose de III, de VI grains. *Voyez* Horstius *lib.* 5. *obs.* 32. Floyer *de asthmate pag.* 113. On l'appelle *asthma muliebre* d'Ettmuller.

4. *Asthma hypochondriacum* J. Rhodii. Ettmuller, *pag.* 162. *asthma nothum* de Riviere; *Hypochondriaco-spasmodicum* de Fred. Hoffmann, *obs.* 3. L. Wolfii *dissert. de hac specie anno* 1754. Asthme hypocondriaque. P. C.

Cette espece tire son origine d'un vice des hypocondres, & attaque les personnes sujettes aux hémorrhoïdes, aux flatuosités, ensuite de la suppression des flux de sang auxquels elles étoient sujettes.

Elle exige des laxatifs doux, des lavemens, le retour du flux menstruel ou hémorrhoïdal, à quoi contribuent les petites eaux minérales de *Cauterets*, de

Bagnols, & en été les aigrelettes mêlées avec du lait, telles que celles de *Vals*. Dans l'asthme invétéré, qui est suivi d'un œdeme, on ne peut mieux faire que d'avaler deux ou trois grains de squille broyés avec du nitre; ce remede opere des prodiges. On rappelle les ordinaires avec les pilules balsamiques, telles que celles de gomme ammoniaque, de sagapenum.

Voyez touchant cette espece Baglivi *pag.* 214. Riviere *prax. cap.* 1.

5. *Asthma arthriticum* Musgrave, Zelst *pag.* 42. Duret sur Hollier. *Asthma convulsivum à materie podagricâ* Fred. Hoffmann, *de asthmate, artic.* 13. & *obs.* 1. *Orthopnœa* Dodon *obs. cap.* 20. *Asthme arthritique*. P. L.

Cette espece attaque les personnes goutteuses, sujettes aux rhumatismes & au scorbut, dans qui la matiere arthritique a été répercutée, elle a beaucoup de rapport avec le convulsif & l'hypocondriaque. Elle est accompagnée de flatuosités, d'inquiétudes, d'anxiétés dans les premieres voies, de douleurs poignantes dans les omoplates, d'une contraction de cœur.

Elle exige indépendamment des remedes généraux, les poudres composées avec le bézoart, le nitre, le cinabre, le camphre & le safran; après que l'accès est passé, rien n'est meilleur pour rappeller la matiere morbifique dans les pieds que les pediluves, les sinapismes, les vésicatoires aux cuisses & aux jambes. Les eaux minérales de *Bagnols* sont un excellent prophylactique.

Dodonée a connu un jeune marchand qui depuis plusieurs années étoit sujet de temps en temps à une orthopnée qui l'étouffoit presque, & dont il étoit soulagé par les saignées, les cathartiques & l'usage des eaux aigrelettes. Il en fut guéri dès le moment qu'il eut des atteintes de goutte & de néphrétique calculeuse. Voyez *Schenckius* sur l'orthopnée.

Duret croit que l'asthme arthritique est occasionné par la trop forte adhérence du diaphragme avec le foie, & il a eu occasion de l'observer dans le cadavre de M. de *Thermes*.

6. *Asthma à polypo cordis.* Diemerbroeck; Floyer *de asthmate*; Pezoldus *obs. 58.* Ephemer. natur. curios. Carol. Pison. *de morbis à colluvie, pag. 214.* Scultet. *in append. obs. 31.* Asthme causé

par un polype au cœur. *Voyez* orthopnée cauſée par un polype au cœur. P. C.

On le connoît à la violence de la palpitation à l'intermittence du pouls, &c. mais ſur-tout par l'ouverture du cadavre, dont les poumons ſont ſains, mais les oreillettes & les ventricules du cœur remplis de concrétions polypeuſes, qui ne permettent plus de douter du principe de l'aſthme, & qui montrent le danger des émétiques, l'inutilité des cathartiques, & les bons effets du repos, de la ſaignée, &c.

7. *Aſthma pulverulentorum* Ramazzini *de morbis artificum*. Ephem. Germanic. *Voyez* l'abrégé de *Buchner*. P. C.

Les Tailleurs de pierres, les Plâtriers, les Maçons, les Cribleurs, les Meuniers ſont la plupart ſujets à cette eſpece d'aſthme, à cauſe de la pouſſiere qu'ils avalent qui leur engorge les bronches, & qui les rend aſthmatiques, ſujets à la toux, pâles & ſouvent phthiſiques. Je laiſſe à ceux qui en ont le temps & l'occaſion à découvrir les ſignes de cette maladie & les remedes qui lui conviennent.

Voyez Hecquet *maladies des Artiſans, tome 2.*

Voyez aussi Fréd. Hoffmann, *lib. 3. pag. 106.*

8. *Asthma stomachicum* Baglivi *appendic. de asthmate.* P. L.

Baglivi observe que la plupart des asthmes humoraux & cruds ont leur principe dans l'estomac ; d'où vient qu'il emploie les pilules d'hiera avec l'agaric, & prescrit tous les matins au commencement de l'accès aux malades un vomitif composé d'un scrupule ou d'une drachme de sel de vitriol dissous dans six onces d'eau d'orge. Comme cette espece est humorale, & ne differe pas beaucoup de l'humide, on peut donner au malade une cuillerée d'oxymel scillitique édulcoré avec du jus de pomme, & par-dessus un bouillon cuit avec la chicorée, & un peu de sassafras, ou six grains de bois d'aloès. La gomme ammoniaque, l'oxymel scillitique, le blanc de baleine, & le julep de tabac, sont quatre remedes qui l'emportent sur tous les autres dans l'asthme humoral & dans l'asthme stomachique : *Baglivi.* On doit joindre le sirop de guimauve au julep de tabac, que l'on donne au poids de deux drachmes. On dissout une drachme de gomme ammoniaque dans un peu de vin blanc, & on le boit tout chaud avec de l'eau d'hysope dans les cas graves & désespérés. Quant à moi, je fais dissoudre du blanc de baleine avec quelques grains de benjoin dans du bouillon chaud.

9. *Asthma à gibbo* Hippocrat. Floyer, *pag.* 109. Asthme causé par la bosse. P. C.

Il y a non seulement des personnes que l'asthme rend bossues, & qui meurent avant l'âge de puberté, lorsque cela arrive ; mais il y a encore quantité de gens que la bosse rend asthmatiques, sans compter que presque tous les bossus sont sujets à la dyspnée. *Voyez* ce mot.

10. *Asthma equinum*, Soleysel ; *la pousse.* Floyer *appendic.* P. C.

Les chevaux sont appellés poussifs.

Les chevaux qui sont atteints de cette maladie, ont une toux de poitrine creuse & battent des flancs. Cette espece differe des autres en ce que le tissu cellulaire du poumon est entiérement emphysemateux, ainsi que Floyer l'a observé dans le cadavre d'une jument poussive, & que je l'ai vu moi-même dans le poumon d'une vache asthmatique. Les interstices des lobes de ce viscere étoient transparens, & lorsqu'on battoit sa membrane, il en sortoit quantité d'air.

Il y a tout lieu de croire que l'air s'insinue par les vésicules dans le tissu interlobulaire dans le temps que les chevaux courent à toute bride, & que l'air se trouvant comprimé dans le poumon par les efforts qu'ils font, agit sur les vésicules & les rompt.

C'est là proprement une espece d'asthme emphysemateux, auquel les hommes ne sont pas moins sujets que les chevaux. On ignore encore ses signes & les remedes qui lui conviennent, & l'on peut en dire autant de toutes les autres maladies.

11. *Asthma exanthematicum* 13e. espece de Fréd. Hoffmann, *sect. 2. cap. 2. Asthme exanthémateux*. P. C.

Il est causé par la gale suivant *Juncker*, par une érysipele, par la petite vérole; mais sur-tout par la rougeole, le pourpre, ou le millot, par des taches, des pustules scorbutiques, qui après s'être jetées sur la surface, ont été répercutées mal-à-propos par des astringens, par la gale, la teigne, ou des achores à la tête; par une croûte de lait, qu'on a desséchée à contre temps par des linimens ſulphureux, par la ſuppreſſion de la ſueur des pieds, de la perſpiration, par des ulceres chroniques, ou des cauteres qu'on a eu l'imprudence de fermer.

Il eſt aiſé de comprendre par cette hiſtoire les indications qui ſatisfont à la guériſon de cette maladie ; elles ſe réduiſent à évacuer cette matiere acrimonieuſe par des cauteres, des diurétiques, des cathartiques, des ſudorifiques, bien entendu qu'ils n'échauffent point le ſang, ce qui nuiroit infiniment aux aſthmatiques. Il faut de plus édulcorer cette matiere par des délayans, par des eaux minérales, la diete blanche, le petit lait, les tiſanes béchiques. On peut voir dans *Hoffmann*, de même que dans la 31e. table de Juncker, *de aſthmate pag 274.* les formules & les procédés qu'exige la guériſon de cette eſpece.

12. *Aſthma metallicum.* Voyez Ettmuller *de aſthmate*; liſeman *de colicâ ſaturninâ*. Aſthme métallique.

C'eſt une eſpece d'aſthme ſec & ſpaſmodique occaſionné par les fumées métalliques, ſaturnines, ſulphureuſes, venimeuſes, arſenicales, du charbon de terre, de l'eau forte & de l'antimoine, dont *Ettmuller* dit avoir été attaqué lui-même en préparant son clyssus. La plupart des ouvriers qui travaillent les métaux y sont sujets. *Voyez* la métallurgie morbifique de *Fréd. Hoffmann.* Ces vapeurs venant à pénétrer dans le poumon dans l'inspiration, resserrent & picotent les vésicules auxquelles elles s'attachent, & produisent l'espece dont nous parlons ici.

Son traitement est presque le même que celui de la colique de Poitou métallique, de la colique de plomb, du tremblement des ouvriers en métaux, &c. Le vin édulcoré avec la litharge, occasionne cette espece d'asthme.

Voyez les Ephem. des Cur. de la nat. *dec. 3. ann. 4. obs. 30.*

13. *Asthma cachecticum* Fred. Hoffmann. *spec. 16. Asthme cachectique.*

C'est cette variété de l'asthme convulsif qui est occasionnée dans les sujets cachectiques par une surabondance de sérosité acrimonieuse dans les organes de la poitrine, sans cependant qu'il y ait aucune hydropisie, tel que celui qu'on appelle vulgairement œdeme du poumon, & qui est causé par la rétropulſion de l'œdeme des pieds, ſur-tout dans le froid des fievres intermittentes. Cet aſthme eſt accompagné d'une grande difficulté de reſpirer, laquelle diminue par intervalle, ou ceſſe entiérement, lorſqu'il ſurvient un écoulement copieux d'urine. Voyez-en l'hiſtoire *dans le cas 62 des conſultat.* de Fréd. Hoffmann, *tome 1. ſect.* 2.

14. *Aſthma venereum* Juncker, *conſpect. med. tab.* 31. *n°.* 15. Aſthme vénérien. On le guérit par les frictions mercurielles.

15. *Aſthma plethoricum* Dower a Physician, Legacy, &c. appellé *Aſthme ſanguin*, *aſthma ſanguineum*, par Fréd. Hoffmann *lib.* 3. *pag.* 95. Aſthme pléthorique.

On le connoît aux ſignes & aux cauſes de la pléthore, à la rougeur du viſage, à la fievre éphémere qui accompagne ſes premiers accès, à la ſuppreſſion des évacuations ſanguines. C'eſt une variété de l'aſthme humoral, qui exige la ſaignée plutôt que les émétiques. Lorſqu'il regne un vent d'Eſt, il diminue à ce que dit *Dower*, & l'expectoration commence à ſe faire.

16. *Asthma catarrhale* Scholtz. *Asthme catarrhal.*

Il tient du rhume & de l'asthme humide, & on le connoît au coryza, à l'enrouement, à l'angine, l'éternument, les douleurs catarrhales qui l'accompagnent au commencement, & on le guérit comme le rhume dont il differe par ses périodes, &c.

17. *Asthma pneumodes*, Aretée *lib. chr. 1. c. 12. Pneumodes Mercurial. prax. de difficultate anhelitûs*, *pag. 250. Pulmonaria Hippiatrorum.*

C'est un asthme, dans lequel l'humeur contenue dans le poumon, & dont l'expectoration devroit se faire, se change en une espece de grêle & se pétrifie. *Galien* & *Alzaravius* font mention de cette maladie. Elle attaque rarement les hommes, mais elle est très-familiere aux bêtes, qui toussant rarement, ne peuvent expectorer l'humeur bronchiale, ce qui est cause, suivant *Aristote*, qu'elle se convertit en une matiere gypseuse.

Aretée dit que cette maladie est une espece d'asthme, vu qu'elle est accompagnée de même que lui de dyspnée, de toux, d'insomnie & de chaleur, & de plus du dégoût & de l'exténuation de tout le corps. Elle ne dure pas plus d'un an. Le pouls est petit, fréquent, bas, de même que dans l'asthme, avec cette différence que les pulmoniques toussent, comme s'ils vouloient rendre quelque chose; mais leurs efforts n'aboutissent à rien, ou ils ne rendent qu'un peu de matiere blanche, ronde comme un grain de grêle. Ceux qui sont atteints de cette maladie, ont la poitrine fort large, bien conformée, exempte d'ulceres; cependant, quoiqu'il n'y ait aucune suppuration dans le poumon, il s'y forme comme une concrétion d'humeurs. Les accès laissent de longs intervalles entr'eux. Il y en a qui meurent subitement, d'autres tombent dans une ascite, ou dans une anasarque. Voilà ce que dit Aretée. *Voyez* au sujet de la grêle des animaux, par exemple, des pourceaux, le mot Chalazosis *class.* 10.

18. *Asthma hypochondriacum* Léopold Wolff. *Dissertat. Argentinæ* 1754.

C'est une difficulté d'inspirer occasionnée par la résistance & l'obstruction des visceres des hypochondres, surtout du foie.

Consultez sur cette espece Riviere *lib. 7. cap. 1.* Vosterdyk Schacht. *Institution.* Juncker *tab.* 32. Helvetius, *Traité des malad. pag. 177.*

Ses signes spécifiques sont l'enflure, la tension, la rénitence de la région du foie, la pâleur du visage, la constipation, une toux seche, à laquelle on donne le nom d'hépatique.

Quoique cette maladie paroisse constante en commençant, le malade ne laisse pas d'avoir des accès, lorsque le temps vient à changer, que l'hygrometre & le barometre varient.

Elle n'exige ni béchiques, ni édulcorans, ni lénitifs, mais des remedes efficaces, apéritifs, des martiaux, des substances résineuses, aloétiques entremêlées de laxatifs.

Elle differe de l'asthme flatueux par les obstructions du foie, ce qui n'empêche pas que ces deux especes ne soient souvent combinées.

Voyez plus au long la théorie & la pratique de cette maladie dans la dissertation de I. Wolff *sur l'Asthme hypocondriaque*, qu'il seroit mieux d'appeller *hépatique.*

19. *Asthma convulsivum* Boerhaave, *consult.* 3. Asthme convulsif.

Un jeune Gentilhomme fort riche ayant mangé à l'ordinaire du fromage grillé à son souper, & s'étant allé coucher, se réveilla au bout de quelques heures avec une dyspnée & une anxiété si violentes, que l'on crut qu'il alloit mourir. Elles cesserent au bout d'une heure sans le secours d'aucun remede & sans aucune évacuation. Depuis lors, il est sujet tous les ans au commencement de l'Automne à ces sortes d'accès. Ils le prirent à Londres, & à son retour en Hollande; ils reviennent lorsqu'il se refroidit; mais il s'en trouve soulagé par l'expectoration, par l'exercice & l'usage des pectoraux. Le paroxysme a pris un type fixe, il dure huit ou dix jours, & revient dans différens intervalles. Les phénomenes qui l'annoncent sont, une espece de resserrement autour de la fossete du coeur, l'enflure du bas-ventre, une douleur gravative dans le sinciput & dans les membres, des anxiétés dans les hypocondres, une toux seche, la fievre, la constipation, des urines peu abondantes & hautes en couleur, la fréquence & l'inégalité du pouls, la chaleur, le frisson qui annonce un paroxysme plus fort. Tels ſont les ſymptomes. La toux devient enſuite humide, il rend par la bouche quantité de phlegmes viſqueux, l'urine devient plus abondante, & dépoſe beaucoup de ſédiment briqueté; à meſure que l'expectoration & la diureſe augmentent, il ſe trouve ſoulagé; lorſque le paroxyſme eſt court, le phlegme eſt plus coulant. L'accès paſſé, le malade eſt de bonne humeur, il a bon appétit, il reſpire ſans peine. Depuis ſix ans l'aſthme eſt devenu hypocondriaque, & lorſque l'accès le prend, outre les ſymptomes dont on a parlé, le malade tombe dans un abattement d'eſprit extraordinaire.

Cure de Boerhaave.

La ſuffocation que le malade a éprouvée, étoit cauſée par la convulſion du diaphragme, & celle-ci par le fromage grillé qu'il a mangé, lequel irritoit les nerfs de l'eſtomac; la foibleſſe qui s'en eſt enſuivie, a prévenu la mort qui le menaçoit; les nerfs ſe ſont relâchés, les muſcles ſe ſont tendus, par l'action de la force vitale, & les viſceres qui ſervent à l'élaboration du chyle s'étant affoiblis, se sont engorgés, ont perdu leur force, & ont engendré une bile noire. Mon avis est donc, 1°. que tous les matins avant de déjeûner, & tous les soirs une heure avant de souper, le malade se frotte pendant un quart d'heure le bas-ventre & les hypocondres, avec un linge bien chaud & bien sec; 2°. que tous les jours avant dîner, & les soirs avant souper, il fasse un tour à cheval; 3°. que le matin après les frictions, il avale des pilules faites avec trois drachmes & demie de savon de Venise, chacune du poids de quatre grains; qu'il en prenne cinq jusqu'à quinze fois, en laissant entre deux dix minutes d'intervalle; il boira par-dessus une once de la potion suivante; savoir, d'oseille, de paquerette, de cerfeuil, de cuillerée, de lierre terrestre, de cresson d'eau, de pissenlit, de chacun autant qu'il en faut pour en tirer six onces de suc, après les avoir nettoyées, pilées & exprimées, qu'il prendra tous les jours à six heures, après quoi il fera un tour de promenade. 4°. Il se couchera avant dix heures, & il se levera de bon matin. 5°. Je lui conseille d'user d'alimens secs & faciles à digérer, de fruits bien mûrs, ſur-tout à jeun & en été, avec du pain recuit. La viande, le poiſſon rôti, la chicorée, la laitue, ne peuvent que lui faire du bien. 6°. Après avoir obſervé ce régime pendant deux mois, il uſera en été d'eaux aigrelettes ferrugineuſes, il fera de l'exercice, & s'abſtiendra de toute étude trop ſérieuſe.

20. *Aſthma febricoſum*, Fr. Sylvii, *de febre intermittente*, Torti, *therapeut. pag.* 302. Aſthme fiévreux.

C'eſt une difficulté de reſpirer qui accompagne les accès de la fievre tierce, & qui ceſſe lorſque ceux-ci diſparoiſſent; elle eſt cauſée & entretenue par le venin de la fievre tierce; & on la guérit ſurement par l'uſage du quinquina.

Les Américains vantent la décoction des feuilles d'un arbre appellé *immortel* ou *maurepas*, comme un ſpécifique contre l'aſthme vulgaire; *Chevalier, de morbis Americanis.*

IX. *ORTHOPNÆA*, Suffocation, Orthopnée; *Catarrhe suffocatif*, des Auteurs; *Suffocation*, d'Ettmuller; *Météorisme*, d'Hippocrate, *Coac.*

C'est une maladie extrêmement aiguë, & accompagnée tout-à-coup d'une si grande oppression, qu'on ne peut respirer que sur son séant, & en élevant les épaules; il semble que le malade va être suffoqué.

Elle differe de l'asthme, dont elle imite les accès les plus violens, en ce qu'elle ne revient point périodiquement.

De la dyspnée, en ce qu'elle est une maladie aiguë, & que l'autre est une maladie chronique, dans laquelle il n'y a point de suffocation à craindre.

C'est à tort que les Auteurs confondent ces trois genres, & qu'*Ettmuller* y ajoute l'essouflement, comme si l'essouflement, la dyspnée, l'asthme & l'orthopnée, étoient des différens degrés de la même maladie; sur ce pied-là, il faudroit désigner les degrés des autres maladies par des noms génériques, ce qui rendroit le nombre des genres quatre fois plus grand sans aucune nécessité. C'est ainsi que le bas-peuple multiplie les noms génériques des plantes, des poissons, des quadrupedes; par exemple, les gens de la campagne distinguent la vache, le veau, du taureau, du bœuf, du bœuf adulte, comme si c'étoient autant de genres différens; les Languedociens, selon que l'éperlan est plus grand ou plus petit, lui donnent le nom de *dorade*, de *mejane*, de *sauquene*, &c. ce qui est contraire au bon sens & aux lois de l'ichtyologie, suivant tous les Méthodistes.

Il est difficile de déterminer les especes de ce genre; il me suffit d'indiquer les observations particulieres, & je laisse à d'autres plus experts que moi le soin de le faire.

1. *Orthopnæa peripneumonica; Catarrhus suffocativus*, de Baglivi & d'Ettmuller, *pag. 155.* Orthopnée péripneumonique; Catarrhe suffocatif. A.

On a fait une grande histoire de rien, dit *Hildanus*; & en effet, les Anciens persuadés que presque toutes les maladies sont causées par une distillation de sérosité du cerveau, ou par un catarrhe, ont donné le nom de catarrhe suffocatif à toutes celles qui étouffent tout-à-coup le malade & le tuent. Il faut être fou pour s'imaginer que le catarrhe suffocatif soit causé par la chute de la sérosité ou de la lymphe; je ne dis pas du cerveau, ce qui est absurde, mais même des vaisseaux lymphatiques qui sont dans le voisinage de la poitrine. Un pareil écoulement ne peut former tout au plus qu'une congestion graduelle, & jamais une maladie qui suffoque tout-à-coup; & c'est avec raison qu'*Helmont* se moque des scholastiques dans le chapitre intitulé *Catarrhi deliramentum*.

Ettmuller ayant injecté de l'huile de soufre dans la veine crurale d'un chien, l'animal respira avec peine pendant une demi-heure, & cette difficulté augmenta au point qu'il étouffa, & rendit quantité d'écume par la gueule & les oreilles. Ayant ouvert le cadavre, il trouva tous les conduits aëriens remplis d'une pareille écume sanguinolente, & le poumon rempli d'un sang noir. Voilà l'idée qu'on doit se former du catarrhe suffocant.

Michel rapporte l'exemple d'un catarrhe suffocant, dont un Cuisinier pensa mourir pour avoir bu au sortir d'auprès du feu un grand verre de biere froide. Il en revint cependant au moyen du suc exprimé de paquerette, lequel est excellent pour résoudre le sang.

2. *Orthopnœa cardiaca; Syncope cardiaca*, G. Hoffmann. *Orthopnée cardiaque; Syncope cardiaque.* A.

C'est une espece d'orthopnée que l'on prend communément pour une apoplexie, parce que le malade meurt tout-à-coup en ronflant; mais elle est occasionnée par l'engorgement des ventricules ou des oreillettes du cœur. En effet, si quelque cause, par exemple, une concrétion polypeuse, un grumeau de sang, vient à boucher les deux orifices, principalement l'orifice gauche de ce viscere, il faut nécessairement que le sang, qui afflue continuellement dans le poumon, s'amasse dans ses veines & dans ses arteres, & par conséquent que les bronches se rétrécissent, d'où s'ensuit une difficulté de respirer, qui augmentant tout-à-coup, occasionne des palpitations de cœur, une intermittence dans le pouls, & des mouvemens convulsifs, qui sont comme les derniers efforts de la nature, & qui mettent le malade à l'extrémité; & voilà la cause de cette mort subite, à laquelle quantité de gens donnent le nom de catarrhe suffocatif. *Voyez* Asphyxie & Bartholin, *centur.* 2. *epist. pag.* 683.

3. *Orthopnœa spasmodica*, Baglivi; *Orthopnœa sicca*, Ballonii, *epidem. pag.* 198. *Convulsio laryngis*, Bartholin, *centur.* 4. *epist.* 454. Solenandre, *consil.* 14. Orthopnée spasmodique. A.

On appelle ainsi une suffocation occasionnée par la constriction convulsive du poumon, ou plutôt du larynx, ou par le spasme du diaphragme, sans aucune vapeur.

Platerus, *obs. pag.* 182, rapporte qu'un homme, d'ailleurs robuste, étoit sujet toutes les fois qu'il voyoit une femme, à une orthopnée dont il mourut à la fin; de sorte qu'*Avicenne* a raison d'appeller le coït une légere épilepsie. Cette maladie ne paroît différer de l'asthme convulsif que par son degré.

4. *Orthopnœa hysterica*, Willis, *de nervis*, *cap.* 26. *à terrore*, Forestus, *lib.* 6. *obs.* 10. *Præfocatio uterina*, Auctorum, ou *Strangulatio uterina; Suffocatio*

hysterica, Frid. Burlen, *dissert.* 1698. *Asthma uterinum*, Helmont, *de asthmate*; *Caducus matricis*, Paracelsi; *Hysterice pnix*, Græcor. *Orthopnée hystérique*. A.

J'appelle ainsi, non point les vapeurs en général, quoique les Auteurs ayent confondu mal à propos sous le même nom générique, diverses maladies hystériques, mais seulement le symptome familier aux femmes hystériques, lequel est souvent opiniâtre, & consiste dans une suffocation, soit qu'il tienne de l'angine ou de la ceinture hystérique. La premiere variété dépend de la convulsion tonique des muscles du larinx; la seconde, de la tension spasmodique du diaphragme.

Elle differe du carus hystérique, en ce que celui-ci n'est accompagné d'aucun effort pour respirer, & qu'au contraire la respiration des malades est imperceptible : au lieu que dans l'orthopnée la respiration est vive, laborieuse, précipitée, fréquente, & accompagnée de l'agitation spasmodique de la poitrine, d'une voix rauque ou obscure, si bien que l'on croit à tout moment que la malade va étouffer. Les femmes croient, sur la foi des Anciens, que la la matrice remonte vers la gorge & les étouffe ; & il est étonnant qu'une fable aussi absurde ait eu cours aussi long-temps parmi les Médecins. La dysphagie hystérique differe entiérement de ce symptome. *Voyez* Aretée, *de vulvæ strangulatu.*

5. *Orthopnœa ab hydrothorace*, Rhodii, *observ. 27. centur.* 2. Orthopnée causée par une hydropisie de poitrine. A.

Il est étonnant avec quelle promptitude les eaux s'amassent dans la poitrine ; elles sont quelquefois si abondantes, qu'il m'est souvent arrivé en ouvrant un cadavre, de les voir remonter & sortir tout-à-coup par la plaie que j'y avois faite. *Voyez* hydropisie de poitrine, & l'obs. 15 du *sepulchret.* de Bonet.

6. *Orthopnœa à pinguedine*, Theod. Kerckringius, *obs. 66.* Orthopnée causée par le trop de graisse. A.

Kerckringius ayant ouvert un enfant de trois ans qui étoit mort d'une suffocation, il lui trouva le corps entiérement rempli de graisse, tant en dedans qu'en dehors. Celle de dehors étoit molle & presque œdémateuse ; le cœur étoit tellement couvert de graisse, qu'il ne paroissoit point, & qu'on eût dit que l'enfant n'en avoit point. Le ventre n'étoit rempli que de graisse pure, & les viscεres, qui étoient petits, & d'ailleurs très-sains, étoient entiérement plongés dedans. Le cerveau étoit flasque, ses sinus étoient remplis d'une eau insipide, avec des hydatides près du plexus choroïde. *Fabrice Hildanus*, *centur.* 6, *obs.* 97, a vu une pareille orthopnée dans une femme, occasionnée par une surabondance de graisse monstrueuse. *Bartholin* rapporte un pareil exemple, *ann.* 1671, *obs.* 74. Vous en trouverez grand nombre d'autres chez Bonet, *in sepulchreto, appendic. de suffocatione.*

7. *Orthopnœa à vomicâ*, Bonet, *sepulchret. de suffocatione*, *obs.* 40. 37. Dodonée, *obs. cap.* 19. Orthopnée causée par une vomique. A.

On a quelquefois trouvé dans les cadavres des personnes mortes d'une orthopnée, des abcès dans le poumon près du diaphragme, dans le bas-ventre, qui faisoient remonter le diaphragme, sous les aisselles, & dans d'autres endroits de la poitrine, que la nature s'efforçoit de crever à l'aide des mouvemens spasmodiques, inséparables de cette maladie. Les Auteurs attribuent souvent l'orthopnée à des causes qui ne sauroient la produire; par exemple, à l'augmentation du volume du foie, à l'adhésion du poumon avec les côtes; mais ce ne sont là que des principes qui obligent la nature à faire ces efforts violents qui suffoquent le malade.

Guillemeau parle d'une suffocation causée par une vomique.

8. *Orthopnœa ab anevrismate*, Bonet, *sepulchret. obs.* 28. Orthopnée causée par un anévrisme.

Pierre de Marchettis parle d'une orthopnée causée par l'anévrisme de l'aorte. *Horstius* a trouvé le cœur d'une personne qui étoit morte d'une orthopnée, trois ou quatre fois plus gros que dans son état naturel, distendu, & rempli de grumeaux de sang. Zacutus, *prax. admirab. lib.* 2. *obs.* 63. Fontanus, *respons. pag.* 59. On peut voir plusieurs autres exemples chez Lancisi, *de cordis anevrismate*, chez Horstius, *obs.* 1. *lib.* 9.

9 *Orthopnœa à deglutitis*, Bonet, *sepulchret. p.* 579. & *obs.* 1. *p.* 483. Ettmull. *pag.* 157. Marcel Donat, *histor.* Forest.

lib. 15. obs. 28. Bartholin, *cent. 1. obs. 11.* Orthopnée causée par un corps qu'on a avalé.

C'est celle qui est causée par des corps durs, épais, qu'on a avalé à moitié, qui s'arrêtent dans l'œsophage, ou, ce qui est encore pis, qui tombent dans la glotte, & qui bouchent l'autre bronche. On en trouve des exemples dans *les Mémoires de l'Académie de Chirurgie de Paris*, qui méritent d'être lus. *Voyez* aussi Morton, *de phthisi ab hæmoptysi*; Bonet, *sepulchret. de suffocatione, obs. 6, 7.* J'ai vu deux convalescens dans les hôpitaux, qui ont été étouffés en avalant un morceau de pain.

10. *Orthopnæa à bronchocele*, Bonet, *sepulchret. de suffocatione, obs. 9.* Orthopnée causée par un bronchocele. A.

On peut en voir des exemples chez *P. de Marchettis* & *Thom. Kerckringius. F. Plater* en a vu une causée par le gonflement du thymus, *obs. lib. 1. pag. 184.*

11. *Orthopnæa à gastrocele*; Orthopnée causée par une hernie d'estomac. A.

Les chevaux que l'on pousse un peu trop, sont sujets à des hernies d'estomac; le diaphragme se déchire, & ce viscere rentré dans la poitrine. J'ai observé jadis la même chose dans une femme, qui fut à la fin emportée par un vomissement habituel. Bonet, *sepulchret. de suffocatione*, *obs. 41*, parle d'une orthopnée dans laquelle les intestins grêles coulerent dans la poitrine, à travers d'une plaie qui y avoit été faite par un coup de couteau, & suffoquerent le cœur & les poumons.

12. *Orthopnœa ab hydropneumoniâ*, Barrere, *obs. anatom. 1. pag. 109*. Orthopnée causée par une hydropneumonie. A.

Un soldat âgé de vingt-cinq ans, se sentant attaqué d'une oppression violente, de la toux & de la fievre, se rendit à l'hôpital. On le saigna sept fois dans l'espace de trois jours, & il parut être soulagé; mais il tomba dans une orthopnée, accompagnée de sueurs froides, d'une intermittence presque totale du pouls, d'anxiétés; & il mourut sans qu'il fût possible d'y apporter du remede.

On l'ouvrit, & on lui trouva le poumon enflé, collé à la plevre, & parsemé de taches rougeâtres. On sentoit une fluctuation en appliquant le doigt dessus ; mais on ne l'avoit pas plutôt retiré, que l'empreinte disparoissoit. On y fit plusieurs incisions, & il en sortit quantité d'eau. Il n'y en avoit cependant point dans la poitrine, on n'y apperçut aucun vice, non plus que dans le cœur ni dans le poumon, il n'y avoit non plus aucun tubercule.

13. *Orthopnœa ab empyemate*; Orthopnée causée par un empyeme. *Voyez* empyeme.

14. *Orthopnœa traumatica*, Bonet, *sepulchret. obs. 31. de suffocatione*, Frid. Hoffmann. *de asthmate n°. 15.* Orthopnée traumatique. A.

Un jeune homme reçut un coup si violent dans la poitrine, qu'il tomba par terre sans respiration. Il perdit la parole, il fut attaqué d'un vomissement fréquent, & rendit quantité d'écume par la bouche.

On lui trouva le poumon couvert de quantité de taches livides ; il s'étoit fracturé le crâne en tombant. *Tulpius*, *lib. 1. obs. 6.*

Les contusions, les luxations, les fractures des côtes ou du sternum, l'affaissement du cartilage xyphoïde, suffisent pour occasionner une orthopnée, lors sur-tout qu'elles sont violentes.

15. *Orthopnœa ab antipathia*, Zacutus, *prax. obs. 103. lib.* 3. Orthopnée causée par l'antipathie. B.

Il est certain que l'antipathie, c'est-à-dire, cette aversion singuliere & irraisonnable, qu'on éprouve pour certains objets, cause à quelques personnes, sur-tout aux hystériques, une espece d'orthopnée, qui leur fait craindre d'être suffoquées.

Un camarade d'école de Zacutus avoit une telle aversion pour le fromage, qu'il ne pouvoit le sentir sans tomber en syncope. Ses camarades lui en ayant présenté pour se divertir, il pâlit tout-à-coup, il perdit le pouls, il lui prit un râlement qui fit craindre pour sa vie; mais il revint à lui dès qu'il eut écumé par la bouche comme les épileptiques.

16. *Orthopnœa à vaporibus*, Ettmuller, *de suffocatione, pag.* 159. Orthopnée causée par des vapeurs. A.

La fumée du soufre resserre tellement les vésicules pulmonaires, qu'il en résulte une suffocation. Les vapeurs vitrioliques, la poussiere de la vesse de loup, de la chaux, produisent le même effet lorsqu'on la respire.

Les vapeurs méphytiques, celles, par exemple, du vin qui fermente, des caves qui ont été long-temps fermées, produisent un effet beaucoup plus violent. Elles ne causent point d'orthopnée à la vérité, mais elles tuent subitement comme un coup de foudre; c'est pourquoi cette maladie doit être mise au rang de l'asphyxie.

17. *Orthopnœa à vermibus, ephem. nat. cur. dec. 3. ann. 3 & 8. obs. 188.* Orthopnée causée par les vers. A.

Elle est principalement causée par les vers qui se trouvent dans l'estomac & dans l'œsophage.

L'orthopnée differe de l'esquinancie & de l'angine, en ce qu'elle ne cause aucun étranglement dans le gosier; de l'asphyxie des pendus & des noyés, de ceux qui ont respiré des vapeurs méphytiques; par la vîtesse de la respiration, laquelle est nulle ou presque insensible dans ceux qui perdent le pouls. Les orthopnéiques different des apoplectiques, en ce qu'ils conservent le sentiment; & des péripneumoniques, en ce qu'ils paroissent être tout-à-coup suffoqués.

18. *Orthopnæa à lipomate ;* Abrégé des Transf. Philosf. *tom.* 3. *pag.* 157. Van Swieten, *aphor.* 75. Orthopnée causée par un lipome. A.

Un homme avoit dans la poitrine un stéatome du poids de six livres, qui l'étouffa après lui avoir causé des tourmens inexprimables.

Voyez un cas semblable dans Bonet, *sepulchret. observat.* 4. *de suffocatione*, *pag.* 591.

19. *Orthopnæa ab inanitione*, Platner. *Instit. Chirurg. Asthma convulsivum*, Gernhardi, *diss. de spasmo ab inanitione*, Lipsiæ, 1755. Orthopnée causée par l'inanition. A.

Platner, *Heister*, *Lamotte*, prétendent que les accouchées qui ont souffert des pertes abondantes, ou auxquelles on n'a pas eu soin de bander le ventre aussi-tôt qu'elles ont accouché; de même que les hydropiques dont on vuide l'eau tout-à-coup, meurent souvent de suffocation, & dans des convulsions. Les habitans de Leipsick attribuent ce accident au sang qui s'amasse dans le poumon, & lui donnent le nom d'asthme convulsif.

20. *Orthopnæa febricosa*, Morton,

de febribus, *pag.* 139. *hist.* 7. & *pag.* 74. Orthopnée fiévreuse. A. P.

C'est un paroxysme de la fievre tierce continue, ou tierce double ou simple, qui se masque sous différentes formes, & qui, indépendamment des cardialgies qui l'accompagnent, est suivi de spasmes de poitrine & de suffocation, qui reviennent tous les jours. C'est une maladie aiguë, & par conséquent tout-à-fait différente de l'asthme, qui est chronique.

Morton ayant été appellé auprès d'une femme qui en étoit atteinte, il la trouva presque épuisée par un vomissement continuel; elle avoit des spasmes dans la poitrine & le bas-ventre qui lui faisoient jeter les hauts cris, & qui l'étouffoient. Les symptomes étoient si violens, qu'on ne pouvoit distinguer si elle avoit la fievre ou non; son urine étoit claire & ténue, elle avoit les extrémités froides, son pouls étoit vif, mais foible & inégal.

Il lui donna un léger émétique, sur lequel il lui fit avaler quantité d'eau de poulet, un bol de thériaque & de poudre absorbante, auquel il joignit l'anti-émétique de *Riviere*. Dans la rémission, son urine étoit briquetée ; on ne put lui donner le quinquina, parce qu'elle l'eût rendu sur le champ. Le lendemain cette pauvre femme à demi suffoquée, tomba dans un délire accasionné par les douleurs cruelles qu'elle souffroit dans la poitrine & le bas-ventre ; elle s'agitoit avec violence, elle crioit & vomissoit continuellement.

Après l'avoir faite saigner & lui avoir donné un lavement, il lui fit prendre toutes les quatre heures des fébrifuges & des narcotiques, auxquels il joignit la décoction blanche de *Sydenham*, les juleps perlés & les anodins, au moyen de quoi ces paroxysmes affreux cesserent.

21. *Orthopnœa speudo-peripneumonia*, Fausse péripneumonie ; *Peripneumonia hiemalis*, Sydenham, *process. pag.* 656. *Peripneumonia notha*, Van Swieten, *Aphor.* 867. *Peripneumonia catarrhalis*, *class. tertiæ.* A.

Cette maladie, qui n'a presque été décrite que par *Sydenham* & *Boerhaave*, differe de la péripneumonie à laquelle elle ressemble, en ce qu'il n'y a point de fievre aigue. Elle differe, suivant *Sydenham*, de l'accès de l'asthme sec, en ce que dans celui-ci on n'apperçoit aucun signe de fievre, au lieu qu'elle se manifeste dans cette espece de dyspnée, quoiqu'elle soit plus foible & plus obscure que dans la vraie péripneumonie.

Cette maladie est trompeuse, & accable tout-à-coup le malade dans le temps qu'on s'y attend le moins. Elle se manifeste par une grande foiblesse, par une langueur extrême, par un essouflement, une oppression de poitrine, & cause si peu d'altération dans le corps, que l'on ne sauroit croire que le malade soit en danger, tant la chaleur & la fievre sont légeres. Le malade sent ensuite tout-à-coup des frissons vagues, & de légers accès de fievre, qui sont suivis d'une suffocation, d'une foiblesse & de la mort, sans qu'on ait pu la prévoir, ni par son pouls ni par son urine.

Cette maladie regne au commencement de l'hiver, & souvent du printemps. Le froid & la chaleur se succedent alternativement, le malade a des vertiges pour peu qu'il remue, il a les yeux & les joues rouges, il lui monte des feux au visage; il tousse,

& en touſſant, il ſent des douleurs lancinantes dans la tête ; il rend tout ce qu'on lui donne ; ſon urine eſt trouble & extrêmement haute en couleur, ſon ſang eſt le même que celui des pleurétiques, ſa reſpiration eſt vive & fréquente, il ſent des douleurs dans la poitrine.

Cette maladie eſt familiere aux perſonnes âgées, froides, pituiteuſes, catarrheuſes, ſur-tout dans les pays ſeptentrionaux. On la met au rang des orthopnées, parce qu'elle eſt aiguë ; mais on ne la regarde point comme une péripneumonie, parce que la fievre n'eſt point aiguë comme dans la vraie péripneumonie. Elle approche beaucoup du rhume, & on l'appelle *fluxion de poitrine.* Je l'appelle péripneumonie catarrhale, quoiqu'elle ne ſoit accompagnée ni de coryza ni d'éternument, ni des autres ſymptomes inſéparables du rhume.

On la guérit, ſuivant *Sydenham*, par deux ou trois ſaignées, & en donnant de deux jours l'un au malade un purgatif, dans lequel on fait entrer la manne & l'agaric, qui paroîtroit trop fort dans nos climats. Les jours qu'il ne ſe purge point, on lui donne quelque décoction pectorale, un éclegme & de l'huile d'amande douce.

Boerhaave se borne à une seule saignée; mais il veut que l'on donne tous les jours un lavement au malade, qu'on le nourrisse simplement de bouillons, qu'on lui fasse boire quelque potion légere, aigrelette, mielleuse, qu'on employe les vapeurs & les fumigations émollientes; enfin qu'on lui fasse baigner les pieds & les jambes, & qu'on applique d'amples vésicatoires sur ces dernieres. Quelle différence entre cette méthode & celle de *Sydenham!*

22. *Orthopnœa scorbutica*, Eugaleni, *obs.* 11, 41. *Strangulationis metus in scorbuto*, Sennert, *de signis scorbuti.* Orthopnée scorbutique. A.

Plusieurs scorbutiques se plaignent d'une obstruction d'estomac, qui se communique jusqu'à la bouche, qui leur bouche le conduit de l'œsophage comme s'ils avoient un bâton dedans, & qui leur fait craindre une suffocation. Cela arrive surtout à ceux qui mangent, & ils n'ont pas plutôt avalé le premier morceau, qu'ils se sentent suffoqués. *Sennert* a connu un homme qui redoutoit autant cet accident, que si un bourreau eût été sur le point de l'étrangler. Pour s'en délivrer, il se suspendoit par les mains à une porte, & se secouoit avec beaucoup de violence.

Lindius a observé cette orthopnée dans le dernier degré du scorbut.

23. *Orthopnæa ab hydrocephalo*, Ballonii, Boneti, *sepulchret. de catarrho suffocativo*, *obs.* 14, 15, 16. Orthopnée causée par une hydrocéphale. A.

Il y a toute apparence que cette maladie est convulsive, & que cette convulsion, qui est tout-à-coup suivie de la mort, est occasionnée par un épanchement subit de sérosité dans les ventricules du cerveau.

Barbeyrac a vu cette espece, & l'a prise pour une apoplexie pituiteuse. Celle qui est compliquée de râlement, passe pour un catarrhe suffocatif. Les Anciens ont cru qu'il descendoit une assez grande quantité d'eau du cerveau, pour étouffer tout-à-coup le malade, & c'est ce qui a donné lieu à cette fable.

24. *Orthopnæa variolosa*, Sydenham, *pag.* 595. Baglivi, *pag.* 569. Orthopnée variolique. A.

C'est celle qui survient le onzieme, & rarement le quatorzieme ou le dix-septieme jour de la petite vérole confluente, & qui est accompagnée du redoublement de la fievre, d'agitation, &c.

Il faut saigner sur le champ le malade du pied, & lui donner ensuite l'émétique, & le soir un parégorique, ou même un narcotique, & le purger légérement le lendemain : cette espece d'orthopnée est occasionnée par la rétention du virus variolique.

25. *Orthopnœa à fungis*, *Journ. de Méd. Oct. 1755.*

Un homme ayant mangé des champignons venimeux, éprouva d'abord une douleur gravative & distensive dans l'estomac, à laquelle succéda un sentiment d'étranglement & de suffocation. Il eut ensuite le hoquet, il vomit; ses urines étoient épaisses, troubles ou supprimées. La suffocation augmenta dans le second période, le pouls s'affoiblit; des défaillances, des frissons, des sueurs froides universelles, annoncent la gangrene dans les premieres voies, & une mort prochaine.

Cure. Il faut 1°. faire vomir promptement le malade ; 2°. lui faire prendre des acides tels que l'oxycrat, le vinaigre, le suc de limon, l'oseille, le cresson de fontaine ; ce dernier, au rapport de *Cartheuser*, fournit par l'analyse une substance acide.

On employa avec le plus grand succès le suc de limon, pour détruire les effets du suc d'euphorbe, pris intérieurement ; *Duhamel, Hist. de l'Acad. des Sciences, pag.* 247. Le lait dans lequel on a fait tremper un morceau de champignon venimeux, a la propriété de faire mourir les mouches en un instant. Les champignons venimeux se pourrissent plutôt que de se dessécher ; il suit de là que les champignons qui sont secs sont moins à craindre. Les champignons venimeux le plus communs dans ce pays, sont l'agaric poivré, le champignon jaune, &c.

26. *Orthopnœa polyposa*, River. *cent.* 1. *obs.* 82. Bartholini, *cent.* 2. Ettmuller, *de suffocatione* ; Orthopnée polypeuse. Cette espece est occasionnée par un polype du cœur.

X. *ANGINA*, *Mal de gorge*, *Angine*, du verbe latin *Angere*, étrangler, suffoquer ; en Grec, *Paracynanche* & *Parasynanche*.

C'est une difficulté de respirer, accompagnée d'un certain obstacle dans le gosier, & souvent de la difficulté d'avaler, sans aucune inflammation.

Elle differe de l'esquinancie en ce qu'elle n'est accompagnée d'aucune fievre inflammatoire ; des maladies asthmatiques, par l'étranglement ou la douleur de gorge dont elle est compliquée.

Elle differe de la dysphagie, en ce qu'elle est souvent accompagnée de la difficulté d'avaler ; mais la dysphagie n'est jamais compliquée d'une aussi grande difficulté de respirer que l'angine. Si l'on confond l'angine avec l'esquinancie, il faudra par la même raison confondre sous le même genre la manie & la phrénésie, l'hémoptysie & la péripneumonie, la colique rénale & la néphrétique, ou des maladies d'une classe toute différente.

Il est faux que le rétrécissement du larynx soit toujours essentiel à l'angine, vu que la difficulté de respirer peut venir de tout autre endroit que du larynx; car si les organes de la respiration, placés dans le gosier, opposent la moindre résistance; s'ils sont douloureux, roides & tendus lorsqu'on est obligé de respirer ou de parler, la respiration sera gênée & le gosier embarrassé; & en effet, on voit fréquemment des angines qui affectent les amygdales & le voile du palais, sans toucher au larynx.

L'angine n'est pas toujours accompagnée d'une respiration fréquente, elle est souvent très-lente, à moins qu'on ne sente de la douleur dans les organes lorsqu'on parle, qu'on crie, qu'on rit, ou qu'on respire fortement.

Les Scholastiques, qui dans le dessein de rendre leur doctrine plus claire, rapportent plusieurs especes d'une même maladie, à un seul principe simple, sont nécessairement obligés d'en omettre un grand nombre, de les passer sous silence, & de nous en donner une histoire très-imparfaite; cependant il est avantageux d'avoir une histoire exacte de chaque maladie, indépendamment de toute théorie; & il vaut infiniment mieux ignorer la théorie des especes que leur histoire.

1. *Angina bronchus* ; Angine catarrhale, fluxion sur la gorge ; Angine pituiteuse ; Catarrhe sur la gorge. A.

C'est celle qui est causée par une congestion de lymphes dans les organes du gosier, & elle se manifeste par l'enrouement, la toux, l'éternument, le coryza, qui la précedent ou qui l'accompagnent, l'enflure, la douleur du cou, des amygdales, des parotides ou des glandes maxillaires, sans fievre aiguë ; & elle vient du froid qu'on a pris pendant que le corps étoit échauffé.

Cette espece est appellée *bronchos* par les Grecs ; on l'appelle vulgairement *fluxion sur la gorge*, & Boerhaave, *aphor. 791*, *Angine catarrhale légere*. Quoique la tumeur externe du cou, lorsqu'il y en a, soit de même couleur que la peau, & ne soit presque pas douloureuse, celle des amygdales & de la luette est rouge, parce que ces parties sont à peu près de cette couleur dans leur état naturel. *Boerhaave* croit que cette espece affecte principalement la membrane muqueuse qui revêt l'intérieur du nez, la gorge, l'œsophage, qu'elle ſe trouve engorgée, & qu'à meſure que l'angine mûrit, la mucoſité qui l'obſtrue, en ſort ſous la forme d'un phlegme viſqueux, & quelquefois âcre, qui excorie les parties voiſines; & quoique, comme dit *Van Swieten*, la phlogoſe de cette membrane ſoit légere & ſuperficielle dans le catarrhe, cela n'empêche pas qu'on ne doive rapporter cette maladie à cette eſpece d'angine, plutôt qu'à l'eſquinancie, vu que les ſymptomes de celle-ci ſont beaucoup plus violens.

La cure exige une ſaignée tout au plus, enſuite une boiſſon chaude, légérement ſudorifique, telle que le thé, le capillaire, une décoction de ſcorſonere, de ſcabieuſe, de fomentations chaudes, un air chaud & ſec, des diurétiques, une diete ténue ou médiocre, des gargariſmes réſolutifs avec l'eau-de-vie, les ſcarifications de la luette ou des amygdales, au cas qu'elles ſoient conſidérablement enflées. *Voyez* là-deſſus *Van Swieten*, *796*.

2. *Angina Loweriana*; Angine œdémateuſe, *Boerhaave*.

C'eſt une eſpece d'angine artificielle dont Lower, *lib. de corde*, *cap.* 2. *p.* 123.

est l'auteur, & qui sert beaucoup à éclaircir la théorie de cette maladie. Il a lié avec un fil les veines jugulaires à un chien vivant, & au bout de quelques heures, toutes les parties au-dessus de la ligature se sont enflées, & le chien a été étouffé au bout de deux jours, après avoir rendu pendant ce temps-là quantité de larmes & de salive, de même que dans les frictions mercurielles. *Lower* ayant découvert les parties enflées, il a été surpris de n'y voir aucune rougeur; mais il a observé que les muscles & les glandes étoient distendues par une sérosité transparente qui y étoit enfermée.

Cette expérience nous apprend ce qu'il faut faire dans l'angine qui est causée par la compression des veines voisines du cou, par un squirre, un stéatome, une tumeur scrophuleuse, un hygrome, un calcul, dont on peut voir des exemples chez Van Swieten, *n°. 793. de anginâ aquosâ*; car ces choses produisent le même effet que la ligature de *Lower*. Tant que le sang coule librement dans les veines, il n'agit presque pas sur les orifices des veines lymphatiques qui sortent de la veine,

& la lymphe s'y insinue en petite quantité ; mais lorsque son cours progressif se trouve retardé, il distend fortement les parois entre lesquelles il donne, il dilate les orifices des vaisseaux lymphatiques, & la lymphe s'y porte en plus grande quantité & les distend ; mais tout cela cesse dès qu'on leve la ligature ou la résistance. On appelle angine œdémateuse, celle dans laquelle les parties externes sont affectées d'un œdeme, ce qui vient de ce que la membrane adipeuse de la peau se trouve remplie de lymphe ou de sérosité au lieu de graisse. Ce qui cause ces sortes d'œdeme, est que le mouvement progressif du sang se trouvant retardé, comme cela arrive dans les chlorotiques, il agit plus fortement contre les parois des veines & des arteres, comme dans l'angine de *Lower*, & rien n'est meilleur pour les prévenir que les chalybés, les cloportes & l'exercice, lesquels diminuent la viscosité du sang, le rendent plus fluide, & rétablissent le ton des visceres. Les sudorifiques, les fomentations résolutives, spiritueuses, les vapeurs aromatiques employées extérieurement, produisent le même effet.

3. *Angina calculosa*, Riviere, *obs. 7. pag. 127.* Angine calculeuse. L.

Felix Plater, *obs. lib. 1. p. 180.* Ballon. *ephemer. lib. 2. p. 197 & 201.* Kerckring, *obs. 27.* ont observé de pareils calculs, ou des concrétions dures dans la gorge, les amygdales, dans l'orifice de la trachée artere, dans le larynx.

Un homme de soixante ans étoit sujet à une inflammation de gorge, qui le prenoit lors sur-tout qu'il avoit chanté, & qui se dissipoit par la saignée & par un gargarisme d'oxycrat. Enfin, un Médecin étranger qu'il consulta sur sa maladie, l'ayant examiné, apperçut au fond de la gorge, vers l'extrémité de la mâchoire, un corps de la grosseur d'une balle de fusil, qu'il eut l'adresse de retirer. C'étoit une pierre dure & compacte, faite en forme de poire, dont la queue étoit engagée dans les muscles masseters. Il détergea l'ulcere qui restoit avec du vin & du miel, & il se consolida parfaitement. *Pomaret*, Chirurgien de Montpellier.

4. *Angina à deglutitis*, Tulpius, *lib. 2. obs. c. 7. ab infixo asperæ arteriæ ossiculo*, Bonet, *sepulchret. de dyspnæa obs. 1. Angina à spinâ piscis in faucibus hærente*,

hærente, Schenck, Angine causée par des corps qu'on a avalés. A.D.

J'ai vu des douleurs de gorge accompagnées de la difficulté de chanter, de parler, de toux, de dysphagie, lesquelles étoient causées par de petites épingles qui s'étoient arrêtées dans le gosier. Cette maladie, lorsqu'elle n'est accompagnée d'aucune fievre inflammatoire, ne differe en rien de l'angine ou de la dysphagie.

Voyez *Dysphagie*.

On peut voir le traitement & la cure de cette espece chez Forestus, *obs.* 27. *lib.* 15.

5. *Angina à laqueo; Strangulatio suspensorum. Voyez* Forestus, *observ.* 25. *lib.* 15. A.

On voit tous les jours des personnes mélancoliques, maniaques, furieuses, qui se pendent; de même que des soldats, qui tombant entre les mains de l'ennemi, ont le malheur d'être pendus à un arbre, sans qu'on ait soin de les étrangler. Il convient de les secourir, lors même qu'ils sont pendus depuis long-temps & qu'ils paroissent morts; mais on ne sauroit rappeller à la vie ceux à qui le Bourreau à tordu le cou & luxé la vertebre.

J'ai moi-même tâché autrefois de rendre la vie à un malheureux, que les Publicains avoient fait pendre pour n'avoir pas eu le moyen de la racheter. Les Pénitens l'ayant détaché du gibet, le porterent dans leur chapelle, où on le saigna trois fois dans l'espace de deux heures; il n'avoit point de pouls avant la premiere saignée, mais à la seconde, & dès que le sang commença à couler, il se manifesta peu à peu; il étoit cependant très-rare, & à peine battoit-il quarante fois dans une minute. Ce malheureux étant rendu à la vie, leva la tête, demanda de l'eau d'une voix extrêmement rauque, rendit quantité de crachats sanglans, but toute l'eau qu'on lui avoit présenté, & parla un peu plus clairement, frappant du pied la biere dans laquelle il étoit, par un mouvement convulsif involontaire. La convulsion se calma, son pouls reprit sa fréquence naturelle; mais il n'en fut pas de même de la respiration. Son cou s'enfla à cause de la pression qu'il avoit souffert de la part de la corde; & aucun Chirurgien n'ayant voulu par une crainte frivole lui ouvrir la jugulaire au-dessus de la tumeur, ce malheureux s'endormit paisiblement sans aucune dyspnée; & son pouls étant devenu plus rare & plus concentré faute de circulation, il mourut. Son pouls battoit à peine trente-six fois dans une minute, & sa respiration étoit si rare & si foible peu de temps avant sa mort, qu'on ne l'appercevoit presque pas.

Les Auteurs prescrivent en pareil cas les émétiques & les cordiaux; mais il est plus expédient de recourir promptement à des saignées copieuses, d'appaiser sa soif excessive en lui faisant boire de l'eau froide, & de prévenir le carus occasionné par la compression des jugulaires, & par l'inflammation du sillon formé par le cordeau; car ceux à qui l'on rend la vie dans ces sortes de cas, après les avoir détachés du gibet, meurent effectivement d'un carus sans violence & sans dyspnée.

6. *Angina skirrosa*, Boerhaave, *aph.* 797. Angine squirreuse; *Dysnæa à tumore carcinomatoso asperæ arteriæ adnato*; Bonet, *Sepulchret. obs.* 3. *à sarcomate in posticâ parte palati*, Ruysch, *obs.* 48.

pag. 45. Galen. *de locis affect. lib.* 5. *cap.* 5. Tulpius, *observ. lib.* 1. *cap.* 44. Dyspnée causée par une tumeur carcinomateuse dans la trachée artere; par un sarcome, dans la partie postérieure du palais. D.

L'esquinancie, lorsqu'elle n'a pas été résoute, est souvent suivie d'une tumeur squirreuse; souvent aussi sans qu'aucune esquinancie ait précédé, il se forme peu à peu une tumeur scrophuleuse, bronchoceleuse, & quelquefois des excroissances ou des sarcomes dans la gorge, qui causent une angine.

Il est rare qu'on guérisse les squirres avec des résolutifs, à moins qu'ils ne soient récents; & comme on ne peut les consumer avec des cathérétiques, il ne reste qu'à les couper avec le bistouri.

7. *Angina suppuratoria*, Boerhaave, *aphor.* 814. de la Mothe, *Chirurg. tom.* 1. *pag.* 193. Angine suppuratoire. C.

Elle est de deux especes, ou apostémateuse; *Boerhaave* & *Van Swieten* en ont parlé fort au long; & dans ce cas, il faut la percer avec une lancette & en faire sortir le pus, après avoir auparavant employé les émolliens, que l'on doit garder long-temps dans la bouche, & les appliquer en dehors en forme de cataplasme; l'issue en est ordinairement heureuse.

J'ai vu derniérement un abcès au palais d'un homme, qui se forma en quatre jours, & qui perça de lui-même. Ceux qui on eu plusieurs esquinancies, sont peu incommodés des dernieres, leur gosier est moins resserré, & les tumeurs s'abcedent même sans fievre.

Lorsque le gosier s'ulcere, pourvu que l'ulcere ne soit ni vénérien ni chancreux, on le guérit avec des détersifs. Il ne gêne presque point la parole ni la respiration, il rend l'haleine puante, & cause un ptyalisme abondant. Je ne me suis jamais apperçu que l'ulcere fût profond, il n'affecte que la membrane muqueuse, & l'endroit excorié est de couleur grisâtre.

8. *Angina venerea;* Ulcere vérolique au gosier, chancre au gosier. C.

Rien n'est plus fréquent dans la pratique des maladies vénériennes, que les petits ulceres que l'on vient de décrire. Ils sont légérement excoriés de couleur grisâtre, ils se forment autour du larynx, du pharynx, de la luette,

& rendent la voix rauque nasale. Ils causent un ptyalisme aqueux, muqueux, fétide, une douleur légere, sans rendre la respiration plus fréquente, & gênent la parole & la déglutition. Je ne dirai rien ici de l'esquinancie mercurielle que les frictions excitent, parce qu'elle n'a rien de commun avec les maladies dont je traite.

9. *Angina hysterica*, Riviere, *obs.* 26. *centur.* 2. Frid. Hoffmann. L.

Cette espece revient périodiquement tous les jours, & est accompagnée d'assoupissement, de nausée, de suffocation, de douleurs vagues, de la difficulté d'avaler; mais ces symptomes s'évanouissent au bout de quelques heures. *Riviere* a soupçonné que la maladie dont les vapeurs sont compliquées, est une fievre intermittente, quoique le pouls ne soit point fréquent; & sans avoir égard à l'assoupissement dont elle est suivie, il l'a guérie avec une forte dose de laudanum, donnée avant l'accès. Voyez *Dysphagie hystérique*, & *Orthopnée hystérique*.

10. *Angina hydrophobica*; Angine hydrophobique.

Un jeune enfant de Montpellier fut

mordu à la jambe par un chat enragé; il ne s'en ressentit point pendant deux mois, mais à la fin il fut attaqué d'une petite fievre, d'une difficulté de respirer & d'avaler, il prit l'eau en horreur, il languit sans entrer en fureur, il ne voulut plus prendre de nourriture, & mourut au bout de onze jours. Le Dr. *Haguenot, dans les Mémoires de l'Académie de Montpellier*, rapporte qu'un Paysan quarante jours après avoir été mordu d'un chien enragé, ne se plaignoit que d'une angine, avant que la fureur & l'envie de mordre le prît. Il n'avoit point de fievre, ou du moins elle étoit très-légere. Lorsque j'ai ouvert des hydrophobes, j'ai observé une grande rougeur dans la partie postérieure de la trachée artere, près de la glotte. Que les Médecins n'imitent point la conduite d'un Chirurgien très-habile, qui pour sonder le mal, fut assez imprudent d'introduire son doigt dans le gosier du malade.

11. *Angina nasalis;* Angine nasale. A.

C'est un engorgement catarrhal de la membrane pituitaire qui tapisse le dedans du nez, accompagné de la difficulté de parler, d'avaler & de respirer par le nez, & de douleurs qui augmentent la nuit, qui déchirent le voile du palais, ses colonnes & les conduits d'Eustache, d'insomnie, & d'une odeur de cuivre dans le nez. Elle se termine au bout de quelques jours par une excrétion abondante de mucosité blanche, jaunâtre, insipide, qui ne vient point de la partie supérieure du nez, mais du fond des narines près du gosier. J'ai eu cette maladie, & je l'ai observée dans d'autres; mais les Auteurs n'en font point mention.

On la distingue du coryza par les circonstances suivantes; 1°. elle a son siege dans les amygdales; 2°. l'odorat subsiste; 3°. la douleur est vive & répond à l'oreille externe; 4°. le malade rend continuellement une mucosité visqueuse, qui sort du fond de la gorge; 5°. il a de la peine à avaler; 6°. le voile du palais est rouge. Lorsque la maladie se termine, il rend vers le sixieme ou le septieme jour, quantité de mucosité visqueuse & sanguinolente, par la bouche & les narines, & elle est accompagnée, comme le coryza d'une voix nazale, d'éternument, d'un sentiment d'obstruction dans le nez qui l'oblige de dormir la bouche ouverte pour pouvoir reſpirer.

12. *Angina exanthematica*, Fred. Hoffmann. *ſymptomatica dicta*, *n°. 8. varioloſa*, Sydenham, *pag. 661, 659 & 96. Morbilloſa.* Voyez l'*Hiſtoire de la rougeole.* Angine exanthémateuſe. A.

Il arrive ſouvent vers le onzieme jour de la petite vérole confluente, ſurtout dans les adultes, que la ſalive s'épaiſſit, tant à cauſe de la chaleur qui a précédé, & des puſtules qui ſe ſont formées dans la gorge, au point de ſuffoquer le malade, ce qui oblige d'avoir recours aux gargariſmes, & de lui injecter jour & nuit dans la gorge, une décoction d'orge & de miel roſat. Cependant ces moyens ne ſuffiſent pas lorſque le malade eſt à tout moment ſur le point d'étouffer, qu'il eſt aſſoupi, qu'il ne peut plus reſpirer, & s'il ſurvient un ptyaliſme. Dans cette extrémité, on lui donne une doſe d'émétique proportionnée à la ſtupeur. Il eſt bon de remarquer que tous ceux qui meurent le onzieme jour de cette eſpece de petite vérole, ne doivent leur mort qu'à ce ſymptome.

A l'égard de l'angine qui accompagne

la rougeole, elle se manifeste par une toux, des douleurs dans la gorge, un éternument qui incommode beaucoup le malade; mais elle cesse dès que l'éruption est faite. L'angine est souvent la suite d'un érysipele, d'une goutte répercutée.

13. *Angina scorbutica*, Fréd. Hoffmann, *n^v. 6.* Bartholin, *Med. Dan.* en Allemand, *Die bosen halse.* Angine scorbutique. B.

C'est une phlogose légere du cou & des parties internes de la gorge, compliquée de l'enflure & de la douleur des glandes, fort familiere aux scorbutiques.

14. *Angina thymica*, Bonet, *sepulchret. obs.* 2. Simon Paulli. *Angine thymique.* L.

Elle paroît appartenir à la dyspnée, & elle provient du gonflement du thymus.

15. *Angina polyposa*, Albuchasis, *Chirurg. lib. 2. cap. 36.* Baglivi, *prax.* Angine polypeuse. C.

Elle consiste dans une difficulté de respirer & d'avaler, occasionnée par un polype au nez, qui s'étend jusques dans la gorge. Son observation & sa cure se trouvent chez *Albuchasis*,

Schenckius & *Baglivi*. Voyez *Schenckius*, *pag.* 223.

16. *Angina anevriſmatica*, Bonet, *ſepulchret.* Angine anévriſmatique. C.

Elle eſt cauſée par un anévriſme de la groſſe artere, lequel preſſe le larynx ou la trachée artere.

17. *Angina bronchocelica*, P. de Marchettis & Felix Platerus, *à ſtrumâ internâ circa jugulum.* L. Voyez *Orthopnée* & *Dyſphagie.* Angine cauſée par un bronchocele, & par une tumeur ſcrophuleuſe interne près de la gorge.

18. *Angina ſpaſmodica*, Rud. Zwingeri, *Act. Helvet. tom.* 3. *pag.* 319. Angine ſpaſmodique.

Un jeune homme avoit été bleſſé au métacarpe, la plaie étoit compliquée de la fracture d'un doigt; la fievre s'appaiſa neuf jours après cet accident; le malade paroiſſoit convaleſcent, lorſqu'il fut ſaiſi tout-à-coup d'une difficulté d'avaler, & d'une eſpece d'étranglement ſuffocatif, qui revenoit chaque fois qu'il s'efforçoit de manger. Il ne paroiſſoit rien de vicié au cou; la mâchoire inférieure étoit roide & fortement appliquée à la ſupérieure; la main qui avoit été bleſſée, étoit ſouvent attaquée d'un spasme douloureux qui s'étendoit sur tout le bras. Le malade étoit extrêmement inquiet de son état ; les efforts qu'il faisoit pour avaler, faisoient quelquefois sortir de sa bouche beaucoup de salive & de mucosité, & rien ne pouvoit passer au-delà du gosier ; après avoir été ainsi tourmenté jour & nuit pendant quelques jours, il fut saisi d'un tétanos rectiligne, sa voix devint presque semblable à celle d'un chien ; il éprouva dans les entrailles une chaleur ardente, qui l'obligeoit d'ôter toutes ses couvertures, & lui causoit une soif extrême. Il mourut enfin le dix-septieme jour, à compter de celui de la plaie, & le huitieme depuis que l'angine l'avoit saisi. *Voyez* la cure de cette maladie, art. du *tic traumatique*.

19. *Angina alba*, de Meyzerey, *tom.* 2. *pag.* 315. Esquinancie blanche ou pituiteuse.

XI. *Pleurodyne ;* Douleur de poitrine. *Douleur de poitrine des côtés ou du dos*, Bonet, *sepulchret. lib. 2. sect. 4. Fausse pleurésie*, nouvelle classe des maladies. *Fausse pleurésie*, des Auteurs. *Voyez* Van Swieten, *comme sur l'aphor. 875.*

C'est un genre de maladie dont le principal symptome est une douleur poignante de poitrine ou de côté, avec difficulté de respirer, sans fievre inflammatoire aiguë.

Elle differe autant des maladies inflammatoires, comme la pleurésie, que la manie de la phrénésie, & la colique utérine, de l'inflammation de la matrice ; d'ailleurs, ce genre comprend les especes qui different de la fausse pleurésie, & qu'on ne sauroit plus commodément rapporter à un autre.

1. *Pleurodyne plethorica*, *pseudopleuritis*, Zacutus, *prax. Pleuritis spuria*, Riviere, *centur. 1. obs. 73.* B.

Les signes de cette espece sont, une douleur poignante de côté, la toux, des crachats rarement sanguinolens, & la difficulté de respirer sans fievre aiguë. Elle est ordinairement causée par la pléthore, par un refroidissement ou telle autre chose semblable.

Elle se guérit d'elle-même, ou par le retour du flux menstruel, secondé de la sueur, d'une diete ténue, résolutive; ou bien par la saignée, les boissons diaphorétiques, en oignant la partie affectée avec de l'onguent de guimauve, en appliquant dessus des linges chauds, des œufs pilés, un cataplasme d'avoine rôtie, avec des feuilles de persil, de ciguë, &c.

2. *Pleurodyne verminosa*, Quercetan, *pharmac. lib.* 4. Verna, *de pleuritide*, *pag.* 89. *Dolor pleuriticus ex lumbricis*, Riviere, *centur.* 1. *obs.* 75. Douleur de poitrine causée par les vers. A.

Elle se manifeste par une fievre vague, continue ou rémittente, mais non inflammatoire, accompagnée d'une toux seche, d'une douleur pleurétique de côté, de l'excrétion de vers, de la puanteur de l'haleine, sur-tout dans les enfans.

On la guérit avec des cathartiques, des émétiques & des vermifuges; mais lorsque la fievre est violente, il convient de commencer la cure par une saignée. Les cathartiques doux sont les meilleurs, & à l'égard des juleps, on les composera avec de l'eau de pourpier, une décoction de chiendent, une infusion de graine de semen-contra, de feuilles de tanaisie, de l'huile d'amande douce, &c.

3. *Pleurodyne rheumatica*, Ballonii, *dolor lateris, epidem. lib. 1.* Douleur de poitrine rhumatique; douleur de côté. L.

C'est une douleur occasionnée par une matiere rhumatismale, & accompagnée d'une croûte blanche, épaisse, molle, sur le sang répandu dans la palette. On la guérit de même que le rhumatisme par la saignée & des tisanes sudorifiques; le malade ne peut s'appuyer sur le côté affecté.

4. *Pleurodyne flatulenta*, Ballonii, *epidem. pag. 7 & 8. 18, 54. Dolor lateris à flatu*, Bianchi, *pag.* 235. Douleur de poitrine flatueuse; douleur de côté causée par les vents. B.

Cette espece attaque tout-à-coup la poitrine, & y cause des douleurs cruelles; elle se dissipe heureusement de même; car il seroit impossible de l'endurer quelques minutes, vu la suffocation qu'elle cause. Le nom de crampe lui convient d'autant mieux, que les Anciens attribuent toutes les crampes aux flatuosités. J'ai peine à croire qu'elle soit causée par les flatuosités qui s'engendrent dans les interstices des chairs, & j'aime mieux l'attribuer à un spasme.

Cette douleur attaque les sujets mélancoliques, hypocondriaques, adonnés à l'étude, lorsqu'ils se refroidissent. Leur pouls est lent & serré, ils n'ont point de toux, mais une oppression dans l'endroit où est la douleur, qui leur coupe la respiration. Elle ne dure pas assez de temps pour pouvoir employer d'autres remedes que des linges chauds. Elle est causée par l'eau froide que l'on boit la nuit, & par les fruits cruds que l'on mange.

5. *Pleurodyne venerea*, Ballonii, *lateris dolor epidem, lib. 1. pag. 8.* Moroni Direct. *Gallicus morbus;* Douleur de poitrine vénérienne.

Ce sont des douleurs de côté continuelles qui augmentent la nuit, & qui ne cedent qu'aux frictions mercurielles.

Elles reviennent au printemps avec une petite fievre.

Riviere, *obs. 8. centur. 2*, a connu un homme dans qui cette douleur augmentoit toutes les nuits. C'étoient des douleurs vagues dans la région du thorax, qui le prenoient avec tant de violence, qu'il ne trouvoit aucune situation commode, & qu'il étoit obligé de de se lever. *Riviere* les attribua à une cacochylie; il commença par saigner son malade & lui donner des apozemes; il y joignit pendant quinze jours une décoction de quinquina, & elles cesserent. Le malade avoit cinquante ans.

6. *Pleurodyne hysterica*, Van Swieten, *comm. aphor. 633 & 675. Hypocondriaca*, Vernæ, *cap. 11. pag. 87. de pleuritidis nothæ signis*; Douleur de poitrine hystérique. L.

Les Anciens lui donnent l'épithete de flatueuse; & elle est familiere aux hystériques & aux hypocondriaques.

Balloni, *epidem. lib. 1*, prétend que la saignée lui est contraire.

7. *Pleurodyne à cacochyliâ*, Vernæ, *cap. 11. de pleuritidis nothæ signis*; Douleur de poitrine, causée par la cacochylie. A.

Elle est causée par une cacochylie des premieres voies, laquelle épaissit le sang, & produit un engorgement dans la plevre; & quoiqu'elle accompagne le synochus ou la fievre mésentérique, & qu'elle soit compliquée de la toux, de la tension du bas-ventre, de la rougeur des joues & de douleurs dans les hypocondres, elle demande la purgation plutôt que la saignée. *Voyez* Hippocrate, *lib. de diæta acutor. n°. 12. & lib. prænotion. n°. 25.*

8. *Pleurodyne phthisica* Guarinonii, Vernæ, *cap. 11. p. 92.* Dodonée, *obs. cap. 22. fol. 40.* Douleur de poitrine phthisique. C.

Cette espece est causée par une vomique, un empyeme, un tubercule dans le poumon, & accompagnée d'une fievre lente, qui redouble toutes les fois que le tubercule s'enflamme; la toux devient plus forte, les crachats sont sanguinolens, l'oppression de poitrine augmente, ce qui oblige quelquefois à saigner le malade pour prévenir la suffocation, & à lui donner le soir des narcotiques. Dans ces sortes de cas, le sang est couvert d'une *coëne* blanche, le plus souvent jaune, & nage dans beaucoup de sérosité jaunâtre. Cette espece s'appaise lorsqu'il survient une nouvelle expectoration de pus.

9. *Pleurodyne à spasmate* Van Swieten, *comment. in aphor.* 675. Douleur de poitrine causée par un spasme. L.

Le spasme (*spasma*) n'est point une convulsion, mais une distraction, une divulsion pareille à celle que causent l'effort, la contraction, l'extension des muscles lorsqu'on lutte, qu'on porte un fardeau, ou qu'on court. Ces sortes d'efforts sont suivis le lendemain de douleurs de poitrine, & d'une sensibilité si grande, qu'on peut aussi peu y toucher, que si la partie avoit souffert une contusion.

Elle se guérit par la saignée, des fomentations, des humectans, des liniments oléagineux, des cataplasmes d'œufs. Pour l'ordinaire, elle n'est point accompagnée de toux.

10. *Pleurodyne ex anevrismate*, Riviere, *prax. lib.* 11. *cap.* 5. Paré, *lib.* 6. *cap.* 18. Douleur de poitrine causée par un anévrisme. C.

Elle est causée par un anévrisme de l'aorte, ou de l'artere pulmonaire, ou par une douleur dans les oreillettes,

& elle se manifeste par une pulsation dans la poitrine & par une palpitation de cœur.

Il y a plusieurs maladies dans lesquelles la douleur de poitrine n'est que symptomatique, telles sont la dyspnée, l'empyeme, la phthisie, l'orthopnée, la palpitation, la douleur du foie, la colique de Poitou, les maux des reins, la colique rénale, dont on peut voir les articles.

11. *Pleurodyne scorbutica. Voyez* Lindius, *de scorbuto pag. 367. Pleuritis scorbutica* Sennert, *de scorbuti signis.* Douleur de poitrine scorbutique; Pleurésie scorbutique. A.

Elle est accompagnée de la toux & d'une expectoration visqueuse, la douleur est vague, & augmente lorsqu'on tousse; mais à mesure que la maladie avance, elle se fixe dans l'un ou l'autre côté, elle devient plus vive, elle affecte le sternum & gêne la respiration au point de mettre la vie du malade en danger. Lorsque la diarrhée s'y joint, elle est mortelle. Les vésicatoires, qui ont leur utilité dans un grand nombre d'autres especes de douleurs de poitrine, ne sont point surs dans celle-ci.

Les remedes qui lui conviennent ſont, les potions ſudorifiques compoſées avec le vinaigre thériacal, la thériaque même, l'eſprit de Minderer, le vinaigre ſcillitique, mais en petite doſe; la ſaignée lui eſt contraire.

La doſe de ce vinaigre eſt de deux drachmes trois fois par jour. Le ſang que l'on tire au malade eſt entiérement diſſous. Pour exciter la ſueur, on donne un ſcrupule & demi de nitre & de camphre au malade, & par-deſſus une infuſion de ſauge. *Voyez* Bartholin *Medicin. Danor.*

12. *Pleurodyne arthritica* Baglivi, *pag.* 43. Stahl, *de morbis ætatum*, Van Swieten, *aphor. 875.* Douleur de poitrine arthritique. B.

Les ſels volatils de corne de cerf, les narcotiques, & les ſinapiſmes ſous la plante des pieds, ſont, à ce qu'on prétend, les remedes qui lui conviennent.

13. *Pleurodyne rachitica* Buchner, *de rachitide.* L.

14. *Pleurodyne catarrhalis.* Voyez *le mot Catarrhe.* B.

Elle differe de la rhumatique par le coryza, l'enrouement, l'éternument, &c.

15. *Pleurodyne febricosa* Morton, *de febribus, pag.* 93. Douleur de poitrine fiévreuse.

C'est une fievre intermittente sous le masque d'une douleur poignante de côté. *Voyez* son histoire & sa cure dans l'endroit cité.

16. *Pleurodyne miliaris* Allonii *de miliari.* Voyez *le mot Pleurésie.*

17. *Pleurodyne ex abscessu*, Willis. Douleur de côté causée par un abcès. L.

Un habitant de Montpellier avoit depuis deux ans une douleur de côté accompagnée d'une fievre lente, d'une toux seche, qui l'empêchoit de se coucher sur le côté affecté. Il se forma enfin sous la mamelle entre les côtes une tumeur grosse comme une orange. On l'ouvrit, il en sortit quantité de pus, & le malade, à ce que dit *Barbeyrac*, fut parfaitement guéri.

Willis a vu une pareille maladie causée par un abcès entre les muscles du thorax.

18. *Pleurodyne ab ossiculo* W. Giffard, *transf. philos. n°.* 395. *ann.* 1726. Douleur de poitrine causée par un osselet. L.

La malade fut long-temps incommodée de la toux, de la dyspnée, d'une grande difficulté de respirer, d'une pesanteur & d'une douleur dans le côté droit, & mourut enfin d'une péripneumonie. On lui trouva dans la poitrine des osselets, dont l'un, qui avoit six pouces de long & trois de large, étoit adhérent au périoste des côtes du côté droit, & c'étoit là que le poids & la douleur se faisoient sentir.

Vous trouverez plusieurs autres especes de douleurs de poitrine très-rares chez Bonet, *sepulchret. titulo doloris pectoris.*

19. *Pleurodyne parapleuritis.* Ill. Veziani. C.

La parapleurésie est une douleur de côté chronique, qui succede à la pleurésie, & qui est souvent accompagnée d'une toux seche, d'un crachement quelquefois sanguinolent, d'une fievre qui revient après les repas & qui n'excite aucune sueur; le malade a de la peine à parler; sa respiration est courte; il se couche difficilement sur le côté douloureux; son sang ressemble à celui des pleurétiques. Cette maladie differe de la phthisie commençante, de l'empyeme & du rhumatisme, par les signes que *l'illustre Vesiani* détaille d'une maniere fort claire & fort étendue. Les principaux remedes sont la saignée, une boisson délayante, l'huile d'amandes, de légers narcotiques, l'oxymel, le nitre, le petit lait, &c.

20. *Pleurodyne à rupto æsophago* Boerhaave, *hist. de la maladie du Baron de Wassenaer.* Douleur de côté causée par la rupture de l'œsophage.

Cette maladie commença par des nausées; le malade sentit tout-à-coup une douleur très-aiguë à la partie inférieure de l'œsophage, il sentit ensuite qu'il se faisoit, dans l'intérieur de son corps, un changement extraordinaire dans la situation des parties; il étoit obligé, dans la crainte d'être suffoqué, de s'asseoir sur son lit, la tête inclinée en avant; il restoit immobile dans cette situation; tout ce qu'il avaloit, se répandoit dans la cavité de la poitrine avec beaucoup de vent; l'épigastre s'enfla petit-à-petit, la dyspnée augmenta, la foiblesse devint extrême, & le malade mourut en peu de jours.

21. *Pleurodyne vomica : vomica pulmonum* Willesii, *vomica latens* Tulpii, *tuberculum*

tuberculum pulmonum Baglivi, *abscessus pulmonum* Ettmulleri : *Douleur de poitrine occasionnée par une vomique.*

La vomique se manifeste par deux signes pathognomoniques, qui sont une toux seche & permanente, & une légere douleur dans la poitrine ; mais ces signes sont très-souvent insuffisans. Les malades au reste, quoiqu'ils paroissent se bien porter d'ailleurs, ont dans le commencement de la peine à respirer, mais leur respiration n'est pas accompagnée de râlement, & ils ne crachent encore rien à cette époque ; ils se couchent difficilement sur l'endroit de la douleur, laquelle est continuelle avec la toux seche ; les joues deviennent enfin rouges, la fievre lente & les autres symptomes de la suppuration surviennent ; lorsque la vomique s'ouvre, le pus se répand aussi-tôt avec abondance dans la trachée artere, & tue souvent le malade en un instant ; si le malade n'en meurt pas, il crache ce pus copieux & fétide, & tombe dans la phthisie, dont plusieurs cependant guérissent, sur-tout s'ils peuvent cracher le kyste dans lequel le pus est renfermé.

XII. *RHEUMA*, *Rhume de poitrine*, appellé par les Italiens *Rafreddatura*; par les Espagnols, *Romadizo*; *Catarrhe sur la poitrine*, Capivacci. *Voyez* Schneider, *lib. 1. cap. 5.*

C'est une difficulté de respirer causée par une vicissitude de froid & de chaud, accompagnée de toux, d'enrouement, d'éternument, de coryza, de douleurs vagues, de l'enflure des parties exposées à l'air, &c.

Ce concours de symptomes distingue le rhume de toutes les autres maladies de la poitrine, & des maladies catarrhales, par exemple, de la toux catarrhale, parce que l'oppression & la difficulté de respirer sont les principaux symptômes du rhume de poitrine; de la péripneumonie catarrhale, en ce qu'il n'est compliqué d'aucune fievre inflammatoire.

Les anciens ont défini très-improprement le rhume & le catarrhe; les uns *une distillation* ou *une défluxion*; les autres *un dépôt d'humeurs*. Cette diſtillation eſt imaginaire, hypothétique, le mot de *dépôt* abſurde, & l'on ne doit définir les maladies que par leurs phénomenes. *Schneider* a compoſé un livre entier ſur la ſignification de ces mots : c'eſt l'ouvrage d'un homme ſans érudition, & qui abuſe de ſon loiſir.

1. *Rheuma catarrhale* : Rhume. D.

Dans le rhume, la membrane muqueuſe qui tapiſſe les bronches des poumons, eſt affectée d'une légere phlogoſe, parce que le froid reſſerrant ſes pores, la perſpiration âcre & copieuſe qui en ſort continuellement, eſt interceptée, & irrite cet organe qui eſt extrêmement ſenſible ; ou parce que le froid venant à coaguler la lymphe qui y afflue, retarde le cours de celle qui la ſuit, d'où s'enſuit une congeſtion qui s'oppoſe au cours du ſang dans les vaiſſeaux capillaires ; auſſi la nature s'efforce-t-elle de réſoudre ce coagulum, & de lever l'obſtacle par le moyen d'une toux réitérée & d'une petite fievre. La chaleur augmentant peu-à-peu, dilate les orifices excrétoires, prépare l'excrétion de la lymphe, & produit enfin cette expectoration de mucosité visqueuse & âcre, qui termine la maladie.

Il paroît par l'expérience de M. *Hales* qu'il s'exhale journellement du poumon par la perspiration environ vingt onces de matiere, laquelle venant à être interceptée, les vaisseaux excrétoires & secrétoires du poumon s'engorgent, le tissu cellulaire s'enfle, la capacité des bronches diminue, d'où s'ensuivent la difficulté de respirer, l'angoisse, la douleur.

La cure est proprement l'ouvrage de la nature, laquelle, au moyen d'un degré modéré de chaleur, long-temps continué, échauffe, cuit & à la fin atténue cette pituite qui obstrue la membrane interne des bronches. Le Médecin doit la seconder au moyen d'une diete légere, de bouillons, de panades, de soupes, de crêmes, de boissons diaphorétiques composées d'une infusion de capillaire, de coquelicot, d'une décoction de son avec du miel ou du sucre, ou du sirop de capillaire.

Si la toux est âcre, seche, la douleur vive; s'il y a fievre, insomnie, & que le sujet soit d'un âge vigoureux, il convient de le saigner, & de lui prescrire une boisson plus émolliente, telle qu'une décoction de racine de guimauve, une infusion de fleurs de mauve, de violette, de juleps composés avec le sirop de guimauve, de violette, & le soir, pour le faire dormir, avec le sirop de nénuphar, de pavot blanc, d'eau de lis.

Si la toux est légere, la douleur gravative; s'il n'y a point de fievre, si les crachats sont gluans, la sensibilité du poumon plus légere; si le malade a quelque sentiment de froid, &c. les tisanes doivent être diaphorétiques & composées avec des fleurs de coquelicot, des feuilles de scabieuse, de la racine de scorsonere, auxquels on joindra les détersifs, comme la figue, le miel, le sirop d'hysope, de tussilage, de pied de chat, de velar, l'infusion de ces mêmes fleurs, de sauge. On fera cuire les bouillons avec des oignons, des poireaux, & le soir on donnera au malade quelques grains de thériaque.

Il aura soin de se garantir du froid & des vents coulis, & sur-tout de la rosée du soir, & de ne point parler ni chanter. Toutes les maladies catarrhales augmentent le soir; c'est pourquoi, il doit éviter l'humidité, se tenir près du feu & se couvrir la tête & la poitrine. Pour entretenir la transpiration, il évitera de se peigner, il emploiera pour se couvrir la tête & la poitrine des étoffes de laine, lesquelles, étant chaudes & bien seches, pompent l'humidité & favorisent la transpiration insensible. Il ne doit point se servir de hardes incapables de le garantir du froid ni de l'humidité, au nombre desquelles je mets les fourrures.

2. *Rheuma epidemicum anni 1743.* La Grippe.

Ce rhume épidémique parut au commencement du Carême. Les jeunes gens attaqués d'une toux seche, de douleurs dans tous les membres, & d'une fievre éphémere accompagnée de céphalalgie, se rétablissoient à l'aide de l'expectoration qui survenoit après le quatrieme jour; les vieillards au contraire attaqués des mêmes symptômes qui étoient plus violens chez eux, & accompagnés d'un sifflement avant-coureur de la mort, périssoient le neuvieme ou le onzieme jour. Leurs poumons paroissoient gangrenés ou engorgés de sang. Plusieurs avoient une hémorrhagie de nez, avant ou après la mort, quoiqu'on les eût saignés deux ou trois fois; cette maladie emportoit chaque jour 40 malades de l'Hôpital des Invalides.

Voici le procédé curatif qui a le mieux réussi : deux saignées le premier jour; le second jour émétique ou cathartique; le troisieme saignée, & le soir julep narcotique : depuis le quatrieme jour jusqu'au neuvieme mixture composée de 3 grains de kermès minéral, de demi-drachme de tartre vitriolé, & de demi-drachme d'antimoine diaphorétique; on partageoit cette mixture en six doses, le malade en prenoit une toutes les trois heures. L'expectoration qui survenoit vers le dixieme jour, sauvoit le malade.

XIII. *HYDROTHORAX*, Hydropisie de poitrine; *Hydrothorax*, Gorter, *compend. prax. Hydropisie de poitrine*, des Auteurs; *Hydropisie du poumon*, Hippocrat. *lib. 2. de morbis.*

C'est une espece d'essouflement ou

de difficulté de respirer, qui augmente selon qu'on incline plus ou moins le tronc, & qui est accompagné de la pâleur du visage, de la phlegmasie des mains & des pieds, d'une suffocation subite pendant le sommeil, de la stupeur de l'un ou de l'autre bras, & d'une maladie chronique non intermittente.

Il est aisé de la confondre avec la dyspnée, causée par l'hydropisie du poumon, & on ne la distingue que par l'issue funeste de l'hydropisie de poitrine, au lieu qu'elle est quelquefois heureuse dans l'hydropneumonie ou dans l'œdeme du poumon. Si cependant on sent une fluctuation, il est aisé de s'en assurer en saisissant le malade par les épaules, & lui secouant la poitrine.

Ses signes, suivant *Hippocrate*, sont la fievre, la toux, une respiration fréquente, l'enflure des pieds, la contraction des angles, les symptomes de l'empyeme, lesquels sont moins violens & de plus longue durée, un bruit dans la poitrine pareil à celui que rend un fluide lorsqu'on l'agite, la diarrhée, qui soulage le malade pour quelque temps, & qui rend son état plus mauvais, l'ascite, l'hydrocele, l'œdeme du visage qui en sont la suite.

On distingue l'empyeme aux signes de la péripneumonie ou de la pleurésie qui a précédé, & qui est venue à suppuration.

Dans l'une & l'autre maladie, si l'eau se fixe dans le côté droit, le malade est obligé de se coucher le corps panché vers le côté opposé ; si elle occupe les deux côtés, il ne peut se pancher ni vers l'un ni vers l'autre, que la toux & la dyspnée n'augmentent aussi-tôt, & s'il se panche un peu trop vîte, il est attaqué d'une palpitation de cœur & d'un tremblement. La toux est ordinairement seche, & la fievre anomale. Comme il arrive quelquefois que les symptomes de l'hydropisie de poitrine ne sont point accompagnés d'un épanchement de sérosité dans cette partie, c'est à tort que l'on fait entrer cet épanchement dans la définition de cette maladie ; & quand il seroit effectivement son principe morbifique, on ne seroit pas plus fondé à l'y faire entrer, vu qu'on n'a aucun signe pour le connoître, & quand il y en auroit, il ne doit point entrer dans la définition. Les Anciens ont la mauvaise coutume de comprendre la cause dans la définition qu'ils donnent des maladies, par exemple, ils définissent la vérole une intempérie occulte inhérente au foie, laquelle infecte le sang & les esprits par une certaine antipathie, &c. c'est ainsi que s'exprime *Varandæus*.

1. *Hydrothorax chylosus.* Voyez Willis, *chap. 13. de l'hydropisie de poitrine, pag. 113. tom. 2.* Hydropisie de poitrine chyleuse. C.

Un jeune homme adonné à des exercices immodérés, sentit enfin une espece d'enflure dans sa poitrine, accompagnée de battement; il lui sembla que le poumon gauche étoit enflé, & que le cœur étoit sorti de sa place. Il sentit ensuite une rupture d'un vaisseau, accompagnée d'une distillation de sérosité dans sa poitrine, qui fut assez forte pour être entendue de ceux qui étoient avec lui. Il fut d'abord surpris de cet accident; mais comme il ne nuisit ni à ses forces, ni à son sommeil, ni à son appétit, il ne s'en mit pas trop en peine, & continua de vivre dans une parfaite sécurité. Cependant, pour peu qu'il agît, il sentoit une fluctuation dans son corps. Le mal ayant augmenté, Mrs. *Willis* & *Lower* ordonnerent la paracentese de la poitrine, & se servirent pour cet effet d'un cautere que l'on appliqua entre la sixieme & la septieme côte. Ayant introduit le lendemain une canule dans la plaie, il en sortit six onces de liqueur épaisse blanche, chyleuse; on en tira tout autant le surlendemain, & cela pendant quelque temps, sans retirer la canule, pour qu'elle pût continuer de couler, ce qui n'empêcha pas le malade de se bien porter, de se promener & de monter à cheval, en usant cependant d'une décoction vulnéraire.

Cet accident n'auroit-il point été causé par la rupture de quelque vaisseau chylifere des ramifications du canal thorachique?

2. *Hydrothorax ab omento*, Rhodius, *observ.* 24. *cent.* 2. Hydropisie de poitrine causée par l'épiploon. C.

Les symptomes de cette maladie sont les mêmes que ceux de l'hydropisie de poitrine ordinaire; il n'y a aucun épanchement dans la cavité de la poitrine, mais c'est l'épiploon qui pese sur le diaphragme & qui cause cette dyspnée qui l'a fait passer pour une vraie hydropisie de poitrine.

3. *Hydrothorax vulgaris*, Car. Pison. *de morbis à colluvie serosâ; hydrops thoracis*, *pag.* 213. Hydropisie de poitrine ordinaire. C.

Elle succede ou aux maladies aiguës, telles que la pleurésie ou la péripneumonie, & je parlerai ci-dessous de cette variété : Ou bien elle succede aux obstructions du poumon, du foie; ou bien encore elle est causée par un asthme, par une dyspnée, en un mot, par les mêmes causes que les maladies chroniques, & cette variété n'est point si promptement suivie de la mort. *Pison* a vu plusieurs personnes qui ont gardé cette maladie un ou deux ans, ce qui faisoit croire aux Médecins que c'étoit un éphialte : car personne n'ignore que ceux qui ont une hydropisie de poitrine, se réveillent tout-à-coup après une ou deux heures de sommeil, & sont obligés d'ouvrir leurs fenêtres pour prendre l'air; & que cette difficulté de respirer cesse le matin & revient le soir, au point que pendant la nuit ils soupirent, haletent sans cesse comme s'ils étoient sur le point d'expirer. La plupart des malades, du moment que la maladie commence, ne peuvent rester au lit; ils sont obligés de dormir assis sur une chaise, la tête un peu panchée sur la poitrine; leurs pieds sont enflés, & ils sont extrêmement altérés.

Les cathartiques violens causeroient une suffocation aux malades, c'est pourquoi il faut bien se garder de leur en donner. Après quelques légers hydragogues, il faut en venir aux diurétiques en forme de bouillons cuits au bain marie, lors sur-tout que les forces du malade sont affoiblies par les maladies qui ont précédé, & dans ce cas la paracentese ne sauroit avoir lieu, vu que les visceres sont affoiblis, & que d'ailleurs il est impossible de prévenir le mal.

Lorsque les forces sont dans leur entier, que la maladie est récente, que le malade a bonne couleur, & qu'il n'y a aucun ancien vice dans les visceres, la paracentese peut produire un bon effet, & plusieurs la conseillent. On peut aussi employer les cauteres aux jambes, ou même suivant *Hecquet*, y faire de légeres scarifications. Le Dr. *Lazerme* s'étend fort au long sur le procédé qu'il faut tenir dans cette maladie, & l'on peut le consulter.

Riviere a guéri plusieurs hydropisies de poitrine avec le calomel & les décoctions sudorifiques.

Baglivi en a guéri une invétérée avec une décoction de plantes apéritives, & l'oxymel scillitique.

Plusieurs Auteurs célebres veulent qu'on fasse cette paracentese avec le trocart, pourvu qu'il n'y ait aucun vice incurable dans les visceres. De ce nombre sont, Mrs. *Senac*, *Bourdelin*, *Bergeron*, *Morand*, *Duverney*, qui l'ont employée avec un heureux succès :

Les signes primitifs de l'hydropisie de poitrine, suivant M. *Bouillet*, sont, la difficulté de respirer, celle de se coucher d'une façon plutôt que d'une autre, une toux seche ou humide, un poids sur le diaphragme, la dépression du pouls, des urines peu abondantes, l'enflure des paupieres inférieures ou des extrémités : les signes accessoires sont, l'anorexie, l'insomnie, les anxiétés, les syncopes, la foiblesse de la voix, l'orthopnée, des urines briquetées, l'enflure de l'hypocondre, une douleur environnante au bas de la poitrine, des crachats sanguinolens, &c.

4. *Hydrothorax acutis succedens*, Varnier, *journal de Médecine*, *Octobre* 1757. *pag.* 261. Hydropisie de poitrine ensuite d'une maladie aiguë.

Crandal, Médecin de l'hôpital de Valencienne, a disséqué plusieurs pleurétiques morts entre le 6 & le 11e. de leur maladie, & a trouvé dans tous une hydropisie de poitrine, & une adhérence de la plevre avec le poumon. *Voyez* son Traité des maladies de la poitrine, imprimé à Paris en 1739.

Les poumons étoient sains, quoique la poitrine fût remplie d'une sérosité limpide. Il m'est souvent arrivé d'ouvrir des enfans de l'hôpital général au moment qu'ils venoient d'expirer, & que leurs cadavres étoient encore chauds, & d'y avoir trouvé une hydropisie de poitrine que je n'avois jamais soupçonnée, ce qui fait que je les saigne très-rarement.

Voici, suivant *Varnier*, les signes qui annoncent l'hydropisie de poitrine. Si la fievre diminue considérablement dans la pleuréſie, la péripneumonie, le catarre ; ſi l'on ne met point en uſage les ſudorifiques, ou, ce qui eſt encore pis, ſi l'on réitere la ſaignée, ſi le ſang dans la palette n'eſt point ſebacé, mais entouré de beaucoup de ſéroſité ; ſi la langue eſt humide, la chaleur médiocre, la toux petite, ſeche, inutile, l'oppreſſion légere ; ſi elle augmente lorſqu'on remue, ſi elle eſt continue, ſi l'on ſent une fluctuation, & que les poumons ſoient preſſés, &c. dans tous ces cas le malade eſt menacé d'une hydropiſie de poitrine, & il faut joindre les narcotiques aux ſudorifiques.

Lorſque les forces ſont dans leur entier, qu'il n'y a ni ulcere, ni ſquirre, ni ſuppuration dans les viſceres, on peut employer les cathartiques hydragogues, tels que le ſuc d'iris, le ſirop de nerprun, de même que les diurétiques, tels que le ſuc de cerfeuil, ſelon la méthode de *Geoffroy*, la décoction des fruits du paliure, ou faire avaler au malade une drachme de ſes ſemences, les bouillons apéritifs avec les cloportes, le vinaigre ſcillitique à la doſe d'une drachme, en le réitérant, ou deux ou trois grains de ſa racine.

5. *Hydrothorax hydatidosus* Carol. Pison, *hydatides pulmonis*, *pag.* 226. *observ.* 53. Lælii à Fonte, *consult.* 8. Hydropisie de poitrine compliquée d'hydatides. C.

Un jeune homme étoit sujet depuis plusieurs années à une orthopnée accompagnée de fievre, qui l'étouffa tout-à-coup. On l'ouvrit, & l'on trouva que l'hydropisie n'affectoit qu'un côté de la poitrine, & que le poumon du même côté étoit rempli de vessies remplies d'une humeur visqueuse & transparente.

De là vient que ceux qui ont une hydropisie de poitrine sont obligés de tenir le tronc droit pour pouvoir respirer aisément, parce que dans cette position l'eau pose plus sur le diaphragme que dans aucune autre, le fait descendre, & augmente d'autant la cavité de la poitrine. Lors au contraire que le malade est dans une situation horizontale, l'eau pese sur les côtes, & occupant un plus grand espace, elle pese sur la circonférence du diaphragme, & non point sur son centre, & par conséquent sur la partie qui cede le moins, ce qui fait que la capacité de la poitrine reste la même, & que l'eau gravite sur le poumon, ce qui cause l'oppression. Lorsque les hydatides sont grosses, molles, flasques & pendantes dans la poitrine, elles doivent pareillement agir par leur propre poids, & produire les symptomes qui accompagnent l'hydropisie de poitrine.

6. *Hydrothorax mediastini*, Riviere, *cent. 1. obs. 60*. Colombi, *anatom. lib. 2. cap. 3*. Bouillet, *differt. 1758*. Hydropisie du médiastin. C.

C'est une maladie compliquée des symptomes de l'asthme, de la péripneumonie & de la palpitation. Une veuve dont *Riviere* rapporte l'histoire, mourut au bout d'un mois de cette maladie. Elle eut au commencement un paroxysme qui tenoit de l'asthme, savoir une toux accompagnée d'une grande difficulté de respirer, de fievre, de crachats sanguinolens, de la rougeur du visage, qui se calmoient après qu'on l'avoit saignée. Ces symptomes furent suivis d'une pesanteur dans le milieu de la poitrine d'une chaleur interne, poignante dans divers endroits de la poitrine. On lui fit dans l'espace de quatre jours quatre saignées qui la soulagerent beaucoup, la fievre augmentoit le soir, elle sentoit dans la région du cœur un battement violent comme si on l'eût frappée avec un maillet, ou une palpitation extrêmement forte, son pouls étoit bas. On lui prescrivit des remedes antihystériques, qui joint à un flux menstruel abondant, à un léger flux de ventre & à un vomissement spontané, la soulagerent beaucoup. Elle parut se bien porter le vingtieme jour, mais elle mourut le vingt-neuvieme. On l'ouvrit & on lui trouva le médiastin rempli d'une sérosité sanguinolente, le poumon purulent, & les ovaires noirs. *Ranchin* jugea dès le commencement de la maladie, que c'étoit une pleurésie du médiastin.

Il est très-difficile de distinguer l'hydropisie du médiastin de celle du péricarde; cependant dans celle-ci, si l'on en croit *Vieussens*, le malade étant assis, panche la tête en devant, & la raison en est que dans cette situation le diaphragme devient horizontal, & par conséquent le péricarde pese dessus perpendiculairement, ce qui l'affaisse, augmente la capacité de la poitrine, & rend la respiration plus libre.

7. *Hydrothorax pleuræ* Frid. Hoffmanni, *cap. 14. de hydrope*, Bergeron, *dissert. sur l'hydropisie de poitrine.* Hydropisie de la plevre. C.

C'est une maladie qu'on dit être occasionnée par un amas de sérosité entre les lames de la plevre, & les côtes ou le diaphragme, dont on n'a point de signes certains, & par conséquent qu'on ne peut connoître que par l'ouverture des cadavres.

Un jeune homme sanguin, qui n'étoit nullement frugal dans l'usage du vin, fut attaqué d'une douleur fixe dans le côté gauche de la poitrine, accompagnée de la toux, de la difficulté de respirer, au point qu'il étoit obligé d'ouvrir ses fenêtres de même que s'il eût été asthmatique. Ces symptomes furent suivis d'une enflure œdémateuse du pied & de la jambe gauche & d'un hydrocele; son pouls devint foible & inégal, il lui prit un crachement de sang, & il mourut en peu de temps. Lorsqu'on vint à l'ouvrir, on lui trouva environ sept livres de sérosité dans le côté gauche de la poitrine; la poche qui la contenoit étoit crevée, & adhérente au dos. Voilà ce que dit *Hoffmann.*

Un homme ressentoit des douleurs poignantes dans le côté droit de la poitrine, accompagnées d'une toux violente, d'une fievre hectique, qui le faisoit dépérir de jour à autre. Au bout de trois jours il ne pouvoit se coucher sur le côté gauche, que la difficulté de respirer n'augmentât ; il ne sentoit aucune pesanteur dans le diaphragme, il avoit une légere tumeur du côté droit, il souffroit pour peu qu'on le pressât entre la sixieme & la septieme côte. La dyspnée & la foiblesse ayant augmenté, on enfonça le trocart dans l'endroit où il sentoit de la douleur, & il en sortit quatre livres de sérosité, & le malade survécut plusieurs mois à l'opération. M. *Bergeron*, de qui je tiens cette histoire, rapporte qu'ayant ouvert le cadavre, il trouva la plevre entiérement détachée des côtes dans toute la longueur du côté droit.

8. *Hydrothorax pericardii*, hydropisie du péricarde; *Hydrocardia* Hildani, *obs.* 19. *Hydrops pericardii*, Zacutus Lusitanus, *centur.* 3. *obs.* 19. Vieussens, *Traité du cœur;* Senac, *Traité du cœur*, *tom.* 2. *pag.* 361. Bouillet, *dissert.* 1758.

Signes de l'hydropisie de poitrine simple.

1°. Ses principes sont les mêmes que ceux de l'hydropisie de poitrine, & ses signes, la pâleur, l'enflure œdémateuse de la paupiere inférieure & des mains, les urines peu abondantes, briquetées, la soif, une toux seche.

2°. Le pouls, suivant ce Médecin, duriuscule, petit, inégal, intermittent.

3°. Palpitation du cœur, avec un sentiment de pesanteur, de douleur, de brûlure.

4°. Des syncopes fréquentes, surtout lorsqu'on tient la tête droite.

5°. Oppression de poitrine, lors même qu'on est couché horizontalement, jusqu'à ce que l'eau se soit épanchée dans la poitrine.

6°. Mouvement d'ondulation dans la poitrine, entre la troisieme & la cinquieme côte, proportionnée à la palpitation du cœur.

Suivent la difficulté d'avaler, la toux; l'enflure œdémateuse des extrémités augmente, le malade rend des filets de sang par la bouche, il est extrêmement foible, il ne peut dormir que sur le dos, la tête élevée avec un oreiller, les anxiétés, l'orthopnée, la mort. A la fin les eaux s'épanchent dans la cavité de la poitrine.

Il y a deux especes d'hydropisie de poitrine, l'une aiguë, qui tue le malade au bout d'un mois; l'autre chronique, dont les symptomes sont moins violens, qui oblige le malade, lorsqu'il est assis, à pancher la tête sur sa poitrine, ainsi qu'on l'a observé plusieurs fois.

J'ai vu une hydrocardie dans une jeune femme enceinte, occasionnée par un rhume opiniâtre qu'elle avoit négligé. La malade eut pendant plusieurs jours des syncopes continuelles, elle étoit obligée de rester couchée horizontalement la tête un peu élevée, elle tomboit en foiblesse; son pouls au commencement étoit intermittent, duriuscule, inégal, petit. Comme elle étoit sujette aux vapeurs, ces symptomes, non plus que l'enflure œdémateuse des pieds & des jambes, n'effrayerent pas beaucoup. Elle accoucha à la fin, mais les lochies s'étant arrêtées au bout de deux jours, l'enflure augmenta tout-à-coup, la malade devint extrêmement altérée; ses urines étoient en petite quantité, briquetées, elle fut saisie d'un tremblement de poitrine & d'une palpitation de cœur, les syncopes devinrent plus fréquentes, elle devint extrêmement pâle. Elle n'eut cependant point cette toux qui l'avoit si fort fatiguée durant son rhume ; mais elle vint à la fin accompagnée d'un crachement de sang ; & l'on fut obligé d'avoir recours aux oreillers. On découvrit une marque livide sous l'aisselle dans l'intervalle des côtes ; à ces symptomes se joignirent la difficulté d'avaler, une ardeur & une douleur dans la région du cœur, les nausées, l'enflure du bas-ventre, un délire obscur, & une dyspnée violente qui fut suivie de la mort. Les parens ne voulurent point qu'on l'ouvrît ; ainsi l'on ignore si sa maladie étoit causée par un anévrisme du cœur, ou de son oreillette tout ensemble.

J'ai trouvé plusieurs fois une hydropisie de poitrine & une hydrocardie, sur-tout dans les enfans cachectiques, qui n'avoient été précédées d'aucune dyspnée ; mais cet épanchement de sérosité se fait très-souvent un peu avant & après la mort ; & plus on tarde à ouvrir la poitrine, plus cette sérosité est abondante.

M. *Senac* veut qu'on employe la paracentese

paracentese dans cette maladie ; & en effet, les diurétiques & les cathartiques qu'on met ordinairement en usage, ne sont d'aucune utilité.

9. *Hydrothorax à scabie*, Morgagni, *epist.* 14. 35. Storck, *Act. Nat. Cur. tom.* 5. *obs.* 47.

Cette espece est occasionnée par la rentrée des exanthêmes de la gale, de la rougeole, &c. On peut espérer de rendre la santé au malade en lui rappellant la gale. *Voyez* la troisieme espece d'*anasarque*, & la huitieme espece d'*hydropisie ascite*.

XIV. *Empyema ; Empyeme.*

C'est une difficulté de respirer, qui augmente lorsqu'on panche la poitrine, précédée d'une phlegmasie qui est venue à suppuration, & qui est accompagnée d'une fievre hectique, de maigreur, de la difficulté de se coucher sur le côté sain, d'une pesanteur sur le diaphragme, & de plusieurs autres signes de l'hydropisie de poitrine.

Son principe morbifique matériel, est un amas de pus dans la cavité de la poitrine, soit dans la plevre, le médiastin ou le péricarde, mais pour l'ordinaire dans la cavité du thorax, lequel presse le diaphragme, gêne la respiration, & la rend de plus en plus difficile à mesure que le pouls augmente.

Au commencement le visage n'est point pâle dans l'empyeme, & il l'est dans l'hydropisie de poitrine; le côté affecté de la poitrine s'enfle sur la fin, il se ramollit dans l'empyeme; dans certains cas il survient une expectoration purulente, le pus se reproduit souvent lorsque la fievre revient, & celle-ci est accompagnée de frissons vagues & d'accès à l'approche de la nuit.

L'aposteme, dont la rupture occasionne cet amas de pus dans la cavité de la poitrine, est une suite 1°. ou d'une péripneumonie, d'une hémoptysie, d'un rhume de poitrine; ou 2°. d'une pleurésie ou d'une paraphrénésie, d'une contusion, d'une plaie, d'une vomique occulte, qui, sans qu'aucune inflammation ait précédé, commence par un stéatome, & creve ensuite ou en dehors ou en dedans; & dans ce cas, on n'a point de signe pour connoître la vomique, & prévoir l'empyeme qui en est la suite. Il n'est pas douteux qu'il peut se former du pus dans les stéatomes ou les vomiques de ce genre, sans aucune inflammation.

Lorsque l'inflammation du poumon, de la plevre, du médiastin, du diaphragme ou du péricarde, dure vingt jours sans aucune expectoration ni métastase de la matiere purulente, on doit être assuré qu'il y a un empyeme, surtout si l'on apperçoit des signes de suppuration; l'aposteme n'a pas plutôt crevé, que les symptomes diminuent, de même que la douleur & la fievre; mais la toux reste, la dyspnée augmente de jour en jour, le malade est obligé de respirer couché sur le dos, la tête & la poitrine hautes; & cette situation le soulage. Si l'empyeme est dans le côté droit, il s'appuye dessus, & ne peut se coucher sur le gauche, qu'il ne ne tousse & qu'il ne soit suffoqué. Lorsqu'il se tourne, on sent la fluctuation du pus, & on l'entend même. Le malade a une petite fievre lente, son pouls est fréquent, ses joues rouges, & ces symptomes sont suivis de soif, d'anorexie, du tabes, de sueurs nocturnes, d'une diarrhée colliquative & de la mort.

Il y a plusieurs especes d'empyemes

qu'il faut bien se garder de confondre avec la phlegmasie & la vomique du poumon. De ce nombre sont l'empyeme de la plevre, lequel est causé par un amas de pus dans sa duplicature, l'empyeme du médiastin, l'empyeme du péricarde. On ne connoît point encore parfaitement leur histoire, ni leur diagnostic, ni leur pronostic, ni leur cure. Les voici cependant.

1. *Empyema à peripneumoniâ*, Van-Swieten, *aphor. 1183*. Empyeme causé par une péripneumonie. C.

Les symptomes qui le distinguent sont ceux de la péripneumonie ou de la pleurésie qui ont précéde, la pesanteur de poitrine, le crachement de sang.

2. *Empyema à vomicâ*, Van Swieten, *aphor. 1183*, *&c.* Empyeme causé par une vomique. C.

On ne connoît point encore ces signes.

3. *Empyema pleuræ*, Bonet, *sepulchret. pag. 619. tom. 1.* Empyeme de la plevre.

J'ai trouvé dans le cadavre d'un homme qui mourut d'une pleurésie, quantité de pus entre la plevre & les côtes du côté gauche; mais il n'y en avoit point dans la poitrine.

4. *Empyema mediastini*, Bonet, *sepulchret. pag. 609. tom. 1.* Empyeme du médiastin.

Il est une suite de la pleurésie du médiastin qui est venue à suppuration; on peut voir ses signes dans l'endroit cité, & sa cure dans le *Manuel de Riolan.*

5. *Empyema diaphragmatis*, Bonet, *sepulchret. tom. 1. pag. 619.* Empyeme du diaphragme.

Il est précédé d'une paraphrénésie, ou d'un épanchement de pus enfermé dans la plevre qui revêt les côtes entre le diaphragme & sa tunique supérieure, ainsi que jai eu occasion de l'observer.

Voyez les histoires de ces especes chez *Bonet, sepulchret. tom. 1. lib. 2.*

6. *Empyema intercostale*; Empyeme intercostal. C.

Cette espece, qui survient quelquefois à la suite d'une vraie pleurésie, est occasionnée par un abcès qui fait éminence dans l'intérieur de la poitrine, & qui est formée par la plevre costale, distendue par un amas de pus; cet abcès comprine les poumons & rend la respiration difficile. L'illustre *Veziani* rapporte plus de dix observations qui attestent l'existence de cette espece d'empyeme; le meilleur remede seroit la paracentese latérale, si on avoit des signes certains pour reconnoître cette maladie. *Voyez* la dix-septieme espece de *douleurs de poitrine.*

Fin du quatrieme Volume.

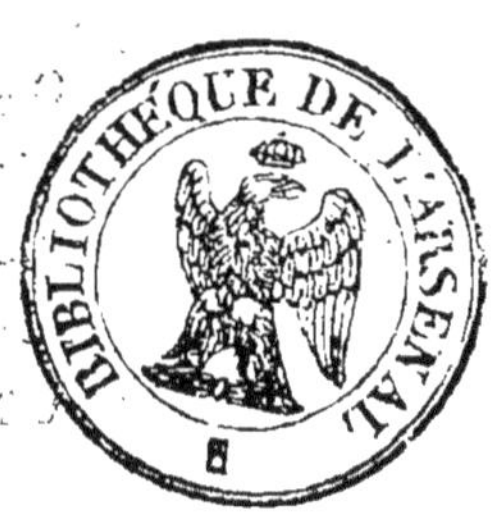

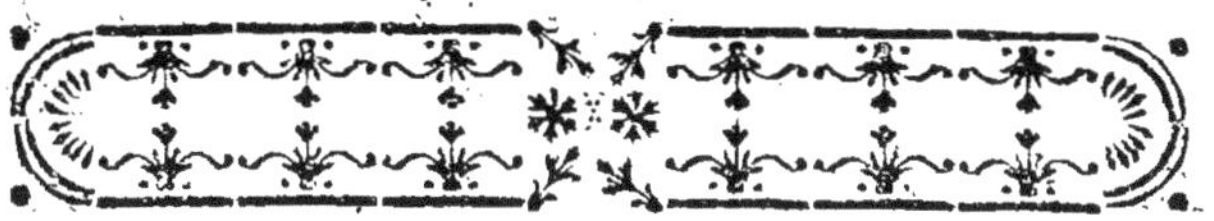

TABLE
DES ORDRES
ET GENRES
DE MALADIES
Contenus dans ce quatrieme Volume.

ORDRE TROISIEME.

ORDRE QUATRIEME.

SOMMAIRE DE LA V. CLASSE.

CLASSE CINQUIÈME.

ORDRE PREMIER.

ORDRE SECOND.

Fin de la Table du quatrieme Volume.

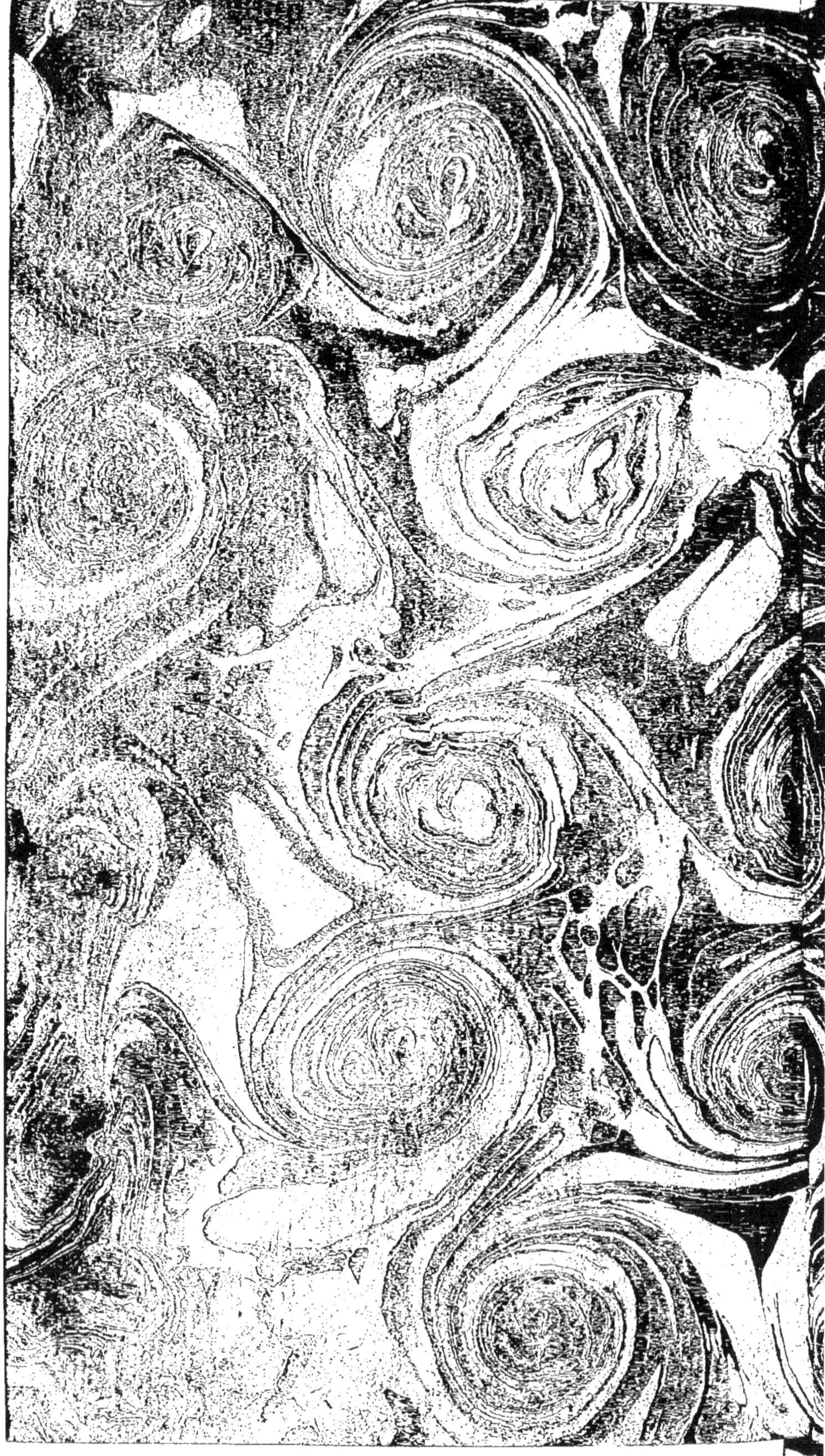

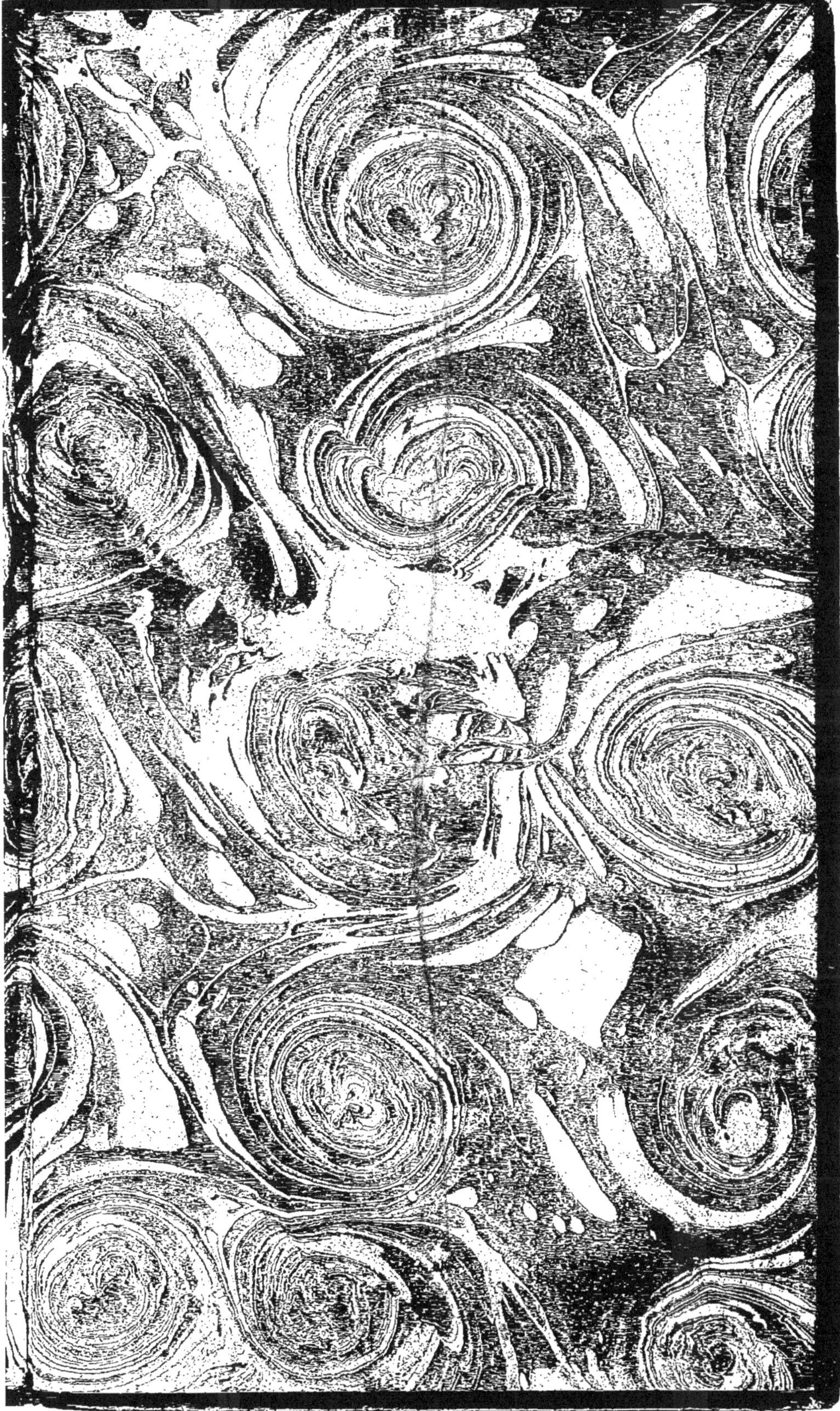

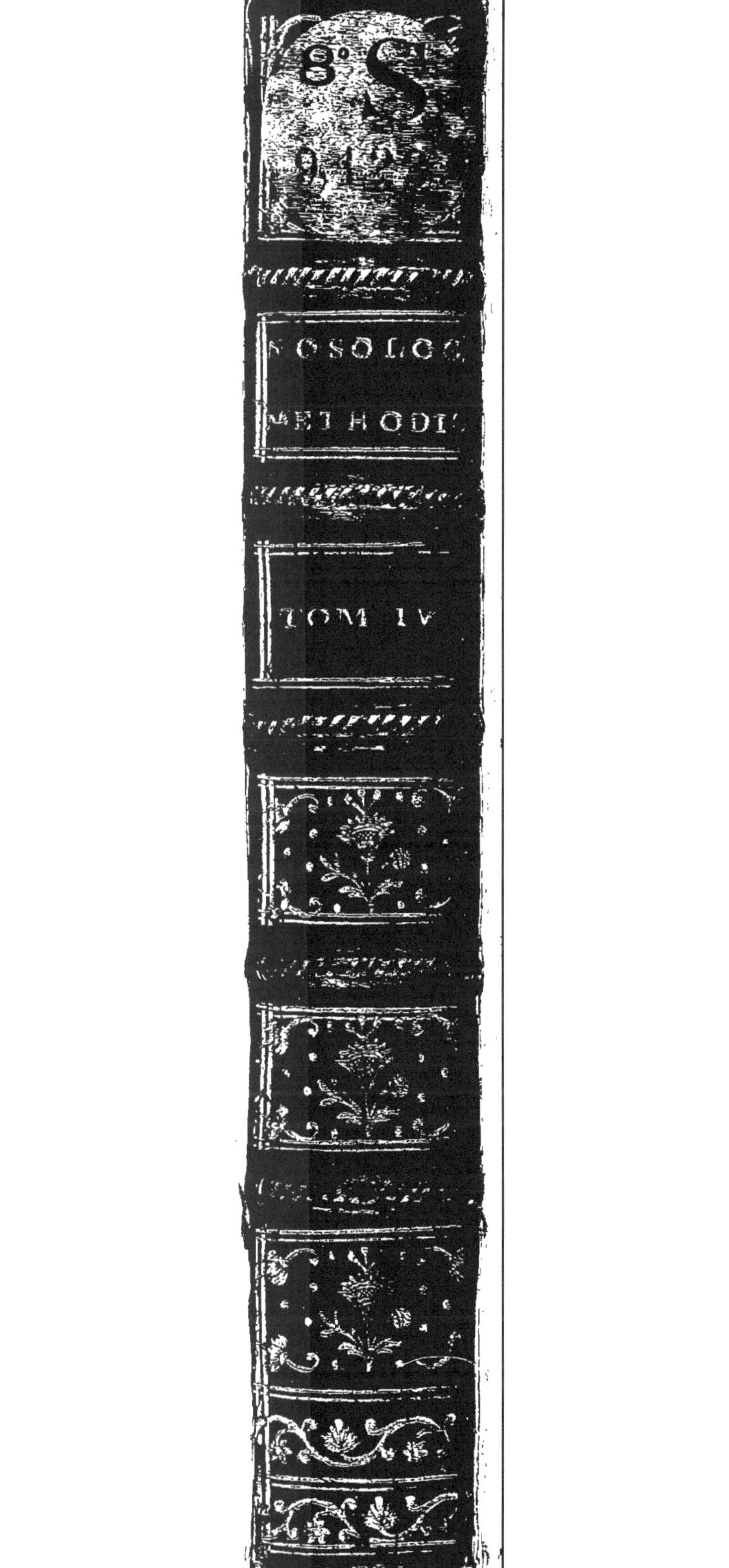
TOM IV

www.ingramcontent.com/pod-product-compliance
Ingram Content Group UK Ltd.
Pitfield, Milton Keynes, MK11 3LW, UK
UKHW021902260726
13966UKWH00006B/143